21世纪课程教材、全国高等医药教材建设研究会规划教材、
全国高等中医药院校教材《**中药学**》**同步学习指导**

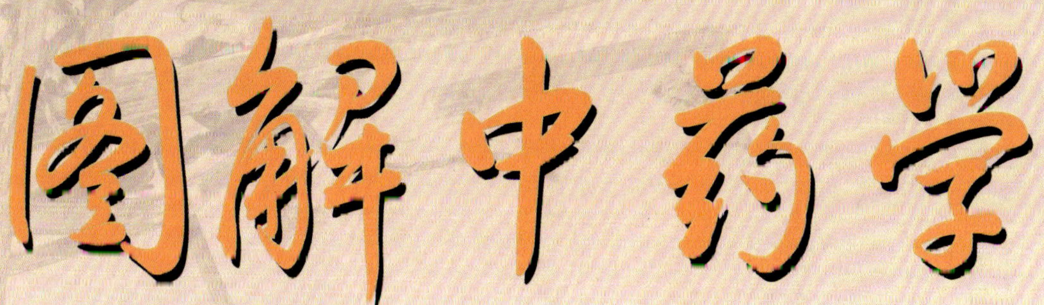

主审 刘 俭 叶华谷
主编 黄志海 王 锦

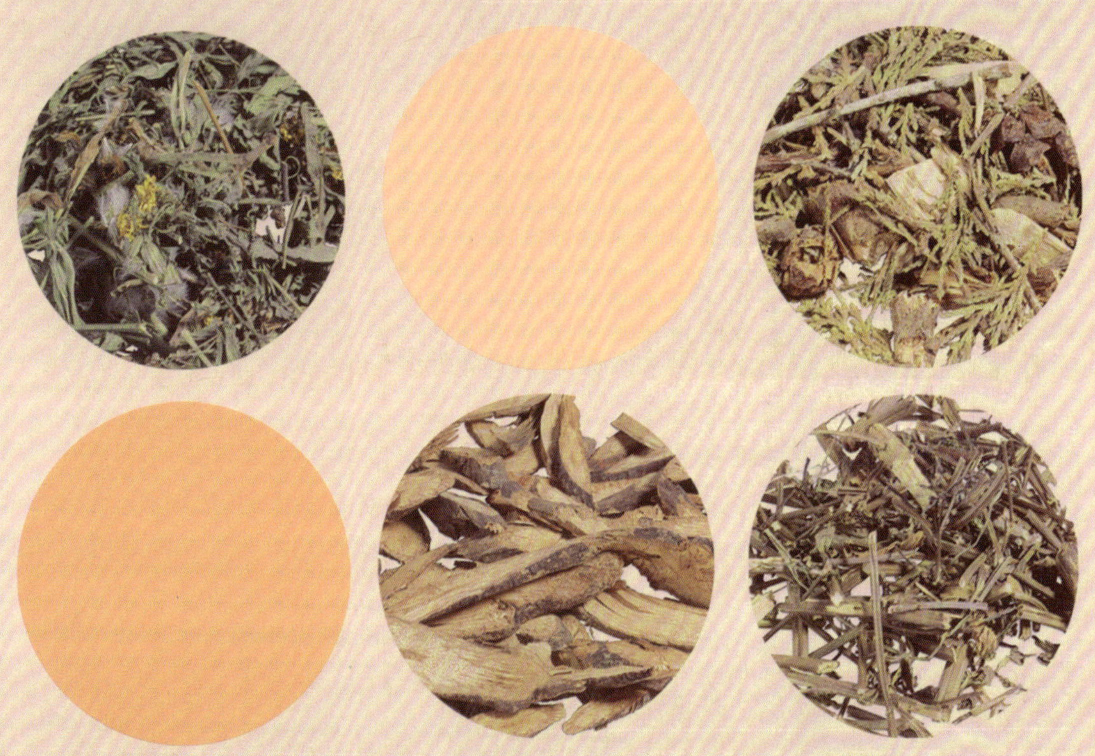

廣東省出版集團 广东科技出版社 · 广 州 ·

图书在版编目（CIP）数据

图解中药学 / 黄志海，王锦主编. —广州：广东科技出版社，2010.6
ISBN 978-7-5359-5212-7

Ⅰ. ①图… Ⅱ. ①黄…②王… Ⅲ. ①中药学—图解 Ⅳ. ①R28-64

中国版本图书馆 CIP 数据核字（2010）第 017849 号

责任编辑：李希希
封面设计：林少娟
责任校对：雪 心 方 圆
责任技编：严建伟
出版发行：广东科技出版社
（广州市环市东路水荫路 11 号 邮码：510075）
E-mail：gdkjzbb@21cn.com
http://www.gdstp.com.cn
经 销：广东新华发行集团股份有限公司
印 刷：佛山市浩文彩色印刷有限公司
（南海区狮山科技工业园 A 区 邮码：528225）
规 格：787mm×1 092mm 1/16 印张 17.25 字数 340 千
版 次：2010 年 6 月第 1 版
2010 年 6 月第 1 次印刷
印 数：1~6 000 册
定 价：68.00 元（平）

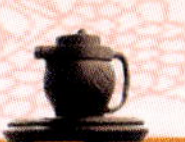

《图解中药学》编委会

主　　审　刘　俭　叶华谷

主　　编　黄志海　王　锦

副 主 编　丘小惠　陈文治　陈燕芬　梁雪芳

编　　者　潘飞鹏　庾　慧　胡学军　李彩君　陈玉笋　杜憬生
陆敏强　张　力　梁惠莉　戚艳芬　曾慧萍　蔡　般
黄昌杰　黄运东　林晓丹　黄辉庆　何亚萍　李诗慧
李映辉　高永艳　黎　云　林惠娜　谢勇忠　冯树倩

序

中药学是祖国的伟大财富，在党和政府的重视下，得到了很大的发展。中医治病离不开中药，培养大批合格的中药人员使他们学好中药特别是中药材的真知实学本领，保证了中药的疗效，是一项促进中医药发展、造福广大病人的极为重要的工作。

学习中药学涉及多个学科，其中识别中药材是其重要的一个方面。中药材品种繁多，列入《中国药典》的就有500多个品种，《全国中草药汇编》收载达2 002种，作为全国高等中医药院校教科书的《中药学》亦将近500种中药材收载入内。如何学好识别这些中药材，使之不至于错用、误用，是一件相当繁重的工作。在通常学习的情况下，除有必要采用现代科学仪器进行检测外，大多是应用性状鉴别法，而性状鉴别最为理想的是选取有相对较为标准的实物中药材样本进行细致分析学习。这样学能够学得深、学得牢，效果好。但具备此条件极不容易。在药材书籍中附上图片，同样也可以达到感观直觉的效果，只是现今中药材书籍大多只附有少数图片，象征性地点缀一下，远不能解决问题。

《图解中药学》的出版发行，就是应广大学习者的迫切需求而编著面世的，它在每一编著品种中必附有相关彩照以崭新面貌展现人前，使学习者得以如见实物般进行学习，大大加深了对该品种的印象。

《图解中药学》的编著人员都是中医药院校的精英，担负着繁重的本职工作，他们一贯致力于中医药事业的发展，这次能抽出宝贵时间，经历两年之久编成本书，实不容易，值得赞许。

《图解中药学》还有一个特点是在功能主治一栏中较为详细地写出具体治症，寓药于医的气息较浓。

《图解中药学》是一本好书，它的出版发行必将给广大中药人员带来学习上的好处，故乐为之序。

全国继承老中医药专家学术经验技术首批带徒指导老师

刘　俭

2010年2月

前　　言

《中药学》是全国高等中医药院校21世纪课程教材之一，供中医药院校中医、中药、针推等专业使用，但是由于缺少图文并茂的指导书，且大多数学生不熟悉药材，只知其名不知其形，学习起来比较枯燥。有鉴于此，我们组织广大从事中药材生产、科研、鉴别等专业人才，历时两年，将《中药学》中的几百种中药材的主要鉴别特征摄制彩照，编著成本书，予以出版，以满足广大中医药院校师生的需求。

本书紧扣教材，按其目录进行编排，各论共收载全国各地常用中药400多种，按主要功效分列21章进行介绍。每味药以来源、性味归经、功能主治、性状鉴别等项详细论述，且每味药附以特征彩图，图片以临床使用的药材饮片为主，并辅以原药材，便于满足不同专业人才的需求。

本书在编写过程中，得到了广州中医药大学中药学院、广东省药检所、暨南大学中药学院、康美药业、致信药业、广州敬修堂、广州市药材公司等单位的有关专家和教授大力支持，特别是得到老中药专家刘俭主任、中药师的指导，并对全书内容进行了审订，使其更臻完善。我们对于支持、帮助《图解中药学》编辑出版工作的所有单位以及其他有关人员，谨在此表示衷心的感谢。

本书的出版，既可作为广大中医药专业学生学习《中药学》的辅导书，亦可作为广大人民群众的科普书籍。由于编者水平有限，缺乏经验，故本书内容存在缺点、错误在所难免，请广大读者给予批评、指教，以便进一步修订完善。

编　者

2010年2月

目 录

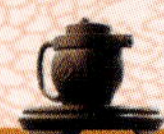

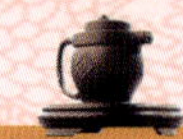

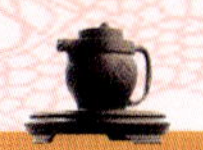

第一章　解　表　药

第一节　发散风寒药

麻　　黄

【来　　源】本品为麻黄科植物草麻黄 *Ephedra sinica* Stapf、中麻黄 *Ephedra intermedia* Schrenk et C.A. Mey.或木贼麻黄 *Ephedra equisetina* Bge.的干燥草质茎。

【性味归经】辛、微苦，温。归肺、膀胱经。

【功能主治】发汗散寒，宣肺平喘，利水消肿。用于风寒感冒，胸闷喘咳，风水浮肿；支气管哮喘。

【性状鉴别】

1. 草麻黄　呈细长圆柱形，少分枝，直径 1~2 mm。有的带少量棕色木质茎。表面淡绿色至黄绿色，有细纵脊线，触之微有粗糙感。节明显，节间长 2~6 cm。节上有膜质鳞叶，长 3~4 mm；裂片 2（稀 3），锐三角形，先端灰白色，反曲，基部联合呈筒状，红棕色。体轻，质脆，易折断，断面略呈纤维性，周边绿黄色，髓部红棕色，近圆形。气微香，味涩、微苦。

2. 中麻黄　多分枝，直径 1.5~

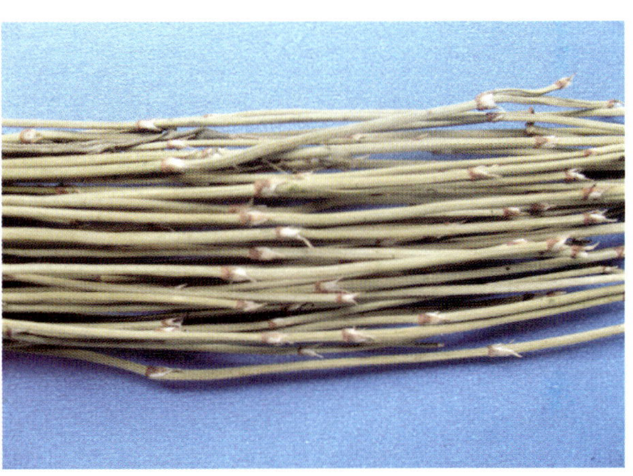

麻黄（中麻黄）

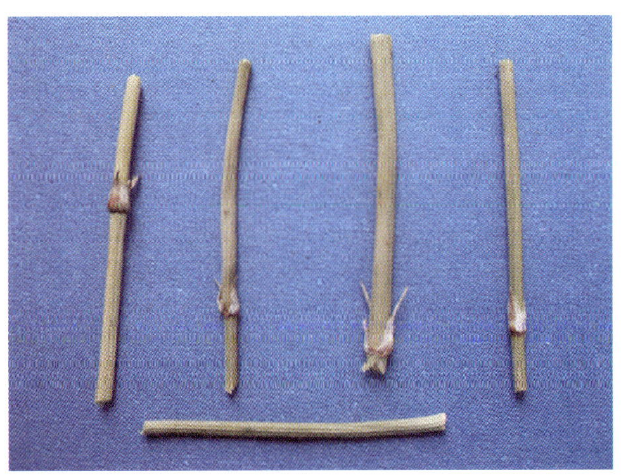

麻黄饮片

3 mm，有粗糙感。节上膜质鳞叶长 2~3 mm，裂片 3（稀 2），先端锐尖。断面髓部呈三角状圆形。

3. 木贼麻黄　较多分枝，直径 1~1.5 mm，无粗糙感。节间长 1.5~3 cm。膜质鳞叶长 1~2 mm；裂片 2（稀 3），上部为短三角形，灰白色，先端多不反曲，基部棕红色至棕黑色。

桂　　枝

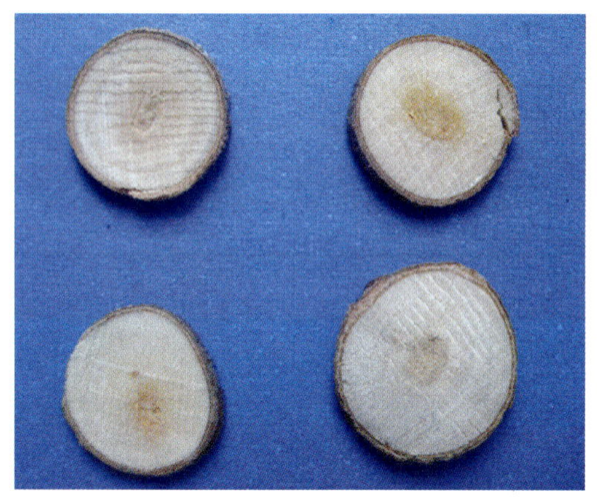

桂枝饮片

【来　　源】本品为樟科植物肉桂 *Cinnamomum cassia* Presl 的干燥嫩枝。

【性味归经】辛、甘，温。归心、肺、膀胱经。

【功能主治】发汗解肌，温通经脉，助阳化气，平冲降气。用于风寒感冒，脘腹冷痛，血寒经闭，关节痹痛，痰饮，水肿，心悸，奔豚。

【性状鉴别】本品呈长圆柱形，多分枝，长 30~75 cm，粗端直径 0.3~1 cm。表面红棕色至棕色，有纵棱线、细皱纹及小疙瘩状的叶痕，枝痕和芽痕，皮孔点状。质硬而脆，易折断。切片厚 2~4 mm，断面皮部红棕色，木部黄白色至浅黄棕色，髓部略呈方形。有特异香气，味甜、微辛，皮部味较浓。

紫　　苏

【来　　源】本品为唇形科植物紫苏 *Perilla frutescens* (L.) Britt.的干燥叶（或带嫩枝）。

【性味归经】辛，温。归肺、脾经。

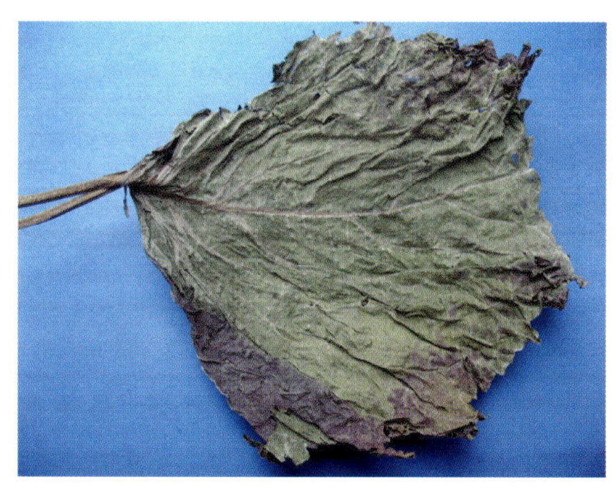

紫苏（1）

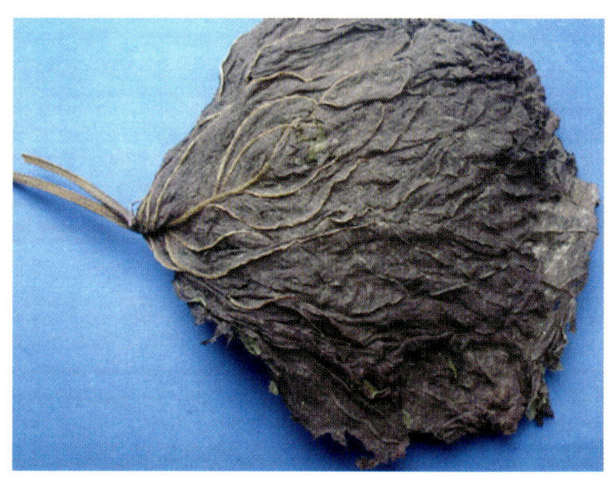

紫苏（2）

【功能主治】解表散寒，行气和胃。用于风寒感冒，咳嗽呕恶，妊娠呕吐，鱼蟹中毒。

【性状鉴别】本品叶片多皱缩卷曲、破碎，完整者展平后呈卵圆形，长4~11cm，宽2.5~9cm。先端长尖或急尖，基部圆形或宽楔形，边缘具圆锯齿。两面紫色或上表面绿色，下表面紫色，疏生灰白色毛，下表面有多数凹点状的腺鳞。叶柄长2~7cm，紫色或紫绿色，质脆。带嫩枝者，枝的直径2~5mm，紫绿色，断面中部有髓。气清香，味微辛。

紫苏梗

【来　　源】本品为唇形科植物紫苏 *Perilla frutescens* (L.) Britt.的干燥茎。

【性味归经】辛，温。归肺、脾经。

【功能主治】理气宽中，止痛，安胎。用于胸膈痞闷，胃脘疼痛，嗳气呕吐，胎动不安。

【性状鉴别】本品呈方柱形，四棱钝圆，长短不一，直径0.5~1.5cm。表面紫棕色或暗紫色，四面有纵沟及细纵纹，节部稍膨大，有对生的枝痕和叶痕。体轻，质硬，断面裂片状。切片厚2~5mm，常呈斜长方形，木部黄白色，射线细密，呈放射状，髓部白色，疏松或脱落。气微香，味淡。

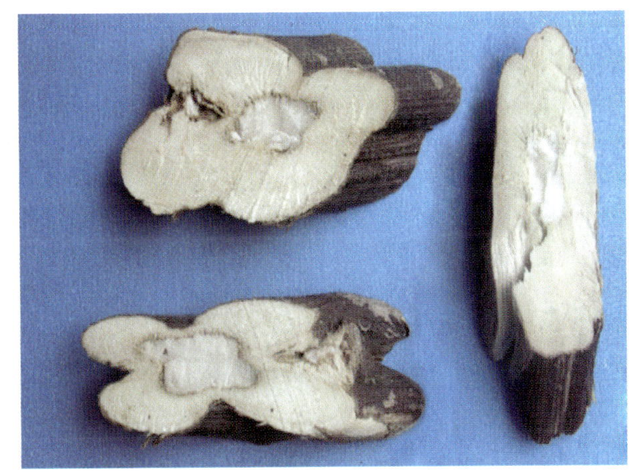

紫苏梗饮片（1）

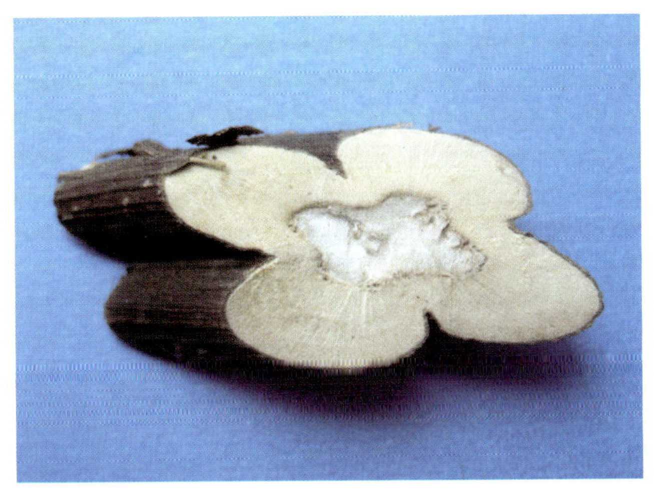

紫苏梗饮片（2）

生　　姜

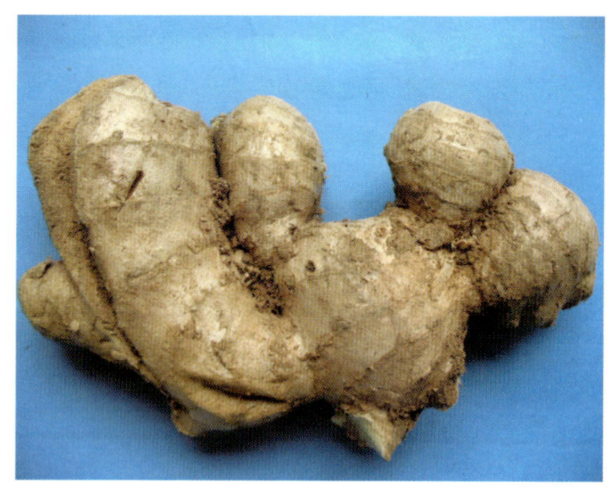
生姜

【来　　源】本品为姜科植物姜 *Zingiber officinale* Rosc.的新鲜根茎。

【性味归经】辛，微温。归肺、脾、胃经。

【功能主治】解表散寒，温中止呕，化痰止咳。用于风寒感冒，胃寒呕吐，寒痰咳嗽。

【性状鉴别】本品呈不规则块状，略扁，具指状分枝，长 4~18 cm，厚 1~3 cm。表面黄褐色或灰棕色，有环节，分枝顶端有茎痕或芽。质脆，易折断，断面浅黄色，内皮层环纹明显，维管束散在。气香特异，味辛辣。

香　　薷

【来　　源】本品为唇形科植物石香薷 *Mosla chinensis* Maxim.的干燥地上部分。

【性味归经】辛，微温。归肺、胃经。

【功能主治】发汗解表，和中利湿。用于暑湿感冒，恶寒发热，头痛无汗，腹痛吐泻，小便不利。

【性状鉴别】本品长 30~50 cm，基部紫红色，上部黄绿色或淡黄色，全体密被白色茸毛。茎方柱形，基部类圆形，直径 1~2 mm，节明显，节间长 4~7 cm；质脆，易折断。叶对生，多皱缩或脱落，叶片展平后呈长卵形或披针形，暗绿色或黄绿色，边缘有 3~5 疏浅锯齿。穗状花序顶生及腋生，苞片圆卵形或圆倒卵形，脱落或残存；花萼宿存，钟状，淡紫红色或灰绿色，先端 5 裂，密被茸毛。小坚果 4，直径 0.7~1.1 mm，近圆球形，具网纹。气清香而浓，味微辛而凉。

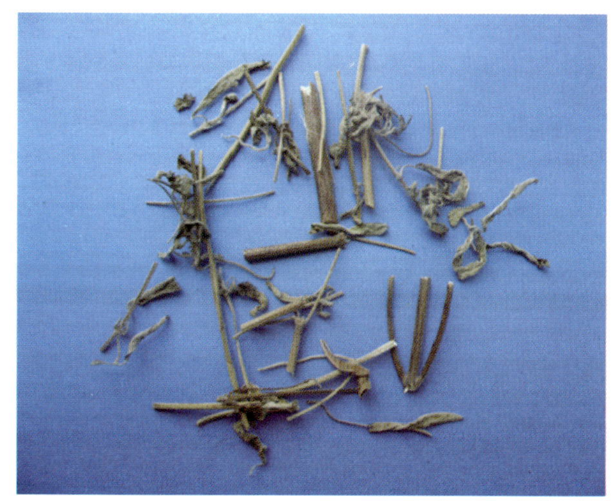
香薷饮片

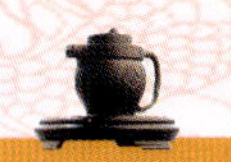

荆　芥

【来　　源】本品为唇形科植物荆芥 *Schizonepeta tenuifolia* Briq.的干燥地上部分。

【性味归经】辛，微温。归肺、肝经。

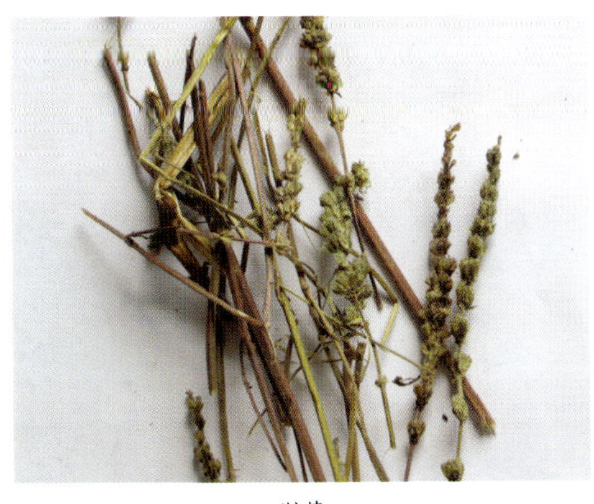

荆芥

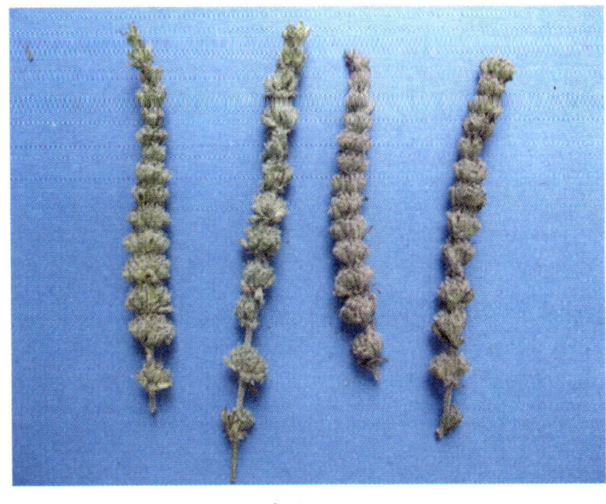

荆芥穗

【功能主治】解表散风，透疹。用于感冒，头痛，麻疹，风疹，疮疡初起。

【性状鉴别】本品茎呈方柱形，上部有分枝，长 50~80 cm，直径 0.2~0.4 cm；表面淡黄绿色或淡紫红色，被短柔毛；体轻，质脆，断面类白色。叶对生，多已脱落，叶片 3~5 羽状分裂，裂片细长。穗状轮伞花序顶生，长 2~9 cm，直径约 0.7 cm。花冠多脱落，宿萼钟状，先端 5 齿裂，淡棕色或黄绿色，被短柔毛；小坚果棕黑色。气芳香，味微涩而辛凉。

防　风

【来　　源】本品为伞形科植物防风 *Saposhnikovia divaricata* (Turcz.) Schischk.的干燥根。

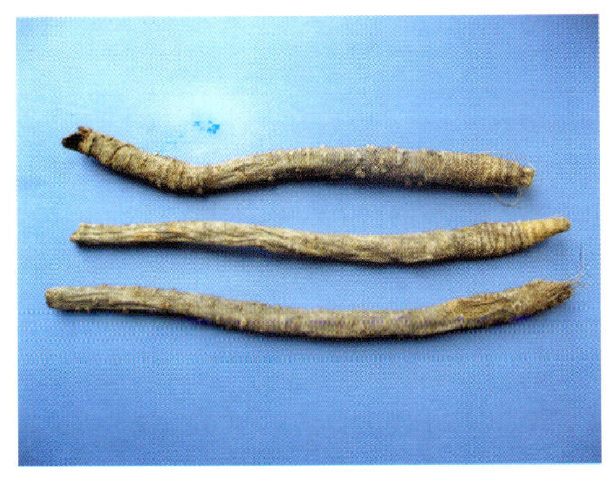

防风

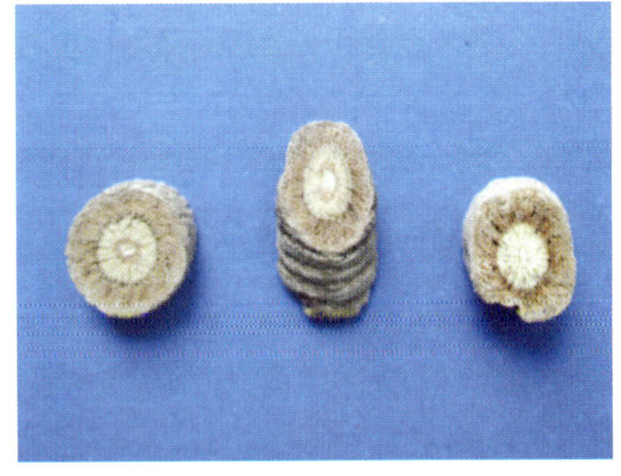

防风饮片

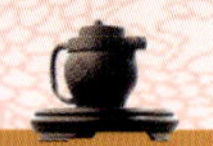

【性味归经】辛、甘，温。归膀胱、肝、脾经。

【功能主治】解表祛风，胜湿，止痉。用于感冒头痛，风湿痹痛，风疹瘙痒，破伤风。

【性状鉴别】本品呈长圆锥形或长圆柱形，下部渐细，有的略弯曲，长 15~30 cm，直径 0.5~2 cm。表面灰棕色，粗糙，有纵皱纹、多数横长皮孔样突起及点状的细根痕。根头部有明显密集的环纹，有的环纹上残存棕褐色毛状叶基。体轻，质松，易折断，断面不平坦，皮部浅棕色，有裂隙，木部浅黄色。气特异，味微甘。

羌　　活

【来　　源】本品为伞形科植物羌活 *Notopterygium incisum* Ting ex H.T.Chang 或宽叶羌活 *Notopterygium forbesii* Boiss.的干燥根茎及根。

【性味归经】辛、苦，温。归膀胱、肾经。

【功能主治】散寒，祛风，除湿，止痛。用于风寒感冒头痛，风湿痹痛，肩背酸痛。

【性状鉴别】

1. 羌活　为圆柱状略弯曲的根茎，长 4~13 cm，直径 0.6~2.5 cm，顶端具茎痕。表面棕褐色至黑褐色，外皮脱落处呈黄色。节间缩短，呈紧密隆起的环状，形似蚕，习称“蚕羌”；节间延长，形如竹节状，习称“竹节羌”。节上有多数点状或瘤状突起的根痕及棕色破碎鳞片。体轻，质脆，易折断，断面不平整，有多数裂隙，皮部黄棕色至暗棕色，油润，有棕色油点，木部黄白色，射线明显，髓部黄色至黄棕色。气香，味微苦而辛。

2. 宽叶羌活　为根茎及根。根茎类圆柱形，顶端具茎及叶鞘残基，根类圆锥形，有纵皱纹及皮孔；表面棕褐色，近根茎处有较密的环纹，长 8~15 cm，直径 1~3 cm，习称“条羌”。有的根茎粗大，不规则结节状，顶部具数个茎基，根较细，习称“大头羌”。质松脆，易折断，断面略平坦，皮部浅棕色，木部黄白色。气味较淡。

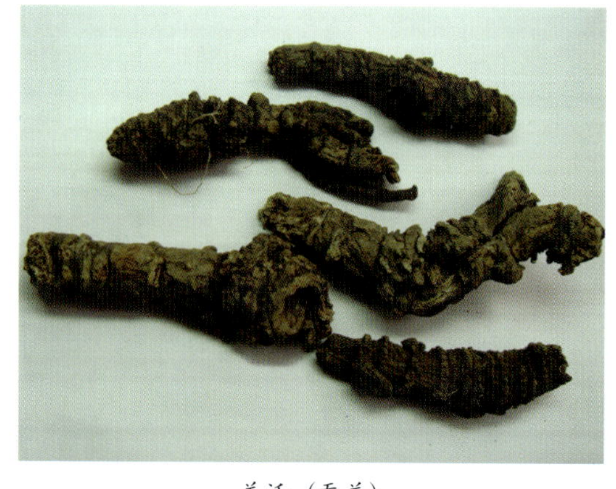

羌活（蚕羌）

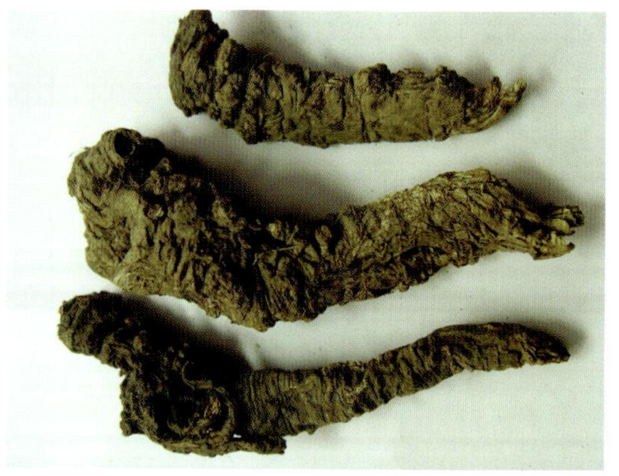

羌活（条羌）

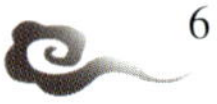

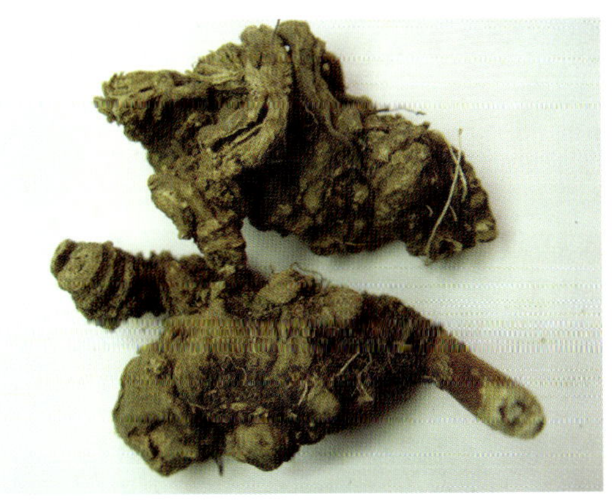

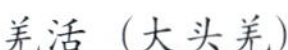
羌活（大头羌）

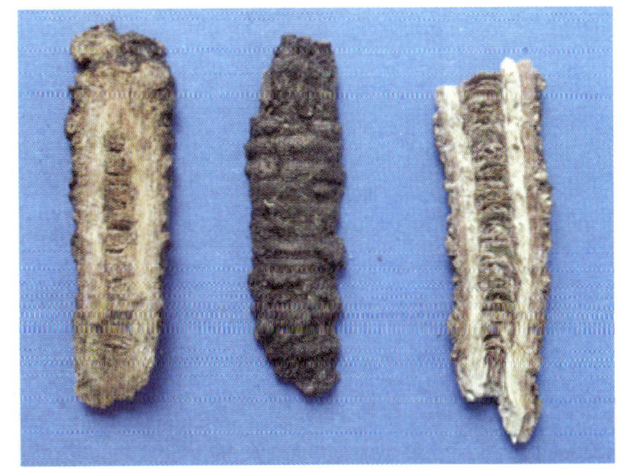
羌活饮片

藁　本

【来　　源】本品为伞形科植物藁本 *Ligusticum sinense* Oliv.或辽藁本 *Ligusticum jeholense* Nakai et Kitag.的干燥根茎及根。

【性味归经】辛，温。归膀胱经。

【功能主治】祛风，散寒，除湿，止痛。用于风寒感冒，巅顶疼痛，风湿肢节痹痛。

【性状鉴别】

1. 藁本　根茎呈不规则结节状圆柱形，稍扭曲，有分枝，长 3~10 cm，直径 1~2 cm。表面棕褐色或暗棕色，粗糙，有纵皱纹，上侧残留数个凹陷的圆形茎基，下侧有多数点状突起的根痕及残根。体轻，质较硬，易折断，断面黄色或黄白色，纤维状。气浓香，味辛、苦、微麻。

2. 辽藁本　较小，根茎呈不规则的团块状或柱状，有多数细长弯曲的根。

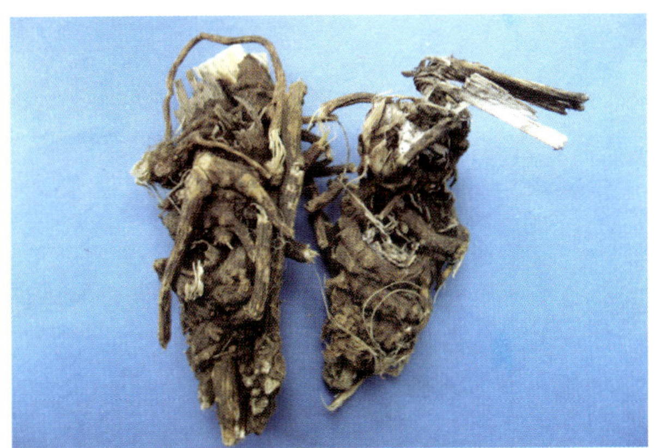
藁本（辽藁本）

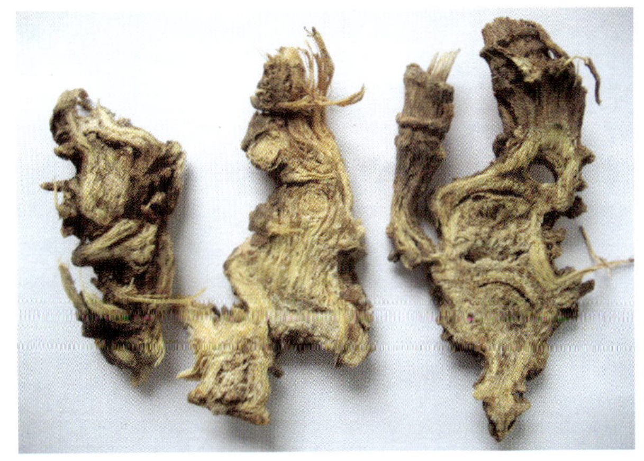
藁本饮片

白　芷

【来　　源】本品为伞形科植物白芷 *Angelica dahurica* (Fisch. ex Hoffm.) Benth. et Hook. f.或杭白芷 *Angelica dahurica* (Fisch. ex Hoffm.) Benth. et Hook. f. var. *formosana* (Boiss.) Shan et Yuan 的干燥根。

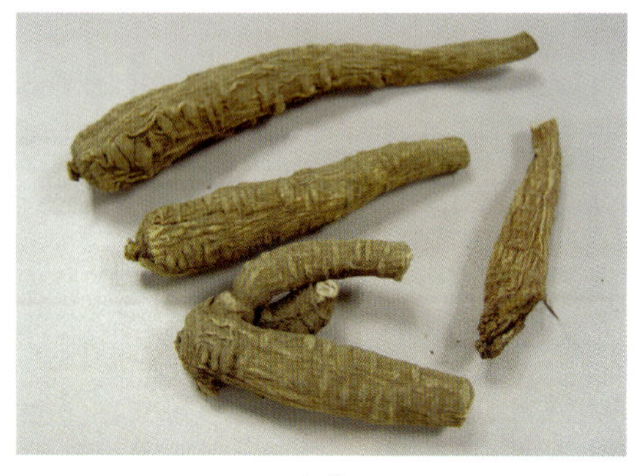
白芷

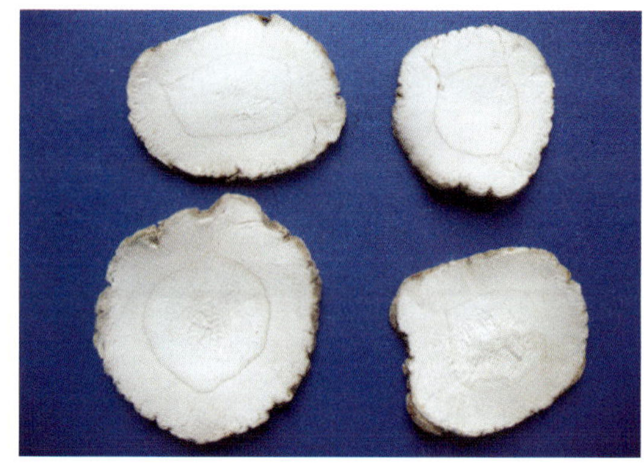
白芷饮片

【性味归经】辛，温。归胃、大肠、肺经。

【功能主治】散风除湿，通窍止痛，消肿排脓。用于感冒头痛，眉棱骨痛，鼻塞，鼻渊，牙痛，白带，疮疡肿痛。

【性状鉴别】本品呈长圆锥形，长 10~25 cm，直径 1.5~2.5 cm。表面灰棕色或黄棕色，根头部钝四棱形或近圆形，具纵皱纹、支根痕及皮孔样的横向突起，有的排列成 4 纵行。顶端有凹陷的茎痕。质坚实，断面白色或灰白色，粉性，形成层环棕色，近方形或近圆形，皮部散有多数棕色油点。气芳香，味辛、微苦。

细　辛

【来　　源】本品为马兜铃科植物北细辛 *Asarum heterotropoides* Fr. Schmidt var. *mandshuricum* (Maxim.) Kitag.、汉城细辛 *Asarum sieboldii* Miq. var. *seoulense* Nakai 或华细辛 *Asarum sieboldii* Miq.的根及根茎。

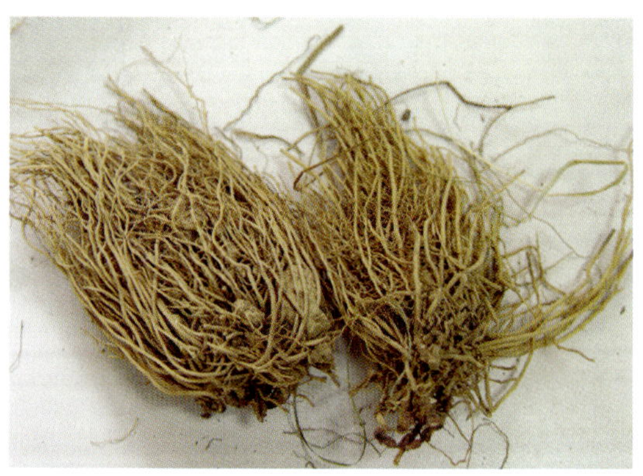
细辛

【性味归经】辛，温。归心、肺、肾经。

【功能主治】祛风散寒，通窍止痛，温肺化饮。用于风寒感冒，头痛，牙痛，鼻塞鼻渊，风湿痹痛，痰饮喘咳。

【性状鉴别】

1. 北细辛　常卷曲成团。根茎横生呈不规则圆柱状，具短分枝，长1~10 cm，直径0.2~0.4 cm；表面灰棕色，粗糙，有环形的节，节间长0.2~0.3 cm，分枝顶端有碗状的茎痕。根细长，密生节上，长10~20 cm，直径0.1 cm；表面灰黄色，平滑或具纵皱纹；有须根及须根痕；质脆，易折断，断面平坦，黄白色或白色。气辛香，味辛辣、麻舌。

2. 汉城细辛　根茎直径0.1~0.5 cm，节间长0.1~1 cm。

3. 华细辛　根茎长5~20 cm，直径0.1~0.2 cm，节间长0.2~1 cm。气味较弱。

苍　耳　子

【来　　源】本品为菊科植物苍耳 *Xanthium sibiricum* Patr.的干燥成熟带总苞的果实。

【性味归经】辛、苦，温；有毒。归肺经。

【功能主治】散风除湿，通鼻窍。用于风寒头痛，鼻渊流涕，风疹瘙痒，湿痹拘挛。

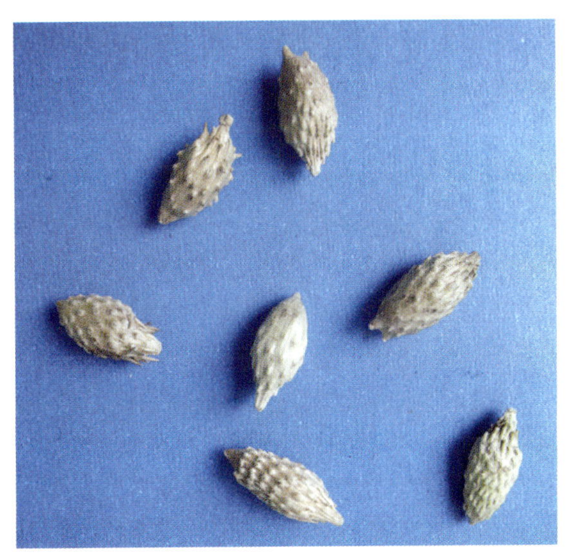
苍耳子饮片

【性状鉴别】本品呈纺锤形或卵圆形，长1~1.5 cm，直径0.4~0.7 cm。表面黄棕色或黄绿色，全体有钩刺，顶端有2枚较粗的刺，分离或相连，基部有果梗痕。质硬而韧，横切面中央有纵隔膜，2室，各有1枚瘦果。瘦果略呈纺锤形，一面较平坦，顶端具1突起的花柱基，果皮薄，灰黑色，具纵纹。种皮膜质，浅灰色，子叶2，有油性。气微，味微苦。

辛　　夷

【来　　源】本品为木兰科植物望春花 *Magnolia biondii* Pamp.、玉兰 *Magnolia denudata* Desr.或武当玉兰 *Magnolia sprengeri* Pamp.的干燥花蕾。

【性味归经】辛，温。归肺、胃经。

【功能主治】散风寒，通鼻窍。用于风寒头痛，鼻塞，鼻渊，鼻流浊涕。

【性状鉴别】

1. 望春花　本品呈长卵形，似毛笔头，长1.2~2.5 cm，直径0.8~1.5 cm。基部常具短梗，长约5 mm，梗上有类白色点状皮孔。苞片2~3层，每层2片，两层苞片间有小鳞芽，

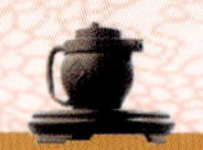

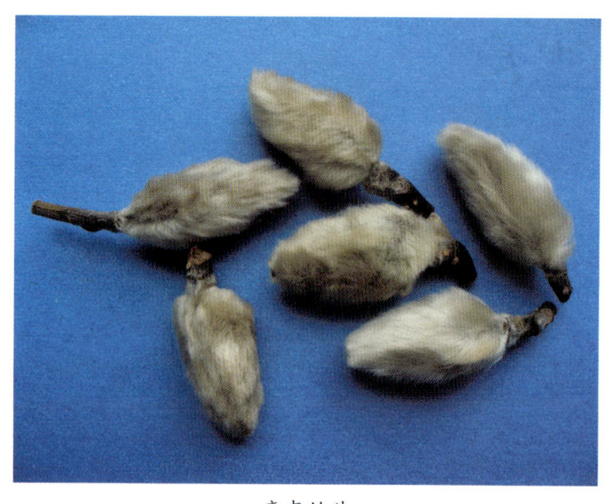
辛夷饮片

苞片外表面密被灰白色或灰绿色茸毛，内表面类棕色，无毛。花被片9，类棕色，外轮花被片3，条形，约为内两轮长的1/4，呈萼片状，内两轮花被片6，每轮3，轮状排列。雄蕊和雌蕊多数，螺旋状排列。体轻，质脆。气芳香，味辛凉而稍苦。

2. 玉兰　长1.5~3cm，直径1~1.5cm。基部枝梗较粗壮，皮孔浅棕色。苞片外表面密被灰白色或灰绿色茸毛。花被片9，内外轮同型。

3. 武当玉兰　长2~4cm，直径1~2cm。基部枝梗粗壮，皮孔红棕色。苞片外表面密被淡黄色或淡黄绿色茸毛，有的最外层苞片茸毛已脱落而呈黑褐色。花被片10~12（15），内外轮无显著差异。

葱　白

【来　　源】本品为百合科植物葱 *Allium fistulosum* L.的鳞茎。

【性味归经】辛、温。归肺、胃经。

【功能主治】发汗解表，散寒通阳，解毒散结。用于感冒风寒轻证，阴盛格阳，腹泻肢冷，疮痈疔毒。

【性状鉴别】本品呈柱形，有的几不膨大，1至数枚簇生；鳞茎外皮白色或淡红褐色，薄革质。叶基生，管状，向上渐狭，先端尖，具较明显的纵纹。全体具异臭味，折断后流出辛味黏液。

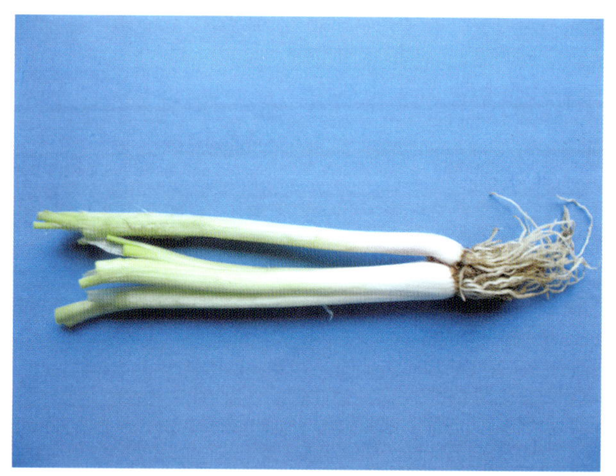
葱白

柽　柳

【来　　源】本品为柽柳科植物柽柳 *Tamarix chinensis* Lour.的干燥细嫩枝叶。

【性味归经】甘、辛，平。归心、肺、胃经。

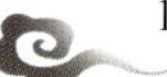

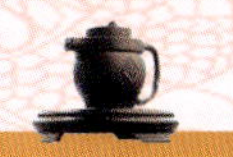

【功能主治】散风，解表，透疹。用于麻疹不透，风湿痹痛。

【性状鉴别】本品茎枝呈细圆柱形，直径 0.5~1.5 mm。表面灰绿色，有多数互生的鳞片状小叶。质脆，易折断。稍粗的枝表面红褐色，叶片常脱落而残留突起的叶基，断面黄白色，中心有髓。气微，味淡。

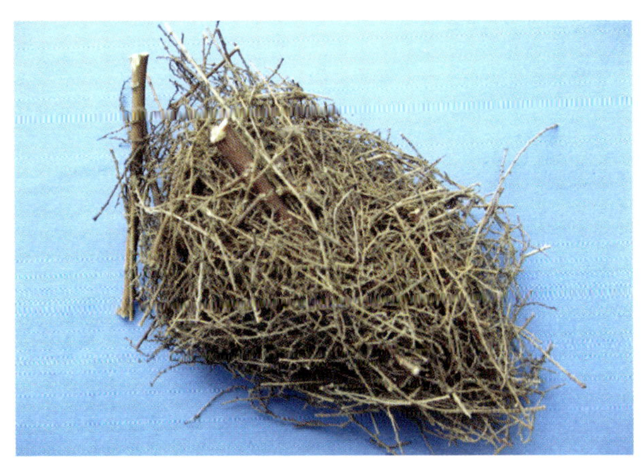

柽柳

鹅不食草

【来　　源】本品为菊科植物鹅不食草 *Centipeda minima*（L.）A. Br. et Aschers.的干燥全草。

【性味归经】辛、温。归肺、肝经。

【功能主治】通鼻窍，止咳。用于风寒头痛，咳嗽痰多，鼻塞不通，鼻渊流涕。

【性状鉴别】本品缠结成团。须根纤细，淡黄色。茎细，多分枝；质脆，易折断，断面黄白色。叶小，近无柄；叶片多皱缩、破碎，完整者展平后呈匙形，表面灰绿色或棕褐色，边缘有 3~5 个锯齿。头状花序黄色或黄褐色。气微香，久嗅有刺激感，味苦、微辛。

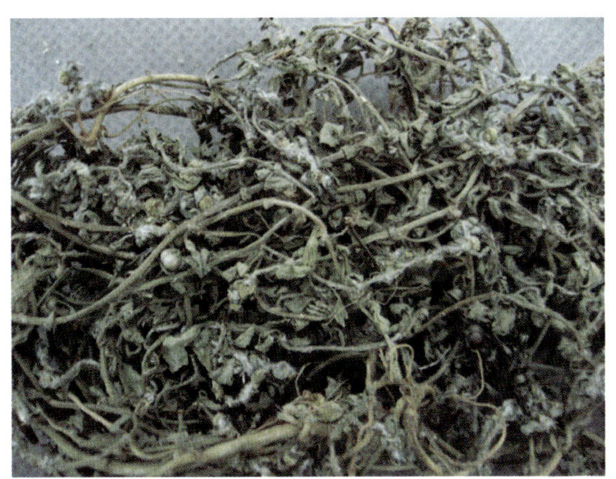

鹅不食草

第二节　发散风热药

薄　荷

【来　　源】本品为唇形科植物薄荷 *Mentha haplocalyx* Briq.的干燥地上部分。

【性味归经】辛，凉。归肺、肝经。

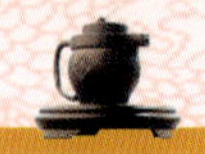

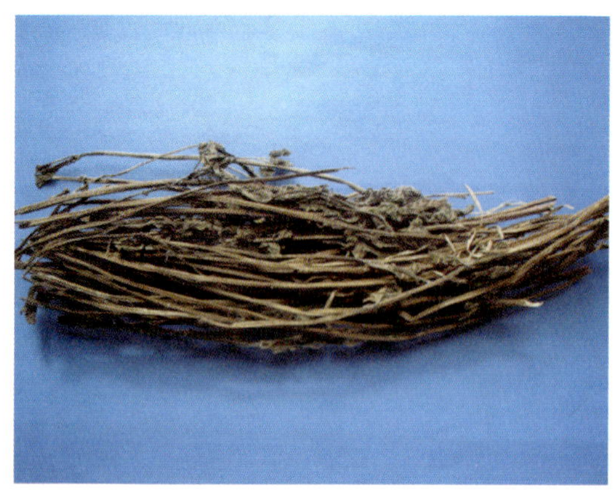

薄荷（1）

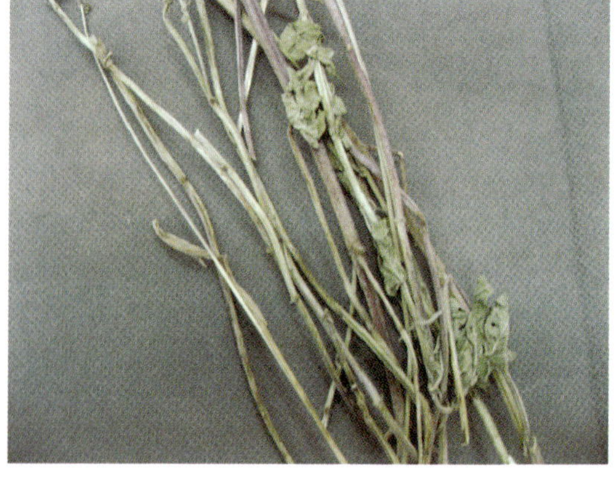

薄荷（2）

【功能主治】宣散风热，清头目，透疹。用于风热感冒，风温初起，头痛，目赤，喉痹，口疮，风疹，麻疹，胸胁胀闷。

【性状鉴别】本品茎呈方柱形，有对生分枝，长15~40cm，直径0.2~0.4cm；表面紫棕色或淡绿色，棱角处具茸毛，节间长2~5cm；质脆，断面白色，髓部中空。叶对生，有短柄；叶片皱缩卷曲，完整者展平后呈宽披针形、长椭圆形或卵形，长2~7cm，宽1~3cm；上表面深绿色，下表面灰绿色，稀被茸毛，有凹点状腺鳞。轮伞花序腋生，花萼钟状，先端5齿裂，花冠淡紫色。揉搓后有特殊清凉香气，味辛凉。

牛蒡子

【来　　源】本品为菊科植物牛蒡 *Arctium lappa* L.的干燥成熟果实。

【性味归经】辛、苦，寒。归肺、胃经。

【功能主治】疏散风热，宣肺透疹，解毒利咽。用于风热感冒，咳嗽痰多，麻疹，风疹，咽喉肿痛，痄腮丹毒，痈肿疮毒。

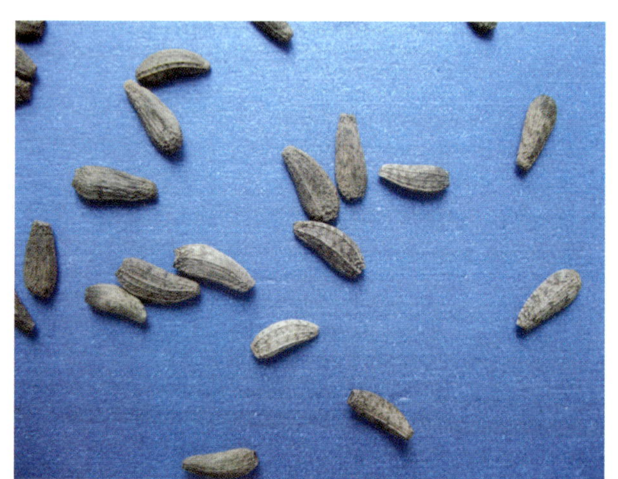

牛蒡子饮片

【性状鉴别】本品呈长倒卵形，略扁，微弯曲，长5~7mm，宽2~3mm。表面灰褐色，带紫黑色斑点，有数条纵棱，通常中间1~2条较明显。顶端钝圆，稍宽，顶面有圆环，中间具点状花柱残迹；基部略窄，着生面色较淡。果皮较硬，子叶2，淡黄白色，富油性。气微，味苦后微辛而稍麻舌。

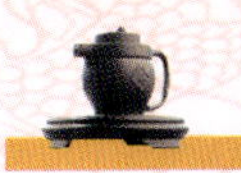

蝉　蜕

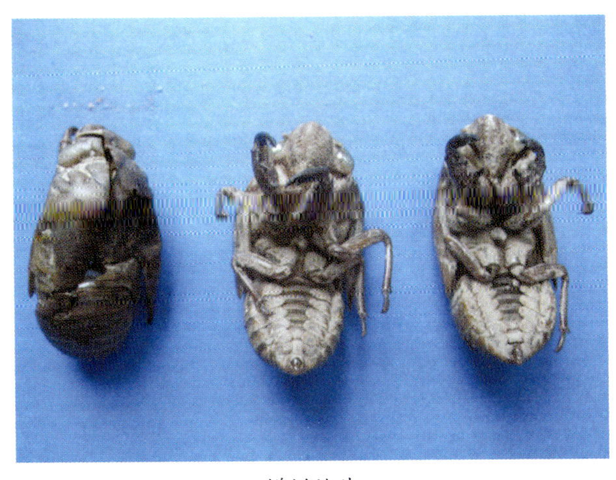

蝉蜕饮片

【来　　源】本品为蝉科昆虫黑蚱 *Cryptotympana pustulata* Fabricius 的若虫羽化时脱落的皮壳。

【性味归经】甘，寒。归肺、肝经。

【功能主治】散风除热，利咽，透疹，退翳，解痉。用于风热感冒，咽痛，音哑，麻疹不透，风疹瘙痒，目赤翳障，惊风抽搐，破伤风。

【性状鉴别】本品略呈椭圆形而弯曲，长约3.5cm，宽约2cm。表面黄棕色，半透明，有光泽。头部有丝状触角1对，多已断落，复眼突出。额部先端突出，口吻发达，上唇宽短，下唇伸长呈管状。胸部背面呈十字形裂开，裂口向内卷曲，脊背两旁具小翅2对；腹面有足3对，被黄棕色细毛。腹部钝圆，共9节。体轻，中空，易碎。气微，味淡。

桑　叶

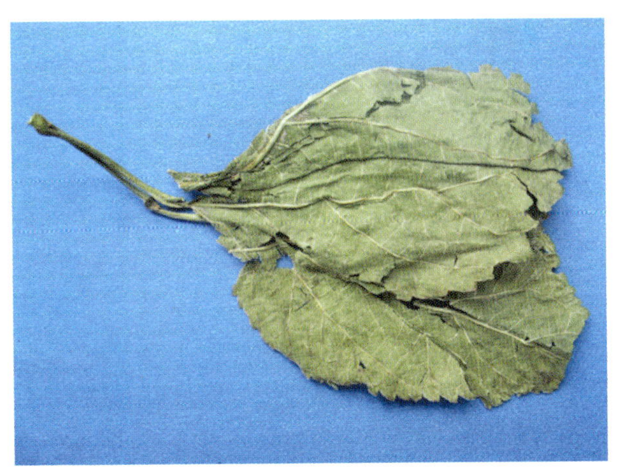

桑叶

【来　　源】本品为桑科植物桑 *Morus alba* L.的干燥叶。

【性味归经】甘、苦，寒。归肺、肝经。

【功能主治】疏散风热，清肺润燥，清肝明目。用于风热感冒，肺热燥咳，头晕头痛，目赤昏花。

【性状鉴别】本品多皱缩、破碎。完整者有柄，叶片展平后呈卵形或宽卵形，长8~15cm，宽7~13cm。先端渐尖，基部截形、圆形或心形，边缘有锯齿或钝锯齿，有的不规则分裂。上表面黄绿色或浅黄棕色，有的有小疣状突起；下表面颜色稍浅，叶脉突出，小脉网状，脉上被疏毛，脉基具簇毛。质脆。气微，味淡、微苦涩。

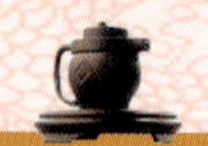

菊　　花

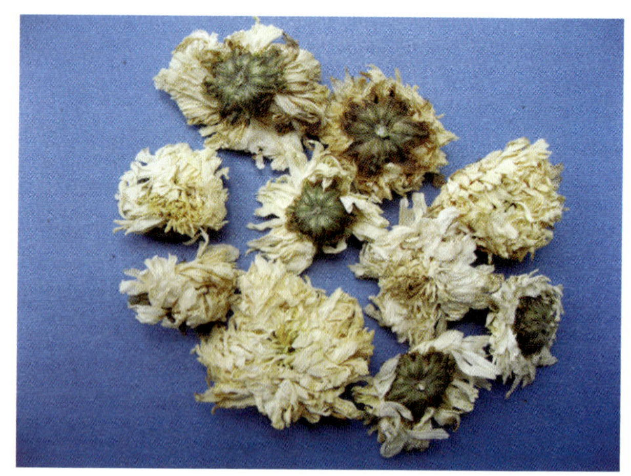
菊花（贡菊）

【来　　源】本品为菊科植物菊 *Chrysanthemum morifolium* Ramat. 的干燥头状花序。药材按产地和加工方法不同，分为亳菊、滁菊、贡菊、杭菊。

【性味归经】甘、苦，微寒。归肺、肝经。

【功能主治】散风清热，平肝明目。用于风热感冒，头痛眩晕，目赤肿痛，眼目昏花。

【性状鉴别】

1. 亳菊　呈倒圆锥形或圆筒形，有时稍压扁呈扇形，直径 1.5~3 cm，离散。总苞碟状；总苞片 3~4 层，卵形或椭圆形，草质，黄绿色或褐绿色，外面被柔毛，边缘膜质。花托半球形，无托片或托毛。舌状花数层，雌性，位于外围，类白色，劲直，上举，纵向折缩，散生金黄色腺点；管状花多数，两性，位于中央，为舌状花所隐藏，黄色，顶端 5 齿裂。瘦果不发育，无冠毛。体轻，质柔润，干时松脆。气清香，味甘、微苦。

2. 滁菊　呈不规则球形或扁球形，直径 1.5~2.5 cm。舌状花类白色，不规则扭曲，内卷，边缘皱缩，有时可见淡褐色腺点；管状花大多隐藏。

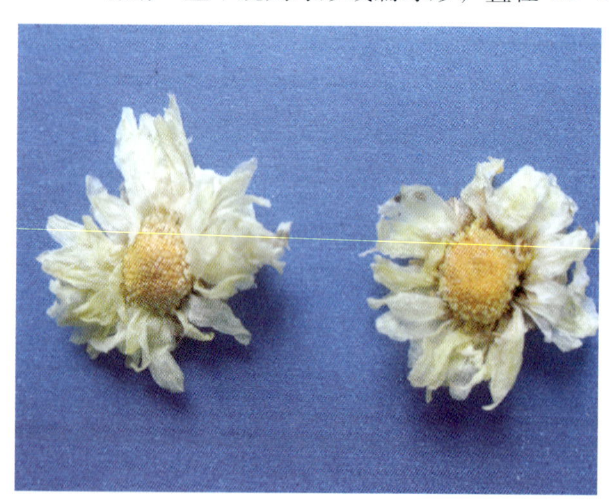
菊花（杭菊）

3. 贡菊　呈扁球形或不规则球形，直径 1.5~2.5 cm。舌状花白色或类白色，斜升，上部反折，边缘稍内卷而皱缩，通常无腺点；管状花少，外露。

4. 杭菊　呈碟形或扁球形，直径 2.5~4 cm，常数个相连成片。舌状花类白色或黄色，平展或微折叠，彼此粘连，通常无腺点；管状花多数，外露。

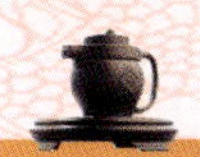

蔓　荆　子

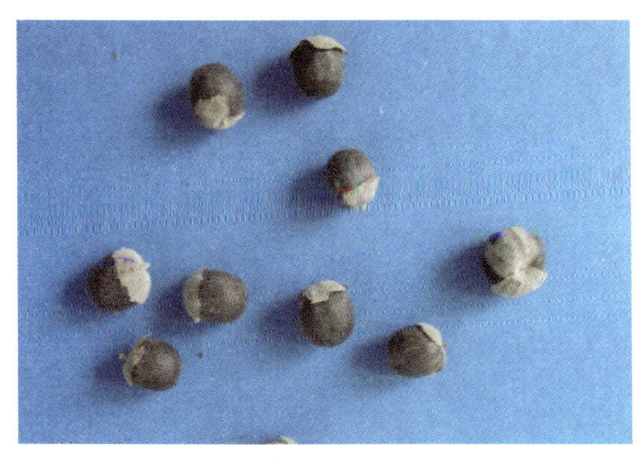
蔓荆子饮片

【来　　源】本品为马鞭草科植物单叶蔓荆 *Vitex trifolia* L. var. *simplicifolia* Cham.或蔓荆 *Vitex trifolia* L.的干燥成熟果实。

【性味归经】辛、苦，微寒。归膀胱、肝、胃经。

【功能主治】疏散风热，清利头目。用于风热感冒头痛，齿龈肿痛，目赤多泪，目暗不明，头晕目眩。

【性状鉴别】本品呈球形，直径4~6 mm。表面灰黑色或黑褐色，被灰白色粉霜状茸毛，有纵向浅沟4条，顶端微凹，基部有灰白色宿萼及短果梗。萼长为果实的1/3~2/3，5齿裂，其中2裂较深，密被茸毛。体轻，质坚韧，不易破碎，横切面可见4室，每室有种子1枚。气特异而芳香，味淡、微辛。

柴　　胡

【来　　源】本品为伞形科植物柴胡 *Bupleurum chinense* DC.或狭叶柴胡 *Bupleurum scorzonerifolium* Willd.的干燥根。按性状不同，分别习称北柴胡及南柴胡。

【性味归经】苦，微寒。归肝、胆经。

【功能主治】和解表里，疏肝，升阳。用于感冒发热，寒热往来，胸胁胀痛，月经不调；子宫脱垂，脱肛。

柴胡（北柴胡）

【性状鉴别】

1. 北柴胡　呈圆柱形或长圆锥形，长6~15 cm，直径0.3~0.8 cm。根头膨大，顶端残留3~15个茎基或短纤维状叶基，下部分枝。表面黑褐色或浅棕色，具纵皱纹、支根痕及皮孔。质硬而韧，不易折断，断面显纤维性，皮部浅棕色，木部黄白色。气微香，味微苦。

2. 南柴胡　根较细，圆锥形，顶端有多数细毛状枯叶纤维，下部多不分枝或稍分枝。

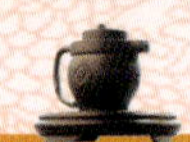

表面红棕色或黑棕色，靠近根头处多具细密环纹。质稍软，易折断，断面略平坦，不显纤维性。具败油气。

升　麻

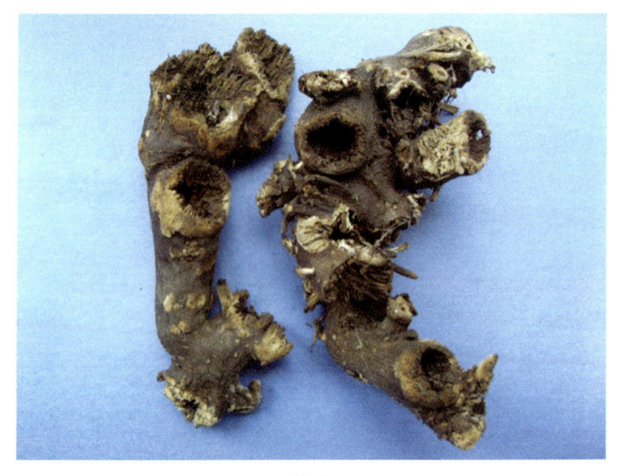

升麻

【来　　源】本品为毛茛科植物大三叶升麻 *Cimicifuga heracleifolia* Kom.、兴安升麻 *Cimicifuga dahurica* (Turcz.) Maxim.或升麻 *Cimicifuga foetida* L.的干燥根茎。

【性味归经】辛、微甘，微寒。归肺、脾、胃、大肠经。

【功能主治】发表透疹，清热解毒，升举阳气。用于风热头痛，齿痛，口疮，咽喉肿痛，麻疹不透，阳毒发斑；脱肛，子宫脱垂。

【性状鉴别】本品为不规则的长形块状，多分枝，呈结节状，长 10~20 cm，直径 2~4 cm。表面黑褐色或棕褐色，粗糙不平，有坚硬的细须根残留，上面有数个圆形空洞的茎基痕，洞内壁显网状沟纹；下面凹凸不平，具须根痕。体轻，质坚硬，不易折断，断面不平坦，有裂隙，纤维性，黄绿色或淡黄白色。气微，味微苦而涩。

葛　根

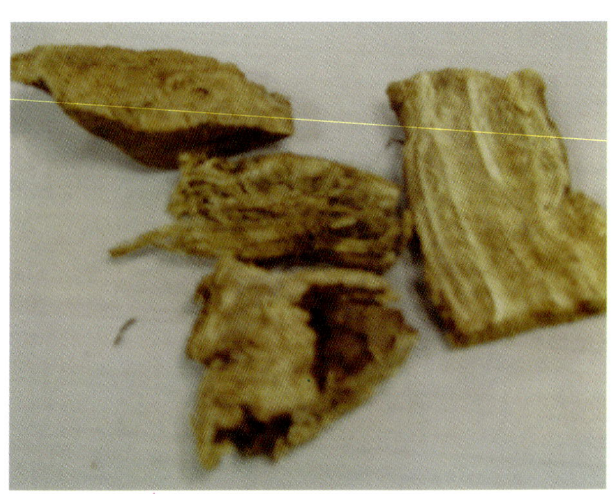

葛根（野葛）

【来　　源】本品为豆科植物野葛 *Pueraria lobata* (Willd.) Ohwi 或甘葛藤 *Pueraria thomsonii* Benth.的干燥根。

【性味归经】甘、辛，凉。归脾、胃经。

【功能主治】解肌退热，生津，透疹，升阳止泻。用于外感发热头痛、项背强痛，口渴，消渴，麻疹不透，热痢，泄泻；高血压颈项强痛。

【性状鉴别】

1. 野葛　本品呈纵切的长方形

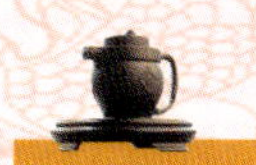

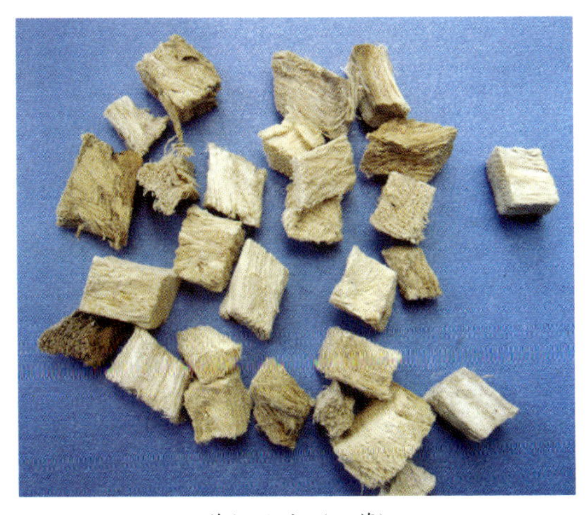

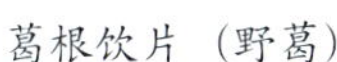

葛根饮片（野葛）

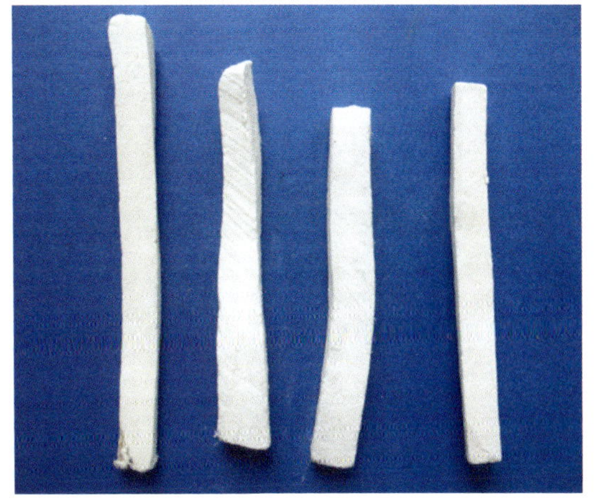

葛根饮片（甘葛藤）

厚片或小方块，长 5~35 cm，厚 0.5~1 cm。外皮淡棕色，有纵皱纹，粗糙。切面黄白色，纹理不明显。质韧，纤维性强。气微，味微甜。

2. 甘葛藤　本品呈圆柱形、类纺锤形或半圆柱形，长 12~15 cm，直径 4~8 cm；有的为纵切或斜切的厚片，大小不一。表面黄白色或淡棕色，未去外皮的呈灰棕色。体重，质硬，富粉性，横切面可见由纤维形成的浅棕色同心性环纹，纵切面可见由纤维形成的数条纵纹。气微，味微甜。

淡　豆　豉

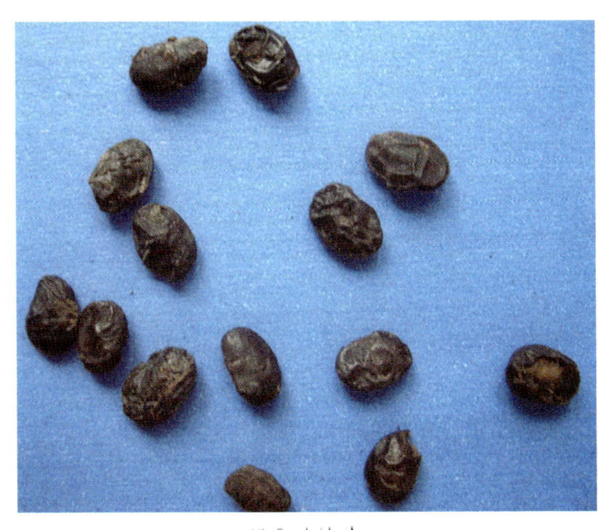

淡豆豉饮片

【来　　源】本品为豆科植物大豆 *Glycine max*（L.）Merr.的成熟种子的发酵加工品。

【性味归经】苦、辛，凉。归肺、胃经。

【功能主治】解表，除烦，宣发郁热。用于感冒、寒热头痛，烦躁胸闷，虚烦不眠。

【性状鉴别】本品呈椭圆形，略扁，长 0.6~1 cm，直径 0.5~0.7 cm。表面黑色，皱缩不平。质柔软，断面棕黑色。气香，味微甘。

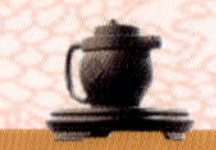

浮　萍

【来　　源】本品为浮萍科植物紫萍 *Spirodela polyrrhiza*（L.）Schleid.的干燥全草。

【性味归经】辛，寒。归肺经。

【功能主治】宣散风热，透疹，利尿。用于麻疹不透，风疹瘙痒，水肿尿少。

【性状鉴别】本品为扁平叶状体，呈卵形或卵圆形，长径 2~5 mm。上表面淡绿色至灰绿色，偏侧有 1 小凹陷，边缘整齐或微卷曲；下表面紫绿色至紫棕色，着生数条须根。体轻，手捻易碎。气微，味淡。

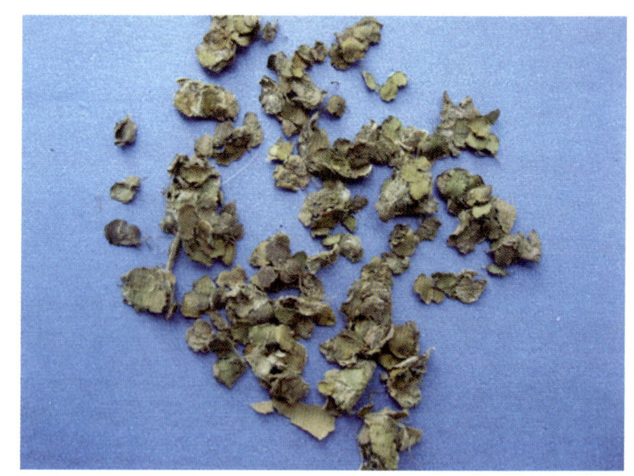

浮萍

木　贼

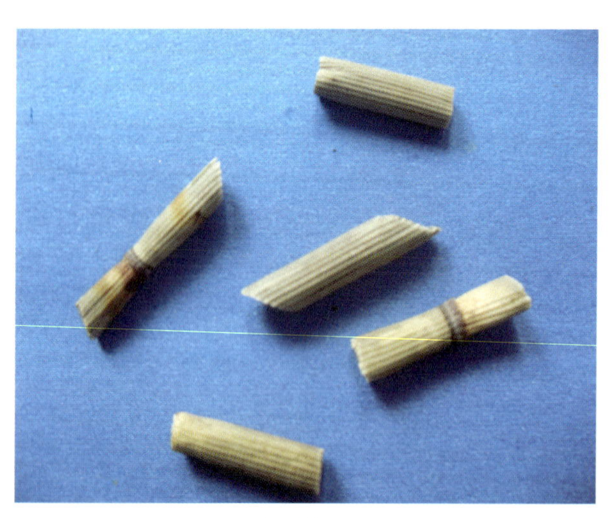

木贼饮片

【来　　源】本品为木贼科植物木贼 *Equisetum hiemale* L.的干燥地上部分。

【性味归经】甘、苦，平。归肺、肝经。

【功能主治】散风热，退目翳。用于风热目赤，迎风流泪，目生云翳。

【性状鉴别】本品呈长管状，不分枝，长 40~60 cm，直径 0.2~0.7 cm。表面灰绿色或黄绿色，有 18~30 条纵棱，棱上有多数细小光亮的疣状突起；节明显，节间长 2.5~9 cm，节上着生筒状鳞叶，叶鞘基部和鞘齿黑棕色，中部淡棕黄色。体轻，质脆，易折断，断面中空，周边有多数圆形的小空腔。气微，味甘淡、微涩，嚼之有砂粒感。

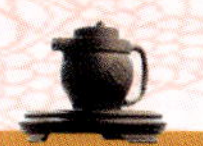

第二章　清　热　药

第一节　清热泻火药

石　膏

【来　　源】本品为硫酸盐类矿物硬石膏族石膏，主要含含水硫酸钙。

【性味归经】甘、辛，大寒。归肺、胃经。

【功能主治】清热泻火，除烦止渴。用于外感热病，高热烦渴，肺热喘咳，胃火亢盛，头痛，牙痛。

【性状鉴别】本品为纤维状的集合体，呈长块状、板块状或不规则块状。白色、灰白色或淡黄色，有的半透明。体重，质软，纵断面具绢丝样光泽。气微，味淡。

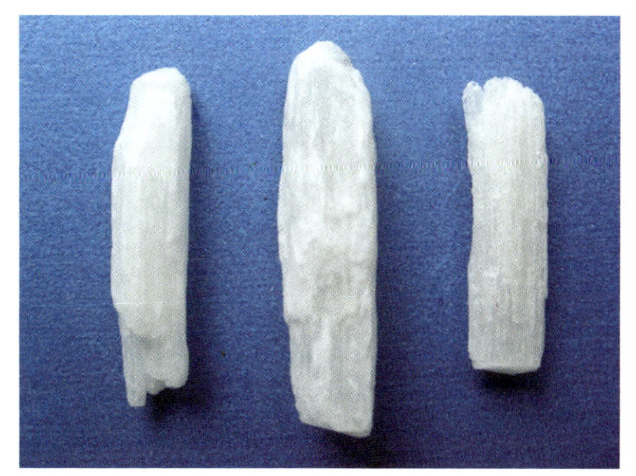

石膏饮片

知　母

【来　　源】本品为百合科植物知母 *Anemarrhena asphodeloides* Bge.的干燥根茎。

【性味归经】苦、甘，寒。归肺、胃、肾经。

【功能主治】清热泻火，生津润燥。用于外感热病，高热烦渴，肺热燥咳，骨蒸潮热，内热消渴，肠燥便秘。

【性状鉴别】本品呈长条状，微弯曲，略扁，偶有分枝，长 3~15 cm，直径 0.8~1.5 cm，一端有浅黄色的茎叶残痕。表面黄棕色至棕色，上面有 1 凹沟，具紧密排列的环

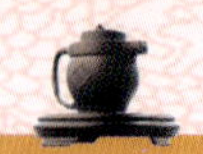

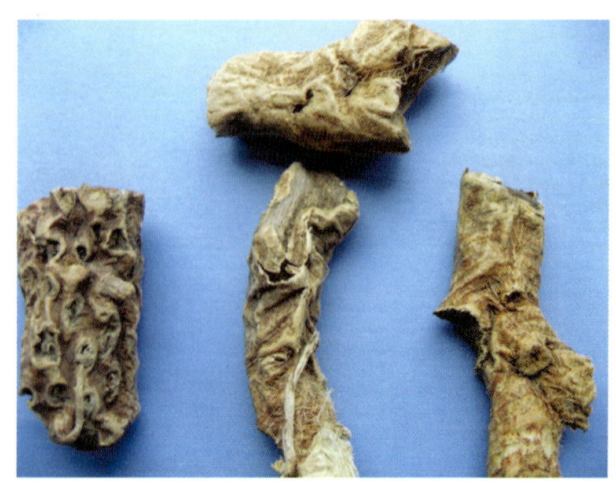

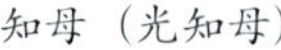

知母（光知母）

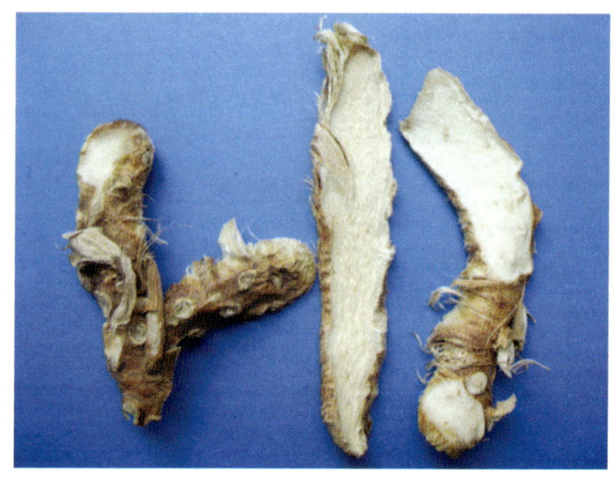

知母饮片

状节，节上密生黄棕色的残存叶基，由两侧向根茎上方生长；下面隆起而略皱缩，并有凹陷或突起的点状根痕。质硬，易折断，断面黄白色。气微，味微甜、略苦，嚼之带黏性。

寒 水 石

【来　　源】本品为碳酸盐类矿物方解石 *Calcitum* 的矿石。

【性味归经】辛、咸，寒。归心、胃、肾经。

【功能主治】清热降火，除烦止渴。用于热病高热烦渴，胃火炽盛所致的牙痛、口渴、小便短赤。

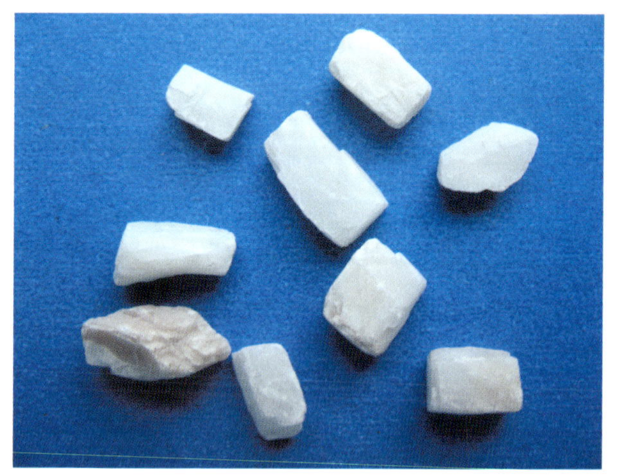

寒水石饮片

【性状鉴别】本品呈斜方块状或长方块状，集合体整齐，四角棱锐。块大小不一，白色、乳白色或黄白色，平滑，显玻璃光泽，晶体状半透明。质甚坚硬，性脆，砸碎时呈方棱状崩解，碎块形状仍保持方块或长方块形，破碎面色泽与原面一样。气无，味淡。

芦　　根

【来　　源】本品为禾本科植物芦苇 *Phragmites communis* Trin.的新鲜或干燥根茎。

【性味归经】甘，寒。归肺、胃经。

【功能主治】清热生津，除烦，止呕，利尿。用于热病烦渴，胃热呕哕，肺热咳嗽，肺痈吐脓，热淋涩痛。

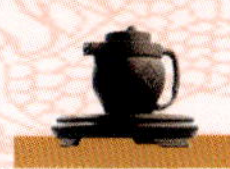

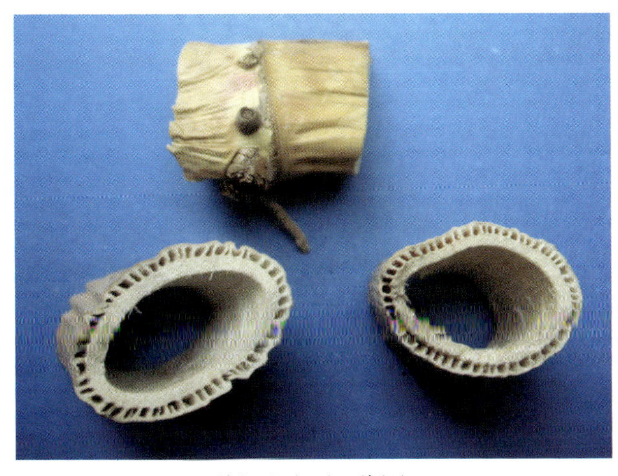

芦根饮片（干芦根）

【性状鉴别】

1. 鲜芦根　呈长圆柱形，有的略扁，长短不一，直径1~2cm。表面黄白色，有光泽，外皮疏松可剥离，节呈环状，有残根及芽痕。体轻，质韧，不易折断。切断面黄白色，中空，壁厚1~2mm，有小孔排列成环。气微，味甘。

2. 干芦根　呈扁圆柱形。节处较硬，节间有纵皱纹。

天　花　粉

【来　　源】本品为葫芦科植物栝楼 *Trichosanthes kirilowii* Maxim.或双边栝楼 *Trichosanthes rosthornii* Harms 的干燥根。

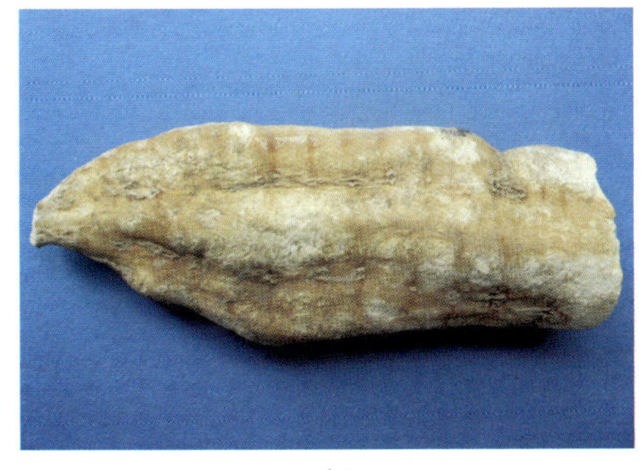

天花粉

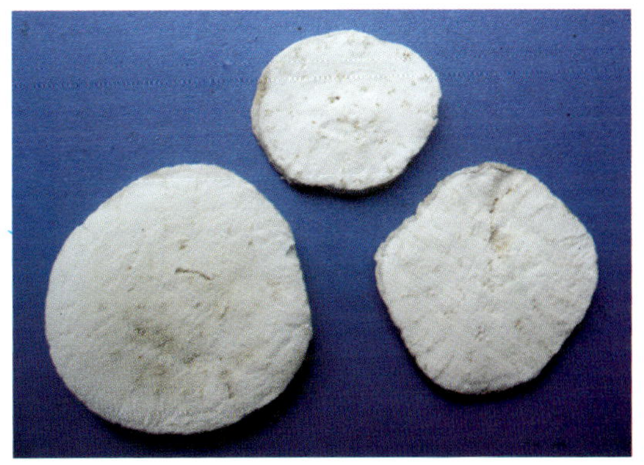

天花粉饮片

【性味归经】甘、微苦，微寒。归肺、胃经。

【功能主治】清热生津，消肿排脓。用于热病烦渴，肺热燥咳，内热消渴，疮疡肿毒。

【性状鉴别】本品呈不规则圆柱形、纺锤形或瓣块状，长8~16cm，直径1.5~5.5cm。表面黄白色或淡棕黄色，有纵皱纹、细根痕及略凹陷的横长皮孔，有的有黄棕色外皮残留。质坚实，断面白色或淡黄色，富粉性，横切面可见黄色木质部，略呈放射状排列，纵切面可见黄色条纹状木质部。气微，味微苦。

淡　竹　叶

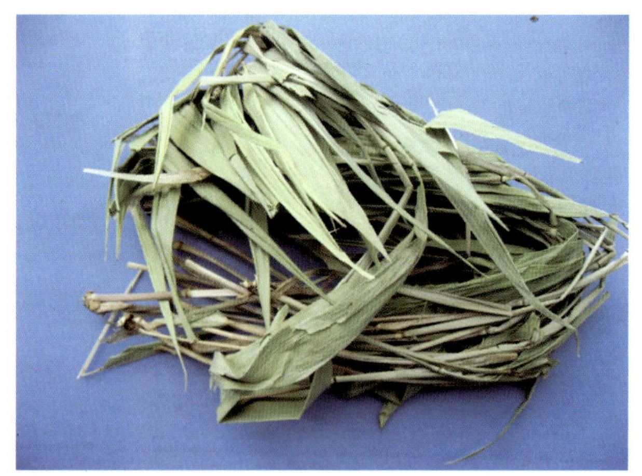
淡竹叶

【来　　源】本品为禾本科植物淡竹叶 *Lophatherum gracile* Brongn. 的干燥茎叶。

【性味归经】甘、淡，寒。归心、胃、小肠经。

【功能主治】清热除烦，利尿。用于热病烦渴，小便赤涩淋痛，口舌生疮。

【性状鉴别】本品长 25~75 cm。茎呈圆柱形，有节，表面淡黄绿色，断面中空。叶鞘开裂。叶片披针形，有的皱缩卷曲，长 5~20 cm，宽 1~3.5 cm；表面浅绿色或黄绿色。叶脉平行，具横行小脉，形成长方形的网格状，下表面尤为明显。体轻，质柔韧。气微，味淡。

莲　子　心

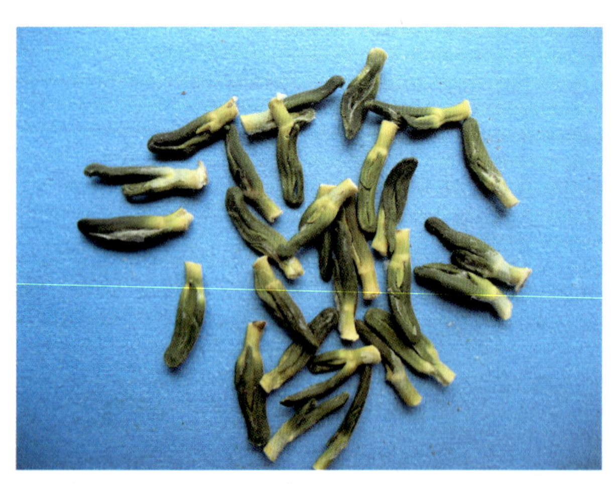
莲子心

【来　　源】本品为睡莲科植物莲 *Nelumbo nucifera* Gaertn.的成熟种子中的干燥幼叶及胚根。

【性味归经】苦，寒。归心、肾经。

【功能主治】清心安神，交通心肾，涩精止血。用于热入心包，神昏谵语，心肾不交，失眠遗精，血热吐血。

【性状鉴别】本品略呈细圆柱形，长 1~1.4 cm，直径约 0.2 cm。幼叶绿色，一长一短，卷成箭形，先端向下反折，两幼叶间可见细小胚芽。胚根圆柱形，长约 3 mm，黄白色。质脆，易折断，断面有数个小孔。气微，味苦。

熊　胆

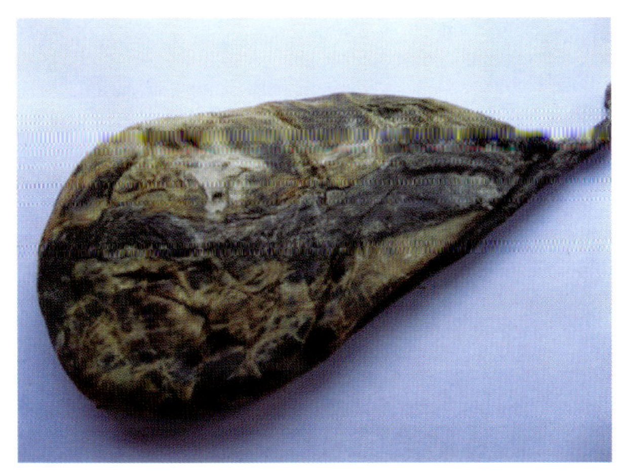
熊胆

【来　　源】本品为熊科动物黑熊 *Selenarctos thibetanus* G. Cuvier 或棕熊 *Ursus atctos* Linnaeus 的干燥胆囊。

【性味归经】苦，寒。归肝、胆、心经。

【功能主治】清热解毒，止痉明目。用于肝热炽盛和热极生风所致的惊风、癫痫、抽搐，目赤肿痛，翳障，疮痈及痔疮肿痛，咽喉肿痛。

【性状鉴别】本品呈长扁卵形，上部狭细，下部膨大呈囊状，长 10~20 cm，宽 5~10 cm。表面黑色、棕黑色或黄绿色，显光泽，微有皱褶。囊内有干燥的胆汁，习称“胆仁”，呈块状、颗粒状或粉状，金黄色，透明如琥珀，有光泽，质松脆者习称“金胆”或“铜胆”；黑色，质坚脆或呈稠膏状者习称“黑胆”或“铁胆”；黄绿色，光泽较差，质脆者称“菜花胆”。气清香，味极苦，有黏舌感。

鸭　跖　草

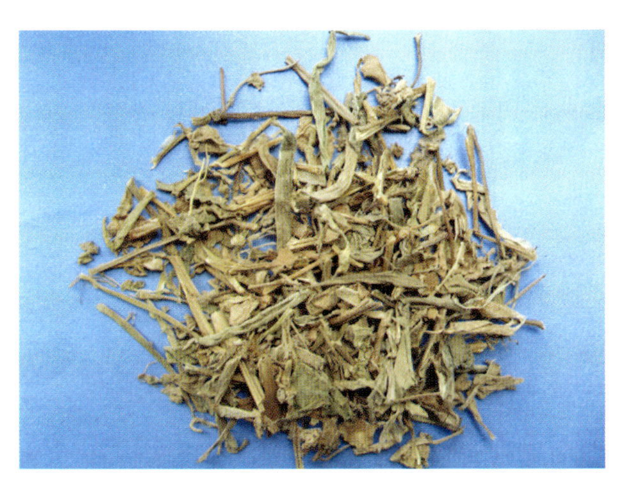
鸭跖草饮片

【来　　源】本品为鸭跖草科植物鸭跖草 *Commelina communis* L.的干燥地上部分。

【性味归经】甘、淡，寒。归肺、胃、小肠经。

【功能主治】清热解毒，利水消肿。用于风热感冒，高热不退，咽喉肿痛，水肿尿少，热淋涩痛，痈肿疔毒。

【性状鉴别】本品长可达 60 cm，黄绿色或黄白色，较光滑。茎有纵棱，直径约 0.2 cm，多有分枝或须根，节稍膨大，节间长 3~9 cm；质柔软，断面中心有髓。叶互生，多皱缩、破碎，完整叶片展平后呈卵状披针形或披针形，长 3~9 cm，宽 1~2.5 cm；先端尖，全缘，基部下延成膜质叶鞘，抱茎，叶脉平行。花多脱落，总苞佛焰苞状，心形，两边不相连；花瓣皱缩，蓝色。气微，味淡。

栀　　子

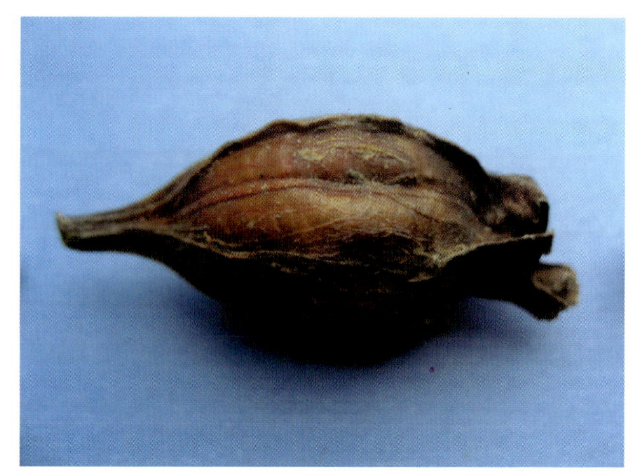
栀子

【来　　源】本品为茜草科植物栀子 *Gardenia jasminoides* Ellis 的干燥成熟果实。

【性味归经】苦，寒。归心、肺、三焦经。

【功能主治】泻火除烦，清热利尿，凉血解毒。用于热病心烦，黄疸尿赤，血淋涩痛，血热吐衄，目赤肿痛，火毒疮疡；外治扭挫伤痛。

【性状鉴别】本品呈长卵圆形或椭圆形，长 1.5~3.5 cm，直径 1~1.5 cm。表面红黄色或棕红色，具 6 条翅状纵棱，棱间常有 1 条明显的纵脉纹，并有分枝。顶端残存萼片，基部稍尖，有残留果梗。果皮薄而脆，略有光泽；内表面色较浅，有光泽，具 2~3 条隆起的假隔膜。种子多数，扁卵圆形，集结成团，深红色或红黄色，表面密具细小疣状突起。气微，味微酸而苦。

夏　枯　草

【来　　源】本品为唇形科植物夏枯草 *Prunella vulgaris* L.的干燥果穗。

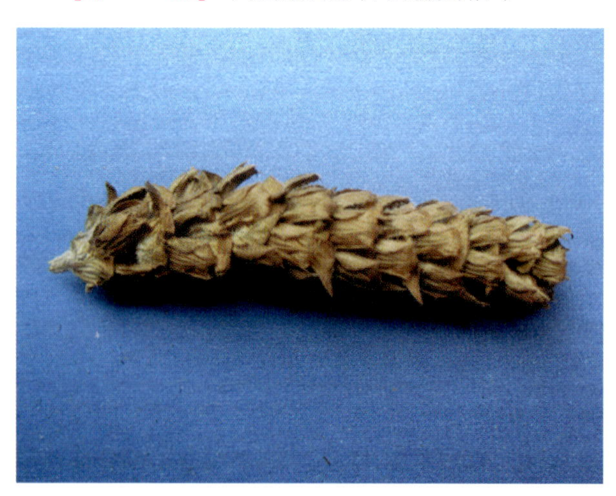
夏枯草饮片

【性味归经】辛、苦，寒。归肝、胆经。

【功能主治】清火，明目，散结，消肿。用于目赤肿痛，目珠夜痛，头痛眩晕，瘰疬，瘿瘤，乳痈肿痛；甲状腺肿大，淋巴结结核，乳腺增生，高血压。

【性状鉴别】本品呈圆柱形，略扁，长 1.5~8 cm，直径 0.8~1.5 cm；淡棕色至棕红色。全穗由数轮至 10 数轮宿萼与苞片组成，每轮有对生苞片 2 片，呈扇形，先端尖尾状，脉纹明显，外表面有白毛。每一苞片内有花 3 朵，花冠多已脱落，宿萼二唇形，内有小坚果 4 枚，卵圆形，棕色，尖端有白色突起。体轻。气微，味淡。

决　明　子

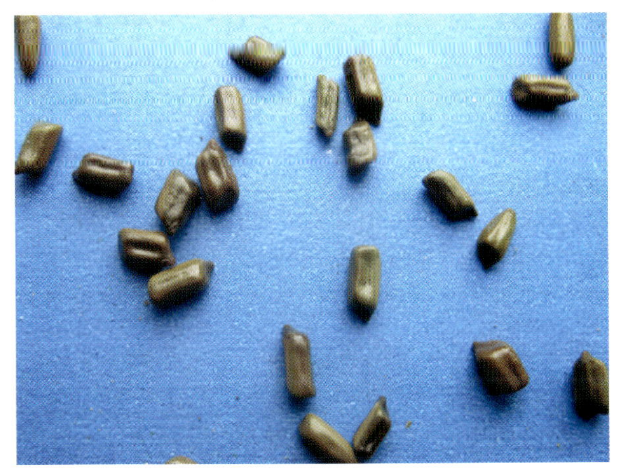
决明子饮片

【来　　源】本品为豆科植物决明 *Cassia obtusifolia* L.或小决明 *Cassia tora* L.的干燥成熟种子。

【性味归经】甘、苦、咸，微寒。归肝、大肠经。

【功能主治】清热明目，润肠通便。用于目赤涩痛，羞明多泪，头痛眩晕，目暗不明，大便秘结。

【性状鉴别】

1. 决明　略呈棱方形或短圆柱形，两端平行倾斜，长 3~7 mm，宽 2~4 mm。表面绿棕色或暗棕色，平滑有光泽。一端较平坦，另一端斜尖，背腹面各有 1 条突起的棱线，棱线两侧各有 1 条斜向对称而色较浅的线形凹纹。质坚硬，不易破碎。种皮薄，子叶 2，黄色，呈“S”形折曲并重叠。气微，味微苦。

2. 小决明　呈短圆柱形，较小，长 3~5 mm，宽 2~3 mm。表面棱线两侧各有 1 片宽广的浅黄棕色带。

谷　精　草

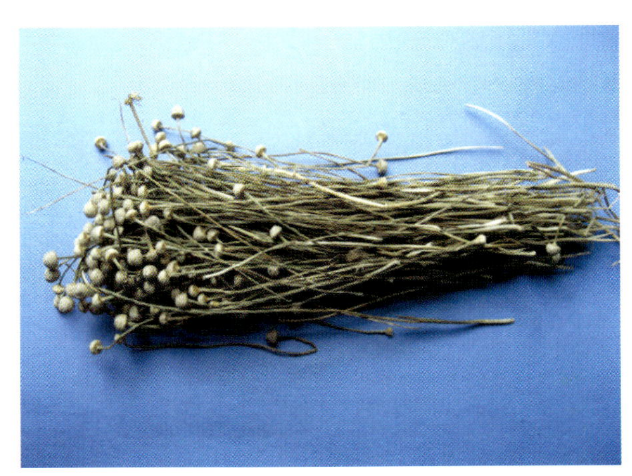
谷精草

【来　　源】本品为谷精草科植物谷精草 *Eriocaulon buergerianum* Koern.的干燥带花茎的头状花序。

【性味归经】辛、甘，平。归肝、肺经。

【功能主治】疏散风热，明目，退翳。用于风热目赤，肿痛羞明，眼生翳膜，风热头痛。

【性状鉴别】本品头状花序呈半球形，直径 4~5 mm。底部有苞片层层紧密排列，苞片淡黄绿色，有光

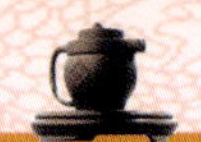

泽，上部边缘密生白色短毛；花序顶部灰白色。揉碎花序，可见多数黑色花药及细小黄绿色未成熟的果实。花茎纤细，长短不一，直径不及1mm，淡黄绿色，有数条扭曲的棱线。质柔软。气微，味淡。

密　蒙　花

【来　　源】本品为马钱科植物密蒙花 *Buddleja officinalis* Maxim.的干燥花蕾及其花序。

【性味归经】甘，微寒。归肝经。

【功能主治】清热养肝，明目退翳。用于目赤肿痛，多泪羞明，眼生翳膜，肝虚目暗，视物昏花。

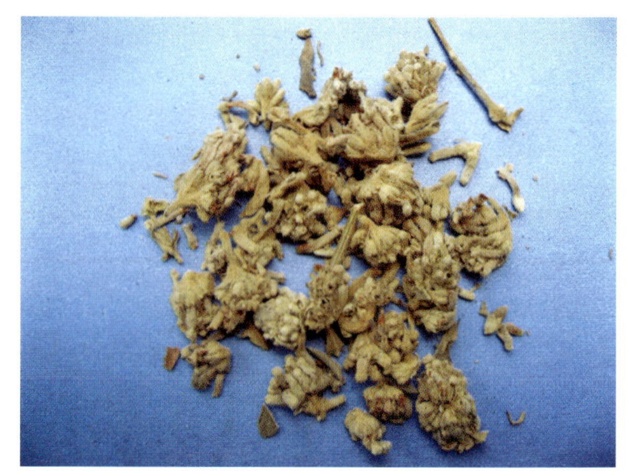

密蒙花饮片

【性状鉴别】本品多为花蕾密聚的花序小分枝，呈不规则圆锥状，长1.5~3cm。表面灰黄色或棕黄色，密被茸毛。花蕾呈短棒状，上端略大，长0.3~1cm，直径0.1~0.2cm；花萼钟状，先端4齿裂；花冠筒状，与萼等长或稍长，先端4裂，裂片卵形；雄蕊4，着生在花冠管中部。质柔软。气微香，味微苦、辛。

青　葙　子

【来　　源】本品为苋科植物青葙 *Celosia argentea* L.的干燥成熟种子。

【性味归经】苦，微寒。归肝经。

【功能主治】清肝，明目，退翳。用于肝热目赤，眼生翳膜，视物昏花，肝火眩晕。

【性状鉴别】本品呈扁圆形，少数呈圆肾形，直径1~1.5mm。表面黑色或红黑色，光亮，中间微隆起，侧边微凹处有种脐。种皮薄而脆。气微，无味。

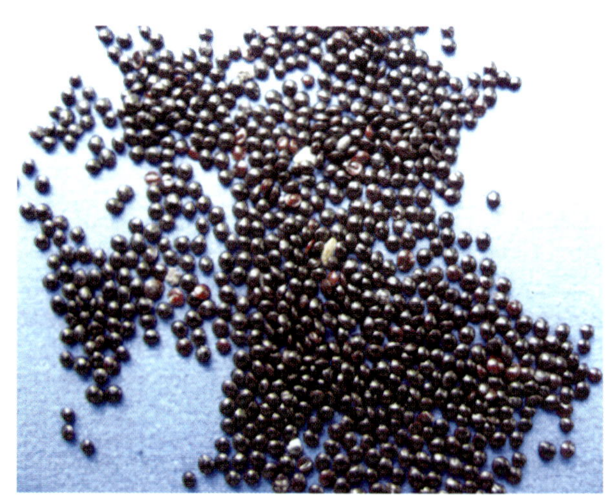

青葙子饮片

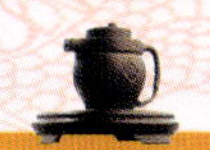

第二节　清热燥湿药

黄　　芩

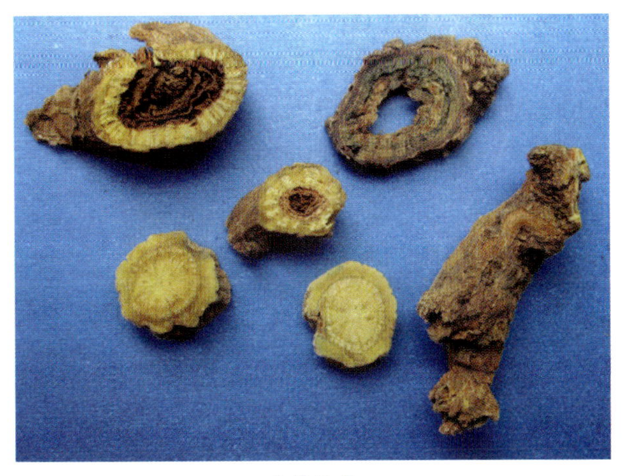

黄芩饮片

【来　　源】本品为唇形科植物黄芩 *Scutellaria baicalensis* Georgi 的干燥根。

【性味归经】苦，寒。归肺、胆、脾、大肠、小肠经。

【功能主治】清热燥湿，泻火解毒，止血，安胎。用于湿温、暑湿胸闷呕恶，湿热痞满，泻痢，黄疸，肺热咳嗽，高热烦渴，血热吐衄，痈肿疮毒，胎动不安。

【性状鉴别】本品呈圆锥形，扭曲，长 8~25cm，直径 1~3cm。表面棕黄色或深黄色，有稀疏的疣状细根痕，上部较粗糙，有扭曲的纵皱或不规则的网纹，下部有顺纹和细皱。质硬而脆，易折断，断面黄色，中心红棕色；老根中心呈枯朽状或中空，暗棕色或棕黑色。气微，味苦。

黄　　连

【来　　源】本品为毛茛科植物黄连 *Coptis chinensis* Franch.、三角叶黄连 *Coptis deltoidea* C.Y.Cheng et Hsiao 或云连 *Coptis teeta* Wall.的干燥根茎。以上 3 种分别习称“味连”、“雅连”、“云连”。

【性味归经】苦，寒。归心、脾、胃、肝、胆、大肠经。

【功能主治】清热燥湿，泻火解毒。用于湿热痞满，呕吐吞酸，泻痢，黄疸，高热神昏，心火亢盛，心烦不寐，血热吐衄，目赤，牙痛，消渴，痈肿疔疮；外治湿疹，湿疮，耳道流脓。

【性状鉴别】

1. 味连　多集聚成簇，常弯曲，形如鸡爪，单枝根茎长 3~6cm，直径 0.3~0.8cm。表面灰黄色或黄褐色，粗糙，有不规则结节状隆起、须根及须根残基，有的节间表面平滑如茎秆，习称“过桥”。上部多残留褐色鳞叶，顶端常留有残余的茎或叶柄。质硬，断面不

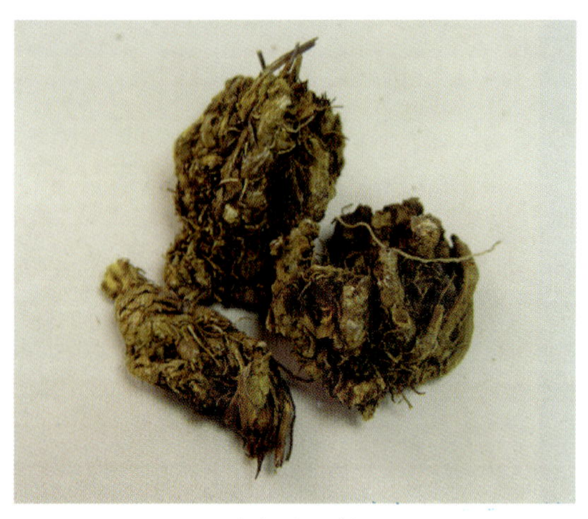
黄连（味连）

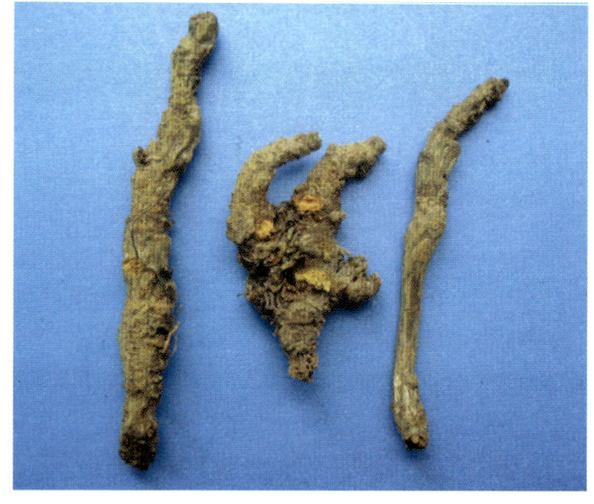
黄连饮片

整齐，皮部橙红色或暗棕色，木部鲜黄色或橙黄色，呈放射状排列，髓部有的中空。气微，味极苦。

2. 雅连　多为单枝，略呈圆柱形，微弯曲，长 4~8 cm，直径 0.5~1 cm。“过桥”较长。顶端有少许残茎。

3. 云连　弯曲呈钩状，多为单枝，较细小。

黄　　柏

【来　　源】本品为芸香科植物黄皮树 *Phellodendron chinense* Schneid. 的干燥树皮。

【性味归经】苦，寒。归肾、膀胱经。

【功能主治】清热燥湿，泻火除蒸，解毒疗疮。用于湿热泻痢，黄疸，带下，热淋，脚气，痿躄，骨蒸劳热，盗汗，遗精，疮疡肿毒，湿疹瘙痒。盐黄柏滋阴降火。用于阴虚火旺，盗汗骨蒸。

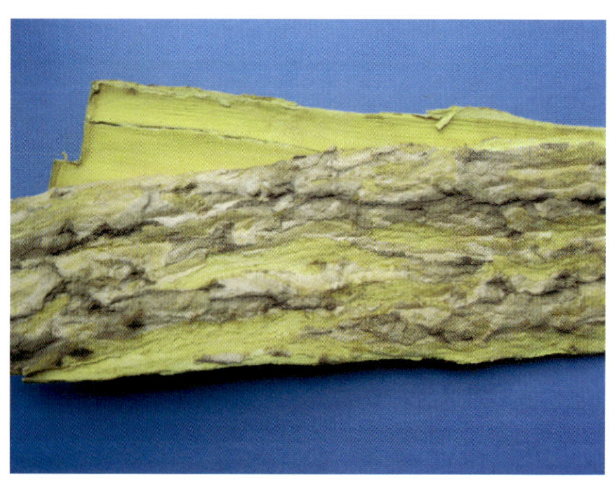
黄柏

【性状鉴别】本品呈板片状或浅槽状，长宽不一，厚 1~6 mm。外表面黄褐色或黄棕色，平坦或具纵沟纹，有的可见皮孔痕及残存的灰褐色粗皮；内表面暗黄色或淡棕色，具细密的纵棱纹。体轻，质硬，断面纤维性，呈裂片状分层，深黄色。气微，味极苦，嚼之有黏性。

龙　胆

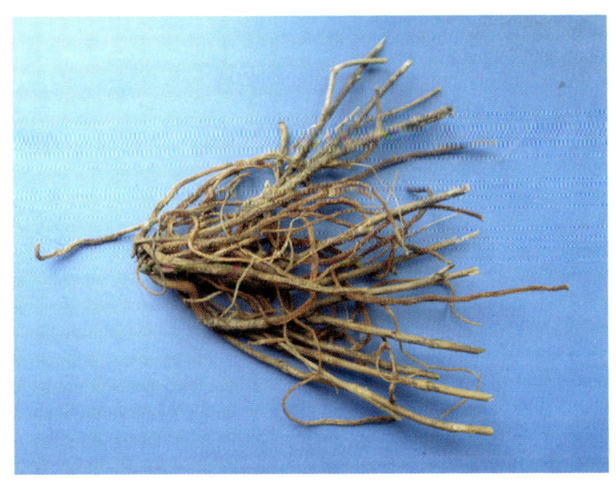

龙胆（坚龙胆）

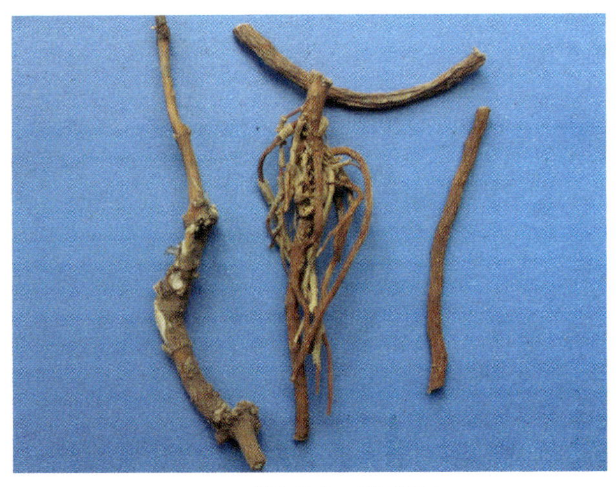

龙胆饮片（坚龙胆）

【来　　源】本品为龙胆科植物条叶龙胆 *Gentiana manshurica* Kitag.、龙胆 *Gentiana scabra* Bge.、三花龙胆 *Gentiana triflora* pall. 或坚龙胆 *Gentiana rigescens* Franch. 的干燥根及根茎。前 3 种习称“龙胆”，后一种习称“坚龙胆”。

【性味归经】苦，寒。归肝、胆经。

【功能主治】清热燥湿，泻肝胆火。用于湿热黄疸，阴肿阴痒，带下，强中，湿疹瘙痒，目赤，耳聋，胁痛，口苦，惊风抽搐。

【性状鉴别】

1. 龙胆　根茎呈不规则的块状，长 1~3 cm，直径 0.3~1 cm；表面暗灰棕色或深棕色，上端有茎痕或残留茎基，周围和下端着生多数细长的根。根圆柱形，略扭曲，长 10~20 cm，直径 0.2~0.5 cm；表面淡黄色或黄棕色，上部多有显著的横皱纹，下部较细，有纵皱纹及支根痕。质脆，易折断，断面略平坦，皮部黄白色或淡黄棕色，木部色较浅，呈点状环列。气微，味甚苦。

2. 坚龙胆　表面无横皱纹，外皮膜质，易脱落，木部黄白色，易与皮部分离。

苦　参

【来　　源】本品为豆科植物苦参 *Sophora flavescens* Ait.的干燥根。

【性味归经】苦，寒。归心、肝、胃、大肠、膀胱经。

【功能主治】清热燥湿，杀虫，利尿。用于热痢，便血，黄疸尿闭，赤白带下，阴肿阴痒，湿疹，湿疮，皮肤瘙痒，疥癣麻风；外治滴虫性阴道炎。

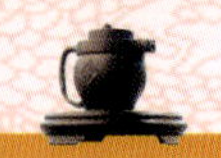

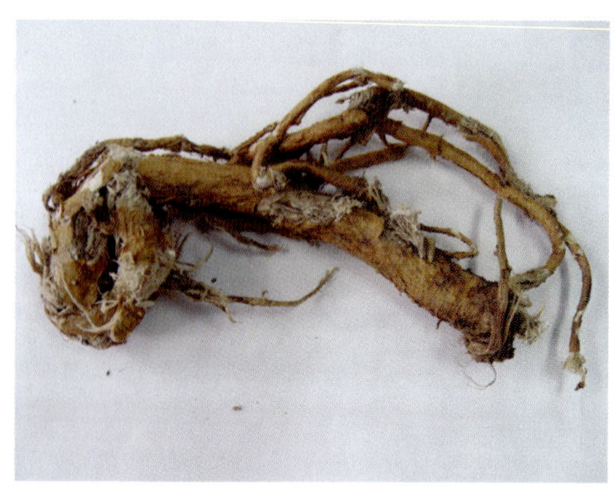
苦参

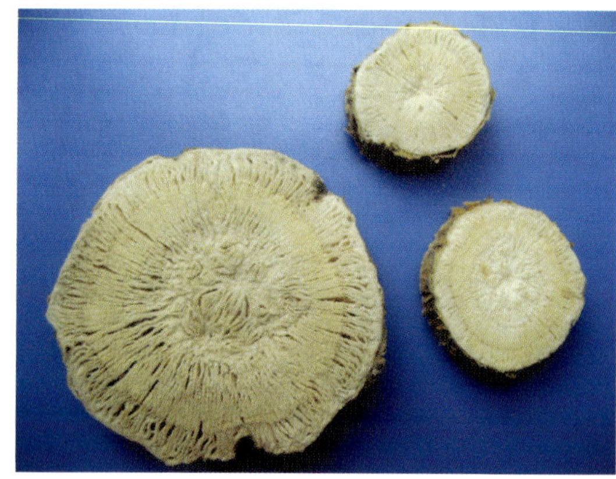
苦参饮片

【性状鉴别】本品呈长圆柱形，下部常有分枝，长10~30 cm，直径1~6.5 cm。表面灰棕色或棕黄色，具纵皱纹及横长皮孔，外皮薄，多破裂反卷，易剥落，剥落处显黄色，光滑。质硬，不易折断，断面纤维性；切片厚3~6 mm；切面黄白色，具放射状纹理及裂隙，有的具异型维管束，呈同心性环列或不规则散在。气微，味极苦。

白 鲜 皮

【来　　源】本品为芸香科植物白鲜 *Dictamnus dasycarpus* Turcz.的干燥根皮。

【性味归经】苦，寒。归脾、胃、膀胱经。

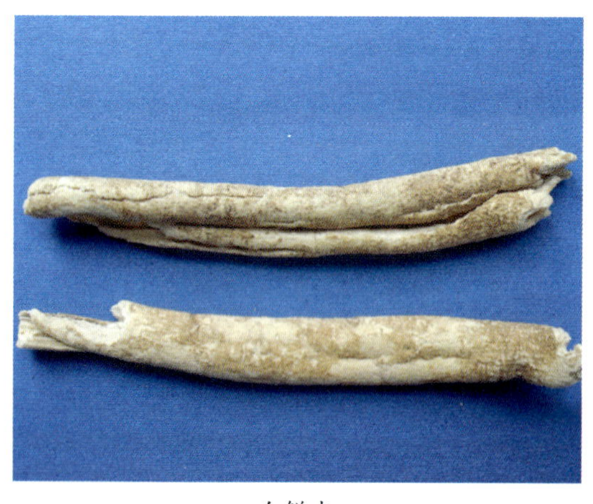
白鲜皮

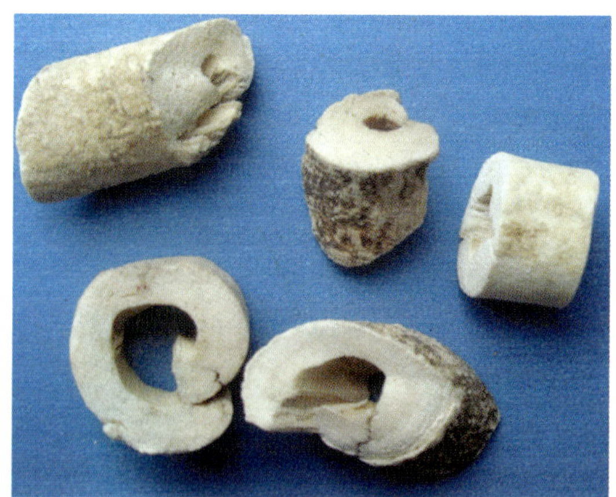
白鲜皮饮片

【功能主治】清热燥湿，祛风解毒。用于湿热疮毒，黄水淋漓，湿疹，风疹，疥癣疮癞，风湿热痹，黄疸尿赤。

【性状鉴别】本品呈卷筒状，长5~15 cm，直径1~2 cm，厚0.2~0.5 cm。外表面灰白色或淡灰黄色，具细纵皱纹及细根痕，常有突起的颗粒状小点；内表面类白色，有细纵纹。

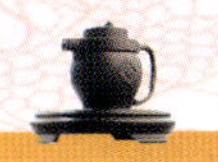

质脆，折断时有粉尘飞扬，断面不平坦，略呈层片状，剥去外层，迎光可见闪烁的小亮点。有羊膻气，味微苦。

椿　　皮

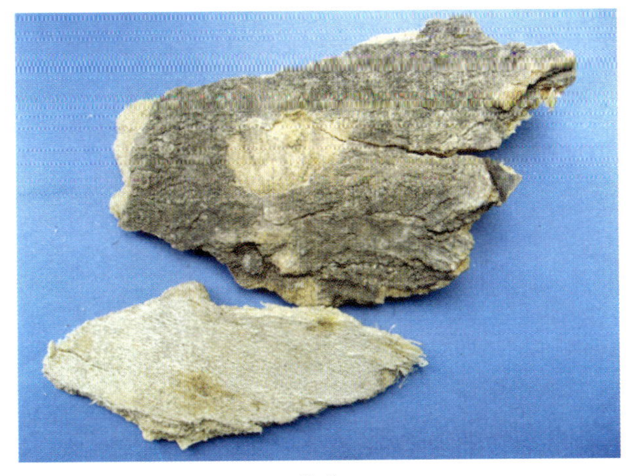

椿皮

【来　　源】本品为苦木科植物臭椿 *Ailanthus altissima* (Mill.) Swingle 的干燥根皮或干皮。

【性味归经】苦、涩，寒。归大肠、胃、肝经。

【功能主治】清热燥湿，收涩止带，止泻，止血。用于赤白带下，湿热泻痢，久泻久痢，便血，崩漏。

【性状鉴别】

1. 根皮　呈不整齐的片状或卷片状，大小不一，厚0.3~1 cm。外表面灰黄色或黄褐色，粗糙，有多数纵向皮孔样突起及不规则纵、横裂纹，除去粗皮者显黄白色；内表面淡黄色，较平坦，密布梭形小孔或小点。质硬而脆，断面外层颗粒性，内层纤维性。气微，味苦。

2. 干皮　呈不规则板片状，大小不一，厚0.5~2 cm。外表面灰黑色，极粗糙，有深裂。

第三节　清热解毒药

金　银　花

【来　　源】本品为忍冬科植物忍冬 *Lonicera japonica* Thunb.的干燥花蕾或带初开的花。

【性味归经】甘，寒。归肺、心、胃经。

【功能主治】清热解毒，凉散风热。用于痈肿疔疮，喉痹，丹毒，热毒血痢，风热感冒，温病发热。

【性状鉴别】本品呈棒状，上粗

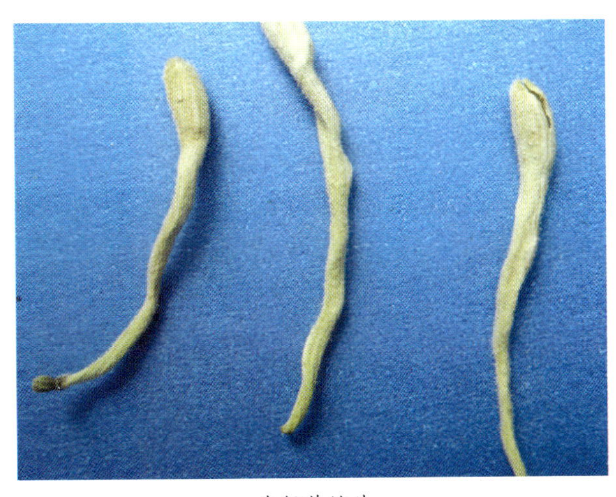

金银花饮片

下细，略弯曲，长 2~3 cm，上部直径约 3 mm，下部直径约 1.5 mm。表面黄白色或绿白色（贮久色渐深），密被短柔毛。偶见叶状苞片。花萼绿色，先端 5 裂，裂片有毛，长约 2 mm。开放者花冠筒状，先端二唇形；雄蕊 5 个，附于筒壁，黄色；雌蕊 1 个，子房无毛。气清香，味淡、微苦。

忍 冬 藤

【来　　源】本品为忍冬科植物忍冬 *Lonicera japonica* Thunb.的干燥茎枝。

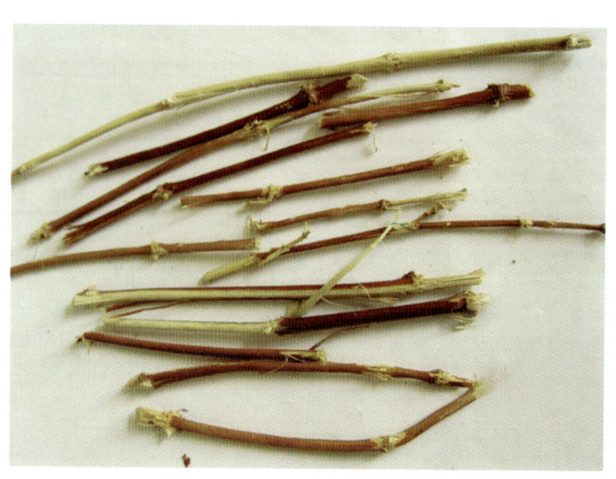
忍冬藤

【性味归经】甘，寒。归肺、胃经。

【功能主治】清热解毒，疏风通络。用于温病发热，热毒血痢，痈肿疮疡，风湿热痹，关节红肿热痛。

【性状鉴别】本品呈长圆柱形，多分枝，常缠绕成束，直径 1.5~6 mm。表面棕红色至暗棕色，有的灰绿色，光滑或被茸毛；外皮易剥落。枝上多节，节间长 6~9 cm，有残叶及叶痕。质脆，易折断，断面黄白色，中空。气微，老枝味微苦，嫩枝味淡。

连　　翘

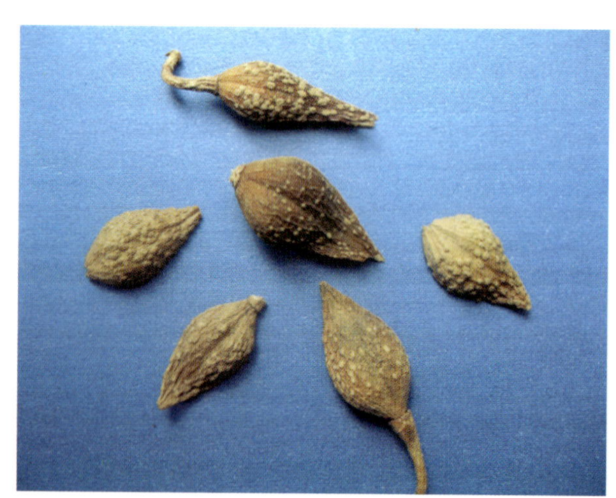
连翘饮片

【来　　源】本品为木樨科植物连翘 *Forsythia suspensa* (Thunb.) Vahl 的干燥果实。

【性味归经】苦，微寒。归肺、心、小肠经。

【功能主治】清热解毒，消肿散结。用于痈疽，瘰疬，乳痈，丹毒，风热感冒，温病初起，温热入营，高热烦渴，神昏发斑，热淋尿闭。

【性状鉴别】本品呈长卵形至卵形，稍扁，长 1.5~2.5 cm，直径 0.5~1.3 cm。表面有不规则的纵皱纹及多数突起的小斑点，两面各有1条明显的纵沟。顶端锐尖，基部有小果梗或已脱落。青翘多不开裂，表面绿褐色，突起的灰白色小斑点较少；质硬；种子多数，黄绿色，细长，一侧有翅。老翘自顶端开裂或裂成两瓣，表面黄棕色或红棕色，内表面多为浅黄棕色，平滑，具1纵隔；质脆；种子棕色，多已脱落。气微香，味苦。

大青叶

【来　　源】本品为十字花科植物菘蓝 *Isatis indigotica* Fort.的干燥叶。

【性味归经】苦，寒。归心、胃经。

【功能主治】清热解毒，凉血消斑。用于温邪入营，高热神昏，发斑发疹，黄疸，热痢，痄腮，喉痹，丹毒，痈肿。

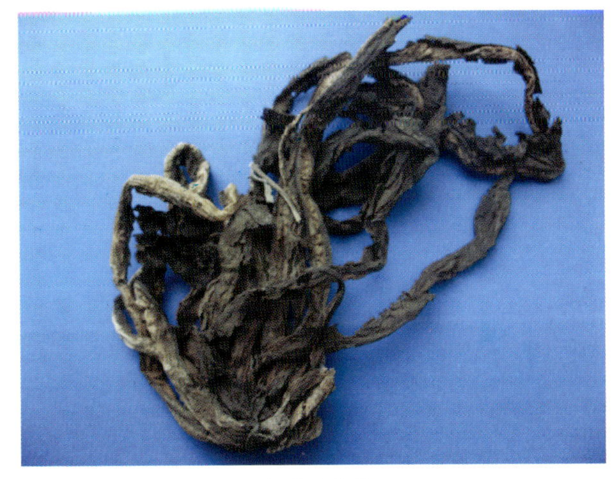
大青叶饮片

【性状鉴别】本品多皱缩卷曲，有的破碎。完整叶片展平后呈长椭圆形至长圆状倒披针形，长5~20 cm，宽2~6 cm；上表面暗灰绿色，有的可见色较深稍突起的小点；先端钝，全缘或微波状，基部狭窄下延至叶柄呈翼状；叶柄长4~10 cm，淡棕黄色。质脆。气微，味微酸、苦、涩。

板蓝根

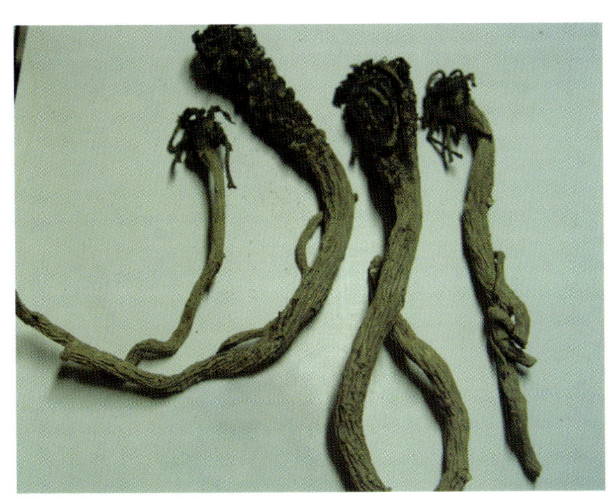
板蓝根

【来　　源】本品为十字花科植物菘蓝 *Isatis indigotica* Fort.的干燥根。

【性味归经】苦，寒。归心、胃经。

【功能主治】清热解毒，凉血利咽。用于温毒发斑，舌绛紫黯，痄腮，喉痹，烂喉丹痧，大头瘟疫，丹毒，痈肿。

【性状鉴别】本品呈圆柱形，稍扭曲，长10~20 cm，直径0.5~1 cm。表面淡灰黄色或淡棕黄色，有纵皱

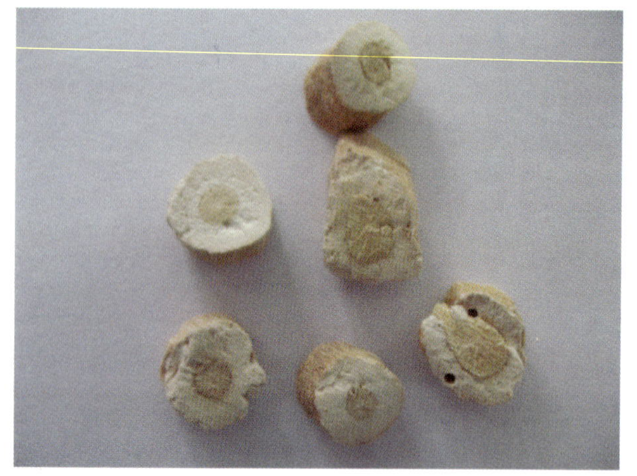
板蓝根饮片

纹、横长皮孔样突起及支根痕。根头略膨大，可见暗绿色或暗棕色轮状排列的叶柄残基和密集的疣状突起。体实，质略软，断面皮部黄白色，木部黄色。气微，味微甜后苦涩。

青　黛

【来　源】本品为爵床科植物马蓝 *Baphicacanthus cusia* (Nees) Bremek.、蓼科植物蓼蓝 *Polygonum tinctorium* Ait.或十字花科植物菘蓝 *Isatis indigotica* Fort.的叶或茎叶经加工制得的干燥粉末或团块。

【性味归经】咸，寒。归肝经。

【功能主治】清热解毒，凉血，定惊。用于温毒发斑，血热吐衄，胸痛咳血，口疮，痄腮，喉痹，小儿惊痫。

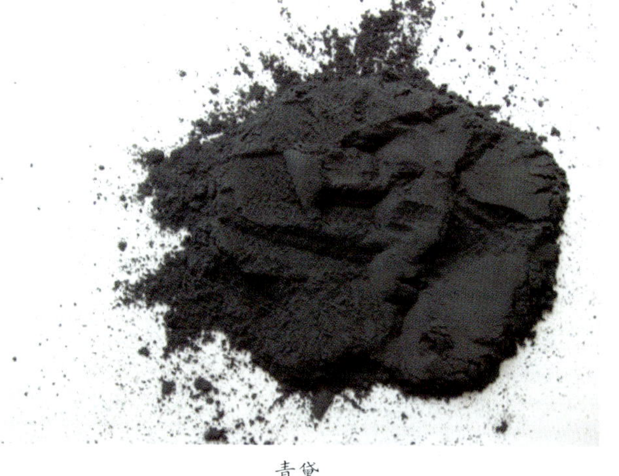
青黛

【性状鉴别】本品为深蓝色的粉末，体轻，易飞扬，或呈不规则多孔性的团块，用手搓捻即成细末。微有草腥气，味淡。

贯　众

【来　源】本品为鳞毛蕨科植物粗茎鳞毛蕨 *Dryopteris crassirhizoma* Nakai 的干燥根茎及叶柄残基。

【性味归经】苦，微寒；有小毒。归肝、胃经。

【功能主治】清热解毒，驱虫。用于虫积腹痛，疮疡。

【性状鉴别】本品呈长倒卵形，略弯曲，上端钝圆或截形，下端较尖，有的纵剖为两

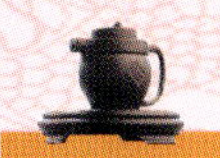

半，长 7~20 cm，直径 4~8 cm。表面黄棕色至黑褐色，密被排列整齐的叶柄残基及鳞片，并有弯曲的须根。叶柄残基呈扁圆形，长 3~5 cm，直径 0.5~1.0 cm；表面有纵棱线，质硬而脆，断面略平坦，棕色，有黄白色维管束 5~13 个，环列；每个叶柄残基的外侧常有 3 条须根，鳞片条状披针形，全缘，常脱落。质坚硬，断面略平坦，深绿色至棕色，有黄白色维管束 5~13 个，环列，其外散有较多的叶迹维管束。气特异，味初淡而微涩，后渐苦、辛。

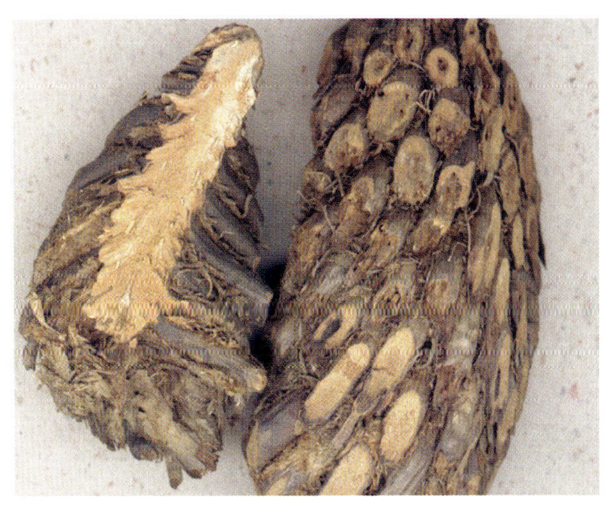

贯众

三　丫　苦

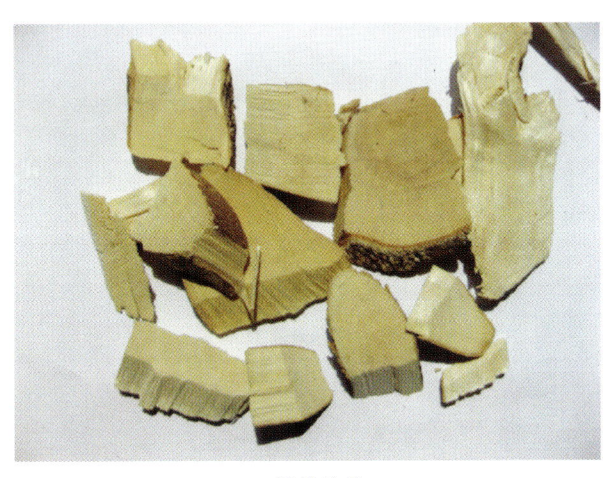

三丫苦饮片

【来　　源】本品为芸香科植物三叉苦 *Evodia lepta* (Spreng.) Merr. 的干燥根。

【性味归经】苦，寒。归肝、肺、胃经。

【功能主治】清热解毒，行气止痛，燥湿止痒。用于热病高热不退，咽喉肿痛，热毒疮肿，风湿痹痛，湿火骨痛，毒蛇咬伤，胃热痛，跌打肿痛。外用治肤湿热疮，皮肤瘙痒，痔疮。

【性状鉴别】本品呈不规则的片块状，直径 2~5 cm，片厚 1~2 cm。根皮表面黄白色，稍粗糙，有微凸起的淡黄色皮孔。

蒲　公　英

【来　　源】本品为菊科植物蒲公英 *Taraxacum mongolicum* Hand.-Mazz.、碱地蒲公英 *Taraxacum sinicum* Kitag.或同属数种植物的干燥全草。

【性味归经】苦、甘，寒。归肝、胃经。

【功能主治】清热解毒，消肿散结，利尿通淋。用于疔疮肿毒，乳痈，瘰疬，目赤，

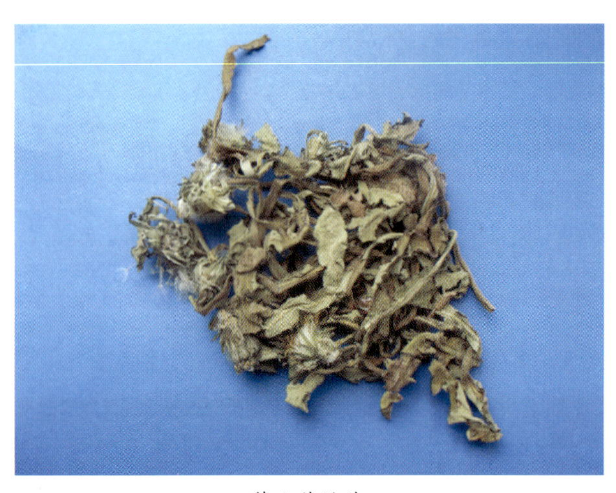
蒲公英饮片

咽痛，肺痈，肠痈，湿热黄疸，热淋涩痛。

【性状鉴别】本品呈皱缩卷曲的团块。根呈圆锥状，多弯曲，长3~7cm；表面棕褐色，抽皱；根头部有棕褐色或黄白色的茸毛，有的已脱落。叶基生，多皱缩破碎，完整叶片呈倒披针形，绿褐色或暗灰色，先端尖或钝，边缘浅裂或羽状分裂，基部渐狭，下延呈柄状，下表面主脉明显。花茎1至数条，每条顶生头状花序，总苞片多层，内面一层较长，花冠黄褐色或淡黄白色。有的可见多数具白色冠毛的长椭圆形瘦果。气微，味微苦。

紫花地丁

【来　　源】本品为堇菜科植物紫花地丁 *Viola yedoensis* Makino 的干燥全草。

【性味归经】苦、辛、寒。归心、肝经。

【功能主治】清热解毒，凉血消肿。用于疔疮肿毒，痈疽发背，丹毒，毒蛇咬伤。

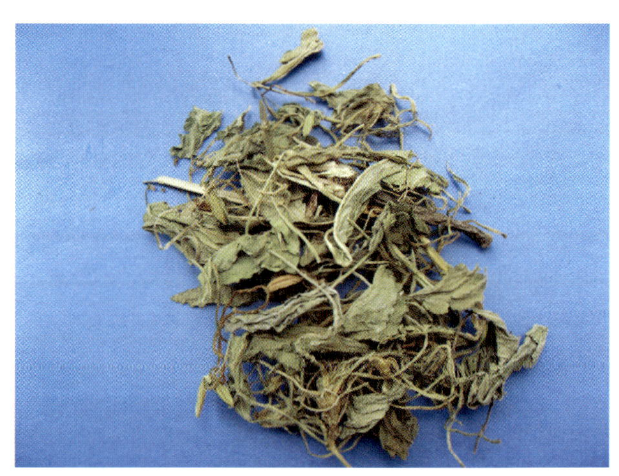
紫花地丁饮片

【性状鉴别】本品多皱缩成团。主根长圆锥形，直径1~3mm，淡黄棕色，有细纵皱纹。叶基生，灰绿色，展平后叶片呈披针形或卵状披针形，长1.5~6cm，宽1~2cm；先端钝，基部截形或稍心形，边缘具钝锯齿，两面有毛；叶柄细，长2~6cm，上部具明显狭翅。花茎纤细；花瓣5，紫堇色或淡棕色；花距细管状。蒴果椭圆形或3裂，种子多数，淡棕色。气微，味微苦而稍黏。

蚤　休

【来　　源】本品为百合科植物云南重楼 *Paris polyphylla* Smith var. *yunnanensis* (Franch.) Hand. -Mazz. 或七叶一枝花 *Paris polyphylla* Smith var. *chinensis* (Franch.) Hara

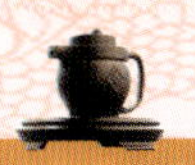

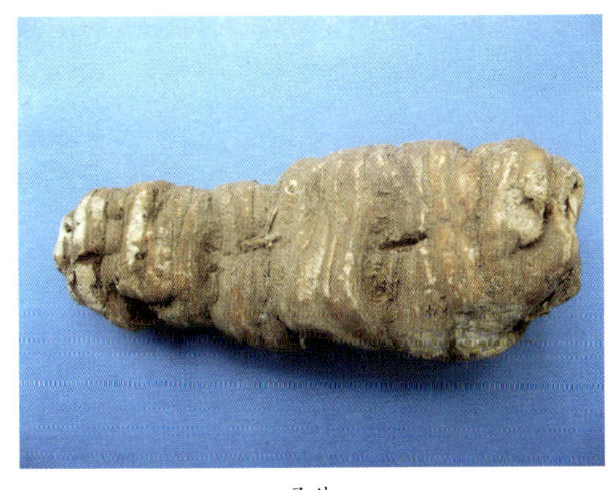

蚤休

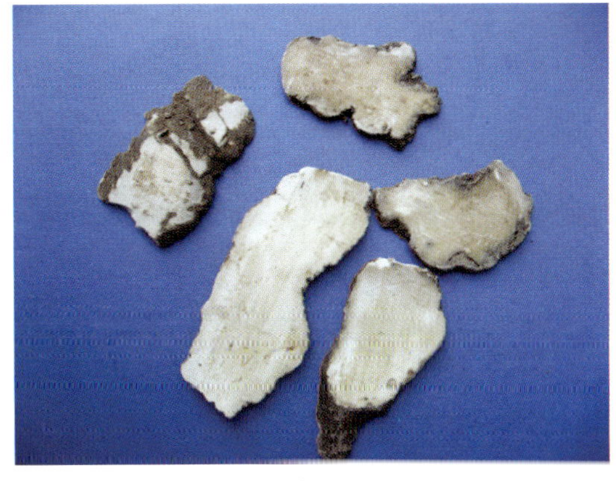

蚤休饮片

的干燥根茎。

【性味归经】苦，微寒；有小毒。归肝经。

【功能主治】清热解毒，消肿止痛，凉肝定惊。用于疔疮痈肿，咽喉肿痛，毒蛇咬伤；跌仆伤痛，惊风抽搐。

【性状鉴别】本品呈结节状扁圆柱形，略弯曲，长5~12 cm，直径1.0~4.5 cm。表面黄棕色或灰棕色，外皮脱落处呈白色；密具层状突起的粗环纹，一面结节明显，结节上具椭圆形凹陷茎痕，另一面有疏生的须根或疣状须根痕。顶端具鳞叶及茎的残基。质坚实，断面平坦，白色至浅棕色，粉性或角质。气微，味微苦、麻。

木芙蓉叶

【来　　源】本品为锦葵科植物木芙蓉 *Hibiscus mutabilis* L.的干燥叶。

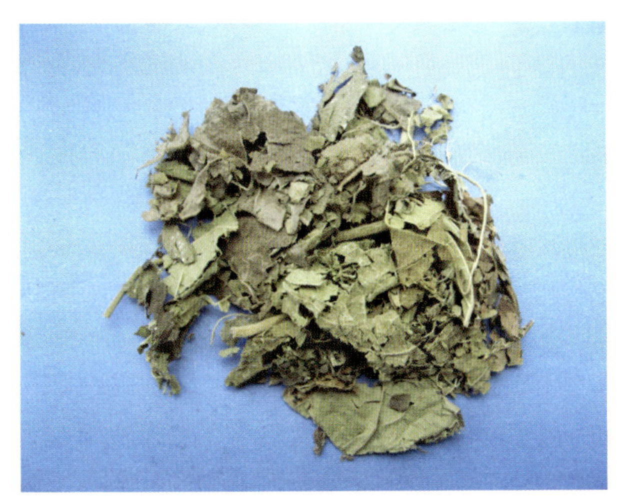

木芙蓉叶饮片

【性味归经】辛、微寒；归肺、肝经。

【功能主治】清热解毒，排脓生肌。外用治痈肿疮疔，水火烫伤；近有用于蜂窝组织炎，深部脓肿，急性淋巴腺炎，腮腺炎。

【性状鉴别】本品干缩折叠成不规则形。完整叶片展平后如大形掌状，呈五角形，边缘有波状钝齿，基部心形。叶面灰绿色或黄褐色，叶背色较浅，基出脉5~7条，隆起，被灰色星状柔毛，具长柄。质脆，易碎。气微，味淡。

野　菊　花

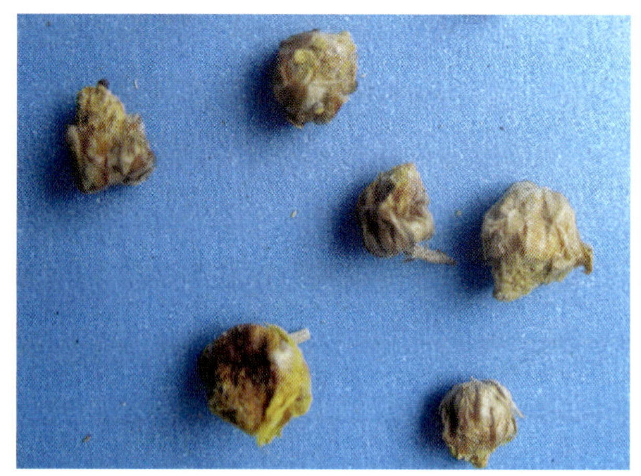
野菊花

【来　　源】本品为菊科植物野菊 *Chrysanthemum indicum* L.的干燥头状花序。

【性味归经】苦、辛，微寒。归肝、心经。

【功能主治】清热解毒。用于疔疮痈肿，目赤肿痛，头痛眩晕。

【性状鉴别】本品呈类球形，直径 0.3~1 cm，棕黄色。总苞由 4~5 层苞片组成，外层苞片卵形或条形，外表面中部灰绿色或浅棕色，通常被白毛，边缘膜质；内层苞片长椭圆形，膜质，外表面无毛。总苞基部有的残留总花梗。舌状花 1 轮，黄色至棕黄色，皱缩卷曲；管状花多数，深黄色。体轻。气芳香，味苦。

鱼　腥　草

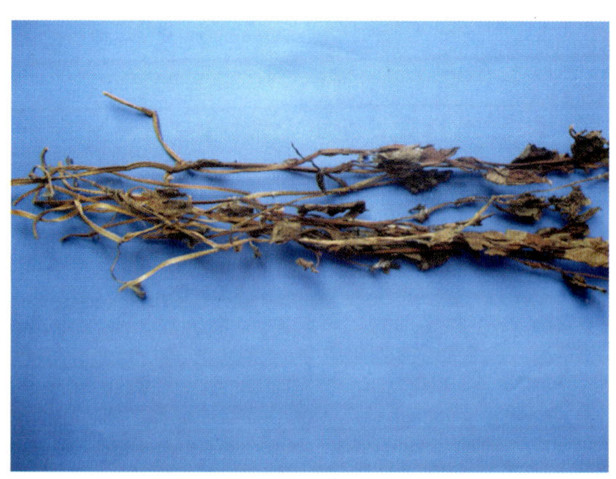
鱼腥草

【来　　源】本品为三白草科植物蕺菜 *Houttuynia cordata* Thunb.的干燥地上部分。

【性味归经】辛，微寒。归肺经。

【功能主治】清热解毒，消痈排脓，利尿通淋。用于肺痈吐脓，痰热喘咳，热痢，热淋，痈肿疮毒。

【性状鉴别】本品茎呈扁圆柱形，扭曲，表面棕黄色，具纵棱数条；质脆，易折断。叶片卷折皱缩，展平后呈心形，上表面暗黄绿色至暗棕色，下表面灰绿色或灰棕色。穗状花序黄棕色。具鱼腥气，味涩。

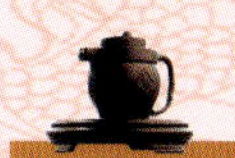

金　荞　麦

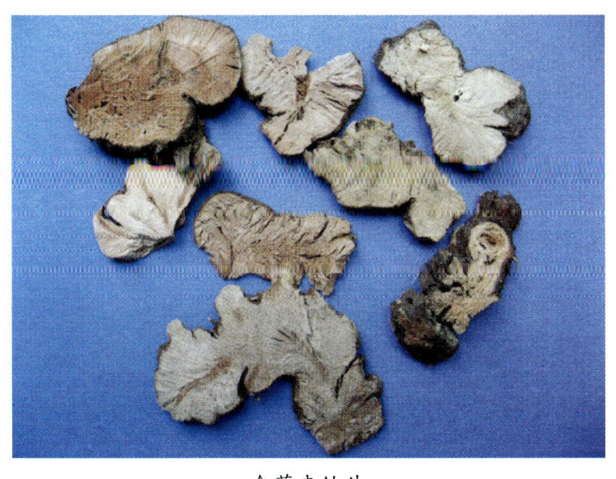
金荞麦饮片

【来　　源】本品为蓼科植物金荞麦 *Fagopyrum dibotrys* (D. Don) Hara 的干燥根茎。

【性味归经】微辛、涩，凉。归肺经。

【功能主治】清热解毒，排脓祛瘀。用于肺脓疡，麻疹肺炎，扁桃体周围脓肿。

【性状鉴别】本品呈不规则团块或圆柱状，常有瘤状分枝，顶端有的有茎残基，长 3~15 cm，直径 1~4 cm。表面棕褐色，有横向环节及纵皱纹，密布点状皮孔，并有凹陷的圆形根痕及残存须根。质坚硬，不易折断，断面淡黄白色或淡棕红色，有放射状纹理，中央髓部色较深。气微，味微涩。

穿　心　莲

【来　　源】本品为爵床科植物穿心莲 *Andrographis paniculata* (Burm. f.) Nees 的干燥地上部分。

【性味归经】苦，寒。归心、肺、大肠、膀胱经。

【功能主治】清热解毒，凉血，消肿。用于感冒发热，咽喉肿痛，口舌生疮，顿咳劳嗽，泄泻痢疾，热淋涩痛，痈肿疮疡，毒蛇咬伤。

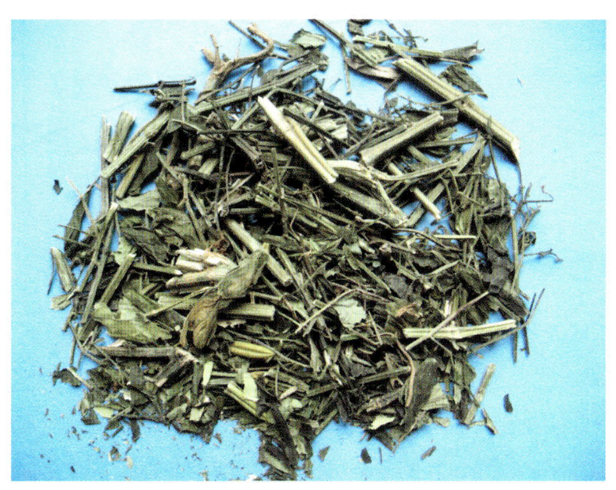
穿心莲饮片

【性状鉴别】本品茎呈方柱形，多分枝，长 50~70 cm，节稍膨大；质脆，易折断。单叶对生，叶柄短或近无柄；叶片皱缩、易碎，完整者展开后呈披针形或卵状披针形，长 3~12 cm，宽 2~5 cm，先端渐尖，基部楔形下延，全缘或波状；上表面绿色，下表面灰绿色，两面光滑。气微，味极苦。

半 边 莲

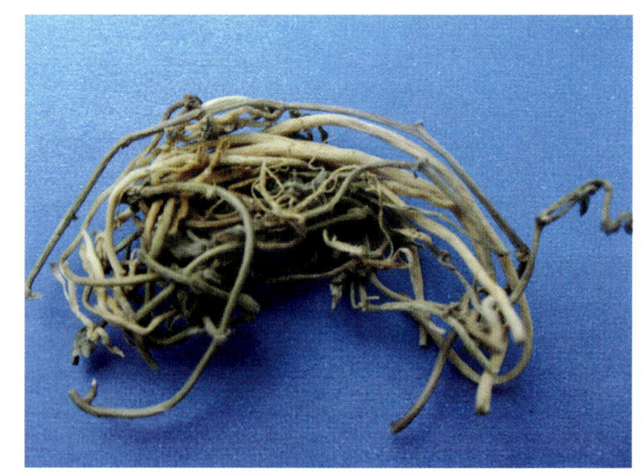
半边莲饮片

【来　　源】本品为桔梗科植物半边莲 *Lobelia chinensis* Lour.的干燥全草。

【性味归经】辛，平。归心、小肠、肺经。

【功能主治】利尿消肿，清热解毒。用于大腹水肿，面足浮肿，痈肿疔疮，蛇虫咬伤；晚期血吸虫病腹水。

【性状鉴别】本品常缠结成团。根茎直径 1~2 mm；表面淡棕黄色，平滑或有细纵纹。根细小，黄色，侧生纤细须根。茎细长，有分枝，灰绿色，节明显，有的可见附生的细根。叶互生，无柄，叶片多皱缩，绿褐色，展平后叶片呈狭披针形，长 1~2.5 cm，宽 0.2~0.5 cm，边缘具疏而浅的齿。花梗细长，花小，单生于叶腋，花冠基部筒状，上部 5 裂，偏向一边，浅紫红色，花冠筒内有白色茸毛。气微特异，味微甘而辛。

半 枝 莲

【来　　源】本品为唇形科植物半枝莲 *Scutellaria barbata* D.Don 的干燥全草。

【性味归经】辛、苦，寒。归肺、肝、肾经。

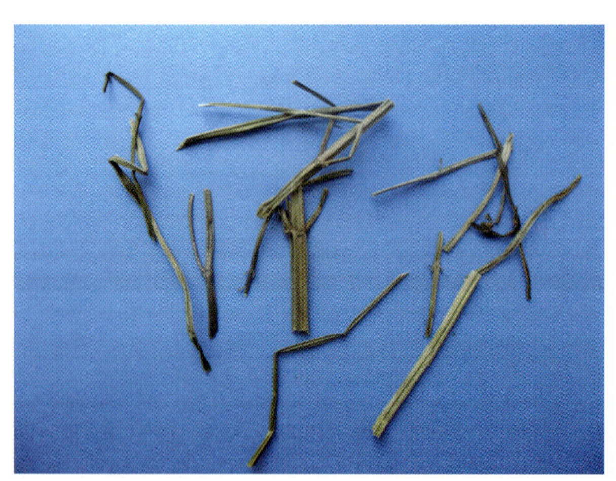
半枝莲饮片

【功能主治】清热解毒，化瘀利尿。用于疔疮肿毒，咽喉肿痛，毒蛇咬伤，跌仆伤痛，水肿，黄疸。

【性状鉴别】本品长 15~35 cm，无毛或花轴上疏被毛。根纤细。茎丛生，较细，方柱形；表面暗紫色或棕绿色。叶对生，有短柄；叶片多皱缩，展平后呈三角状卵形或披针形，长 1.5~3 cm，宽 0.5~1 cm；先端钝，基部宽楔形，全缘或有少数不明显的钝齿；上表面暗绿色，下表面灰绿色。花单生于茎枝上部叶

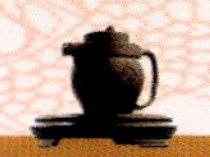

腋，花萼裂片钝或较圆；花冠二唇形，棕黄色或浅蓝紫色，长约1.2cm，被毛。果实扁球形，浅棕色。气微，味微苦。

山　慈　菇

【来　　源】本品为兰科植物杜鹃兰 *Cremastra appendiculata*（D.Don）Makino、独蒜兰 *Pleione bulbocodioides*（Franch.）Rolfe 或云南独蒜兰 *Pleione yunnanensis* Rolfe 的干燥假鳞茎。前者习称“毛慈菇”，后两者习称“冰球子”。

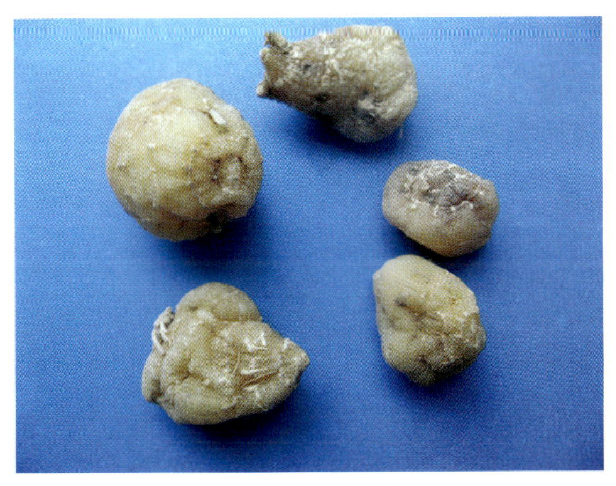

山慈菇（毛慈菇）

【性味归经】甘、微辛，凉。归肝、脾经。

【功能主治】清热解毒，化痰散结。用于痈肿疔毒，瘰疬痰核，淋巴结结核，蛇虫咬伤。

【性状鉴别】

1. 毛慈菇　呈不规则扁球形或圆锥形，顶端渐突起，基部有须根痕。长1.8~3cm，膨大部直径1~2cm。表面黄棕色或棕褐色，有纵皱纹或纵沟，中部有2~3条微突起的环节，节上有鳞片叶干枯腐烂后留下的丝状纤维。质坚硬，难折断，断面灰白色或黄白色，略呈角质。气微，味淡，带黏性。

2. 冰球子　呈圆锥形，瓶颈状或不规则团块，直径1~2cm，高1.5~2.5cm。顶端渐尖，尖端断头处呈盘状，基部膨大且圆平，中央凹入，有1~2条环节，多偏向一侧。撞去外皮者表面黄白色，带表皮者浅棕色，光滑，有不规则皱纹。断面浅黄色，角质半透明。

漏　　芦

【来　　源】本品为菊科植物祁州漏芦 *Rhaponticum uniflorum*（L.）DC.的干燥根。

【性味归经】苦，寒。归胃经。

【功能主治】清热解毒，消痈，下乳，舒筋通脉。用于乳痈肿痛，痈疽发背，瘰疬疮毒，乳汁不通，湿痹拘挛。

【性状鉴别】本品呈圆锥形或扁片块状，多扭曲，长短不一，直径1~

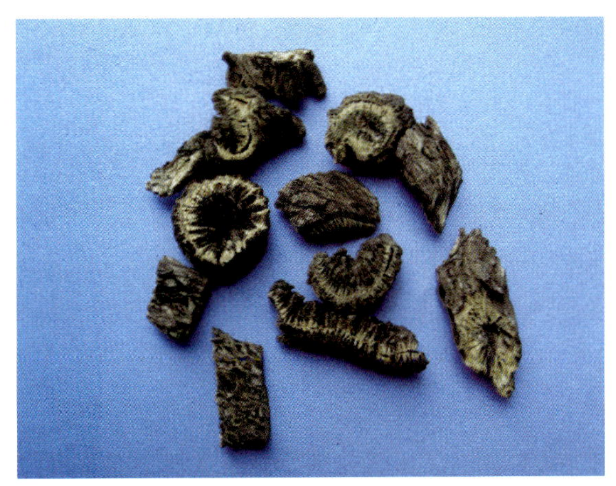

漏芦饮片

2.5 cm。表面暗棕色、灰褐色或黑褐色，粗糙，具纵沟及菱形的网状裂隙。外层易剥落，根头部膨大，有残茎及鳞片状叶基，顶端有灰白色茸毛。体轻，质脆，易折断，断面不整齐，灰黄色，有裂隙，中心有的呈星状裂隙，灰黑色或棕黑色。气特异，味微苦。

白花蛇舌草

【来　　源】本品为茜草科植物白花蛇舌草 *Hedyotis diffusa* willd 的干燥全草。

【性味归经】苦、甘，寒。归心、肝、脾经。

【功能主治】清热利湿，解毒，抗肿瘤。用于肠痈，肺热喘咳，湿热黄疸；外用治痈肿疔疮，毒蛇咬伤。

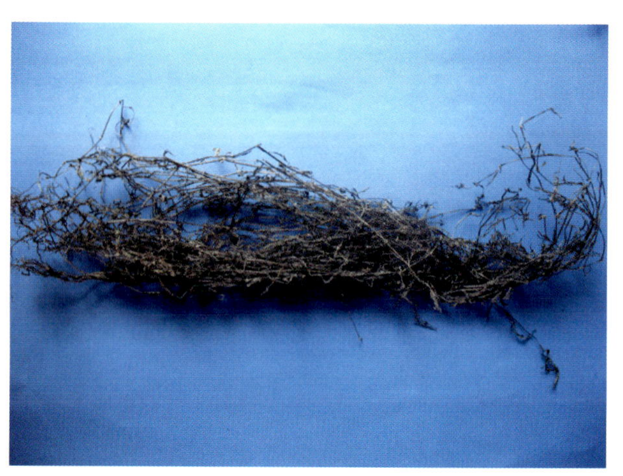
白花蛇舌草

【性状鉴别】本品常缠绕成团状，灰绿色或灰褐色。有主根 1 条，粗 2~4 mm。茎圆柱形，纤细而卷曲，无毛，从基部分枝，粗约 1 mm。叶对生，无柄，多皱缩或破碎脱落，完整叶展平后呈线形，长 1~3 cm，宽 1~3 mm；托叶长 1 mm 左右。叶腋可见单一的花或蒴果，花白色，蒴果小，扁球形，石榴状。气微，味微苦。

红　　藤

【来　　源】本品为木通科植物大血藤 *Sargentodoxa cuneata* (Oliv.) Rehd.et Wils.的干燥藤茎。

【性味归经】苦，平。归大肠、肝经。

【功能主治】清热解毒，活血，祛风。用于肠痈腹痛，经闭痛经，风湿痹痛，跌仆肿痛。

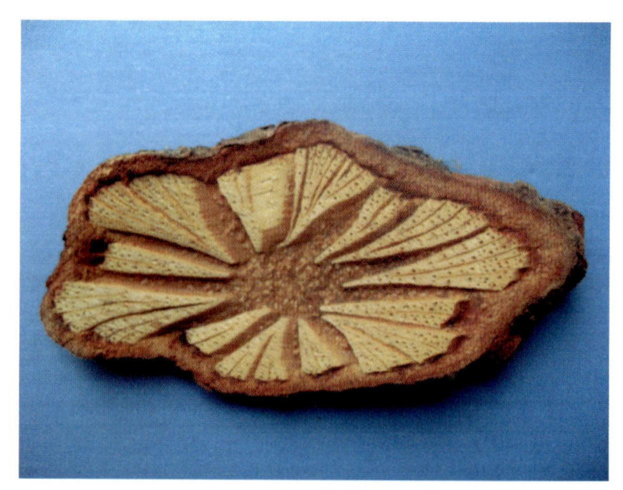
红藤饮片

【性状鉴别】本品呈圆柱形，略弯曲，长 30~60 cm，直径 1~3 cm。表面灰棕色，粗糙，外皮常呈鳞片状剥落，剥落处显暗红棕色，有的可见膨大的节及略凹陷的枝痕或叶痕。质硬，断面皮部红棕色，有数处向内嵌入木部，木部黄白色，有多数细孔状导管，射线呈放射状纹排列。气微，味微涩。

败 酱 草

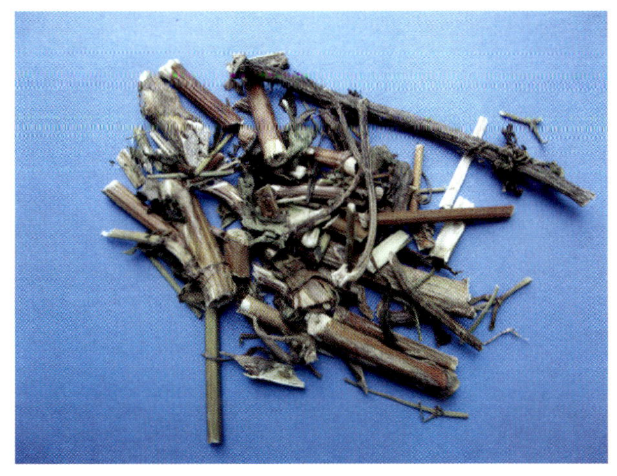
败酱草饮片（黄花败酱）

【来　　源】本品为败酱科植物黄花败酱 *Patrinia scabiosaefolia* Fisch.或白花败酱 *Patrinia villosa* (Thumb.) Juss.的干燥全草。

【性味归经】辛、苦，微寒。归肝、胃、大肠经。

【功能主治】清热解毒，消痈排脓，祛瘀止痛。用于热毒疮痈，肠痈，肺痈，血瘀胸腹疼痛。

【性状鉴别】

1. 黄花败酱　全草长 50~100 cm。根茎多向一侧弯曲，直径 0.5~1 cm，暗棕色至紫棕色，有节，节上有须根。茎圆柱形，有分枝，直径 3~8 mm，表面土黄色或黄绿色，节明显；下部有倒生粗毛。质脆，易断，断面中部有黄白色髓或呈小空洞。叶对生，叶片薄而脆，多卷缩或破碎，润湿展平后呈羽状深裂至全裂，裂片 5~11，长椭圆形或卵形，有粗齿；叶面绿色至黄棕色，叶背色浅，疏生有白色的毛，叶柄短或近于无柄，基部略抱茎。上端的茎生叶最小，3 裂，裂片狭长，有时可见枝端带有聚伞圆锥花序。新鲜品有败酱样的特殊腐臭气，故名“败酱草”，味微苦。

2. 白花败酱　形状与黄花败酱相似，但根茎节间长 3~6 cm，上有数条粗壮的根。茎不分枝或少分枝，茎质较轻，壁稍薄，断面中空较大。基生叶有 1~4 对裂片，茎生叶多不分裂；叶柄较长，长 1~4 cm，柄具翼。间见白色小花。气特异，味苦。

土 茯 苓

【来　　源】本品为百合科植物光叶菝葜 *Smilax glabra* Roxb.的干燥根茎。

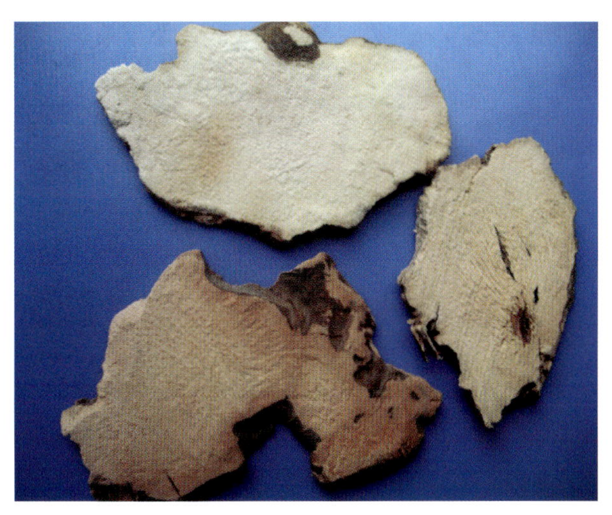
土茯苓饮片

【性味归经】甘、淡，平。归肝、胃经。

【功能主治】除湿，解毒，通利关节。用于湿热淋浊，带下，痈肿，瘰疬，疥癣，梅毒及汞中毒所致的肢体拘挛，筋骨疼痛。

【性状鉴别】本品略呈圆柱形，稍扁或呈不规则条块，有结节状隆起，具短分枝，长5~22 cm，直径2~5 cm。表面黄棕色或灰褐色，凹凸不平，有坚硬的须根残基，分枝顶端有圆形芽痕，有的外皮现不规则裂纹，并有残留的鳞叶。质坚硬。切片呈长圆形或不规则，厚1~5 mm，边缘不整齐；切面类白色至淡红棕色，粉性，可见点状维管束及多数小亮点；质略韧，折断时有粉尘飞扬，以水湿润后有黏滑感。气微，味微甘、涩。

白　蔹

【来　　源】本品为葡萄科植物白蔹 *Ampelopsis japonica* (Thunb.) Makino 的干燥块根。

【性味归经】苦，微寒。归心、胃经。

【功能主治】清热解毒，消痈散结。用于痈疽发背，疔疮，瘰疬，水火烫伤。

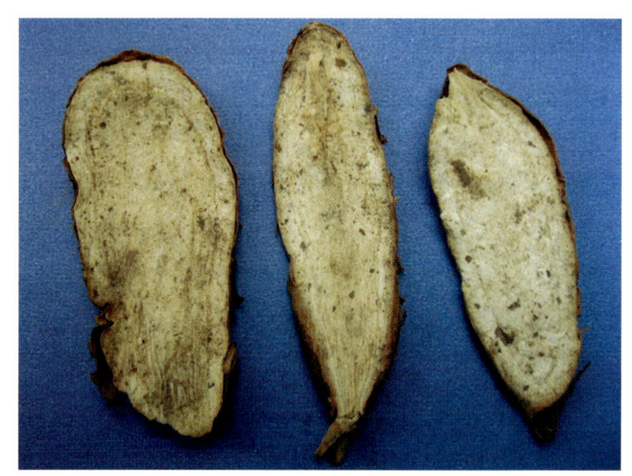
白蔹饮片

【性状鉴别】本品纵瓣呈长圆形或近纺锤形，长4~10 cm，直径1~2 cm。切面周边常向内卷曲，中部有1突起的棱线；外皮红棕色或红褐色，有纵皱纹、细横纹及横长皮孔，易层层脱落，脱落处呈淡红棕色。斜片呈卵圆形，长2.5~5 cm，宽2~3 cm。切面类白色或浅红棕色，可见放射状纹理，周边较厚，微翘起或略弯曲。体轻，质硬脆，易折断，折断时，有粉尘飞出。气微，味甘。

白　头　翁

【来　　源】本品为毛茛科植物白头翁 *Pulsatilla chinensis* (Bge.) Regel 的干燥根。

【性味归经】苦、寒。归胃、大肠经。

【功能主治】清热解毒，凉血止痢。用于热毒血痢，阴痒带下，阿米巴痢。

【性状鉴别】本品呈类圆柱形或圆锥形，稍扭曲，长6~20 cm，直径0.5~2 cm。表面黄棕色或棕褐色，具不规则纵皱纹或纵沟，皮部易脱落，露出黄色的木部，有的有网状裂纹或裂隙，近根头处常有朽状凹洞。根头部稍膨大，有白色茸毛，有的可见鞘状叶柄残基。

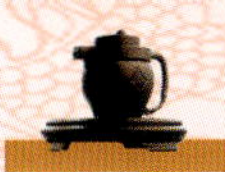

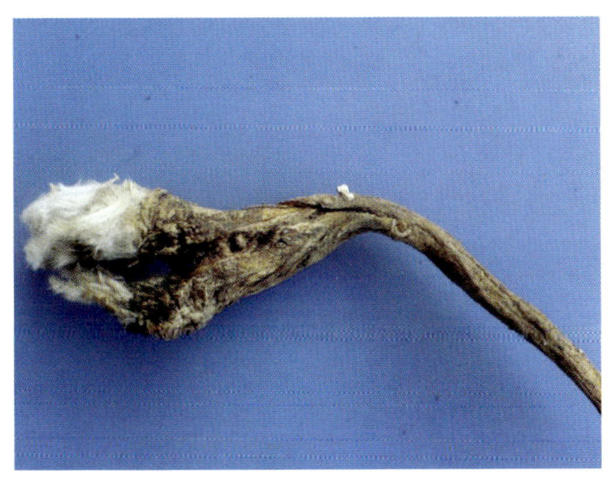

白头翁

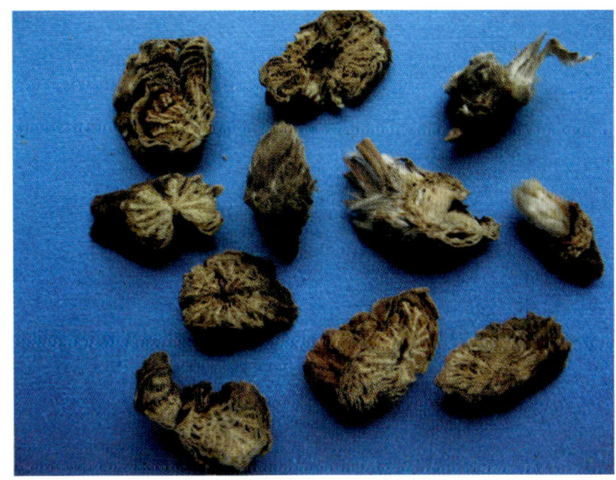

白头翁饮片

质硬而脆，断面皮部黄白色或淡黄棕色，木部淡黄色。气微，味微苦涩。

马　齿　苋

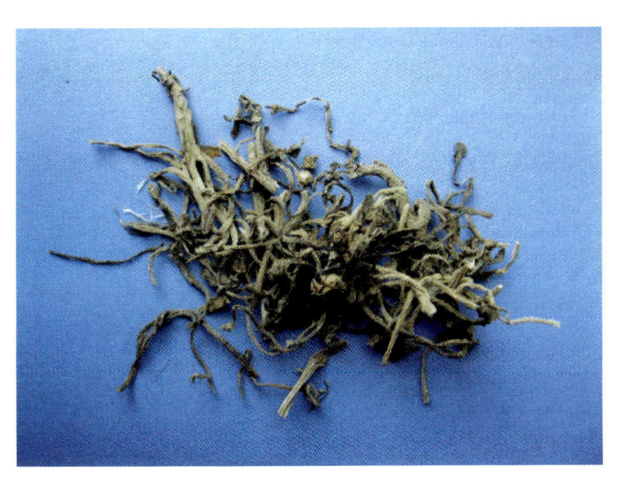

马齿苋饮片

【来　　源】本品为马齿苋科植物马齿苋 *Portulaca oleracea* L.的干燥地上部分。

【性味归经】酸，寒。归肝、大肠经。

【功能主治】清热解毒，凉血止血。用于热毒血痢，痈肿疔疮，湿疹，丹毒，蛇虫咬伤，便血，痔血，崩漏下血。

【性状鉴别】本品多皱缩卷曲，常结成团。茎圆柱形，长可达 30cm，直径 0.1~0.2cm，表面黄褐色，有明显纵沟纹。叶对生或互生，易破碎，完整叶片倒卵形，长 1~2.5cm，宽 0.5~1.5cm；绿褐色，先端钝平或微缺，全缘。花小，3~5 朵生于枝端，花瓣 5，黄色。蒴果圆锥形，长约 5mm，内含多数细小种子。气微，味微酸。

鸦　胆　子

【来　　源】本品为苦木科植物鸦胆子 *Brucea javanica* (L.) Merr. 的干燥成熟果实。

【性味归经】苦，寒；有小毒。归大肠、肝经。

【功能主治】清热解毒，截疟，止痢，腐蚀赘疣。用于痢疾，疟疾；外治赘疣，鸡眼。

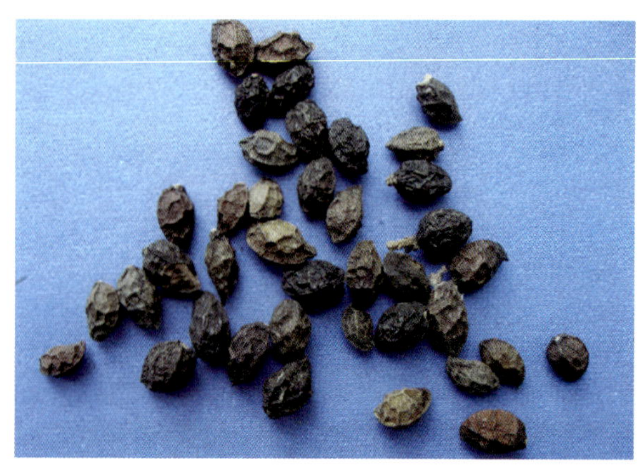
鸦胆子

【性状鉴别】本品呈卵形，长6~10 mm，直径4~7 mm。表面黑色或棕色，有隆起的网状皱纹，网眼呈不规则的多角形，两侧有明显的棱线，顶端渐尖，基部有凹陷的果梗痕。果壳质硬而脆，种子卵形，长5~6 mm，直径3~5 mm，表面类白色或黄白色，具网纹；种皮薄，子叶乳白色，富油性。气微，味极苦。

秦　皮

【来　　源】本品为木樨科植物苦枥白蜡树 *Fraxinus rhynchophylla* Hance、白蜡树 *Fraxinus chinensis* Roxb.、尖叶白蜡树 *Fraxinus szaboana* Lingelsh.或宿柱白蜡树 *Fraxinus stylosa* Lingelsh.的干燥枝皮或干皮。

【性味归经】苦、涩，寒。归肝、胆、大肠经。

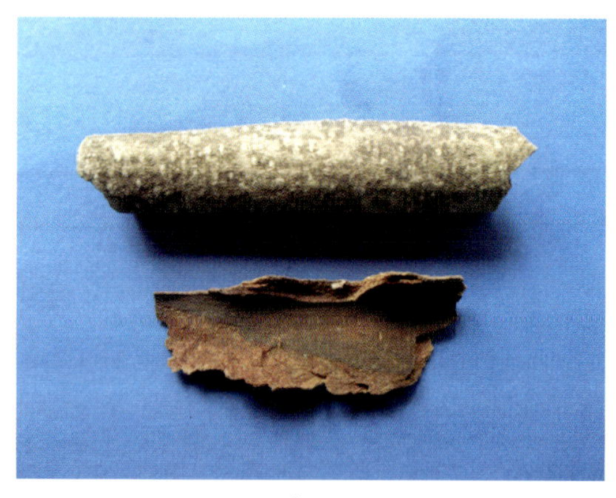
秦皮

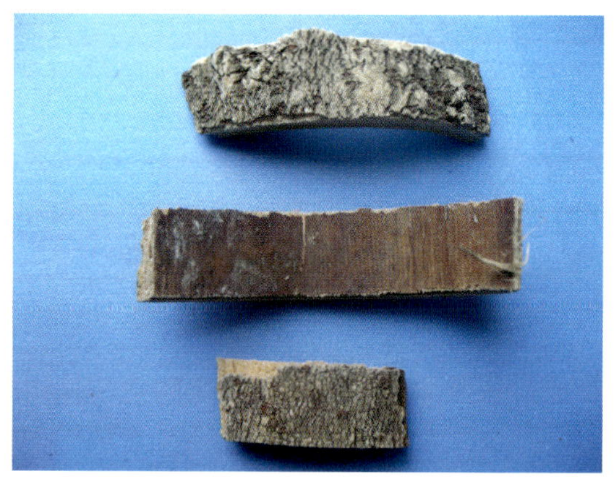
秦皮饮片

【功能主治】清热燥湿，收涩，明目。用于热痢，泄泻，赤白带下，目赤肿痛，目生翳膜。

【性状鉴别】

1. 枝皮　呈卷筒状或槽状，长10~60 cm，厚1.5~3 mm。外表面灰白色、灰棕色至黑棕色或相间呈斑状，平坦或稍粗糙，并有灰白色圆点状皮孔及细斜皱纹，有的具分枝痕。内表面黄白色或棕色，平滑。质硬而脆，断面纤维性，黄白色。气微，味苦。

2. 干皮　为长条状块片，厚3~6 mm。外表面灰棕色，具龟裂状沟纹及红棕色圆形或

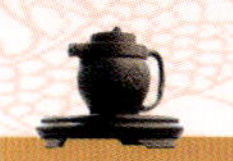

横长的皮孔。质坚硬，断面纤维性较强。

地　锦　草

【来　　源】本品为大戟科植物地锦 *Euphorbia humifusa* Willd.或斑地锦 *Euphorbia maculata* L.的干燥全草。

【性味归经】辛，平。归肝、大肠经。

【功能主治】清热解毒，凉血止血。用于痢疾，泄泻，咯血，尿血，便血，崩漏，疮疖痈肿。

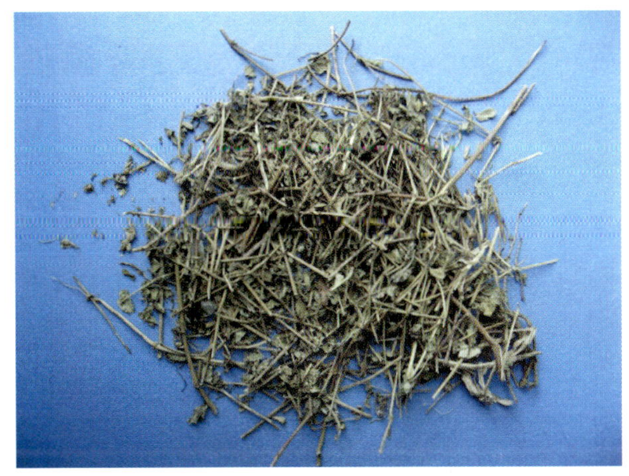

地锦草饮片

【性状鉴别】

1. 地锦　常皱缩卷曲，根细小。茎细，呈叉状分枝，表面带紫红色，光滑无毛或疏生白色细柔毛；质脆，易折断，断面黄白色，中空。单叶对生，具淡红色短柄或几无柄；叶片多皱缩或已脱落，展平后呈长椭圆形，长 5~10mm，宽 4~6mm；绿色或带紫红色，通常无毛或疏生细柔毛；先端钝圆，基部偏斜，边缘具小锯齿或呈微波状。杯状聚伞花序腋生，细小。蒴果三棱状球形，表面光滑。种子细小，卵形，褐色。气微，味微涩。

2. 斑地锦　叶上表面具红斑，蒴果被稀疏白色短柔毛。

射　　干

【来　　源】本品为鸢尾科植物射干 *Belamcanda chinensis* (L.) DC.的干燥根茎。

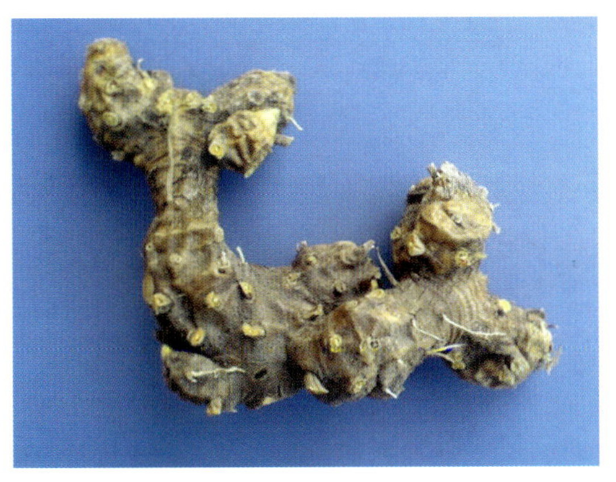

射干

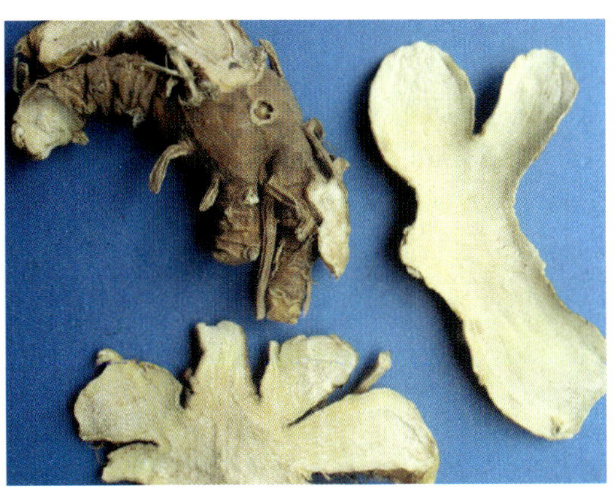

射干饮片

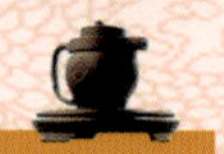

【性味归经】苦，寒。归肺经。

【功能主治】清热解毒，消痰，利咽。用于热毒痰火郁结，咽喉肿痛，痰涎壅盛，咳嗽气喘。

【性状鉴别】本品呈不规则结节状，长3~10cm，直径1~2cm。表面黄褐色、棕褐色或黑褐色，皱缩，有较密的环纹。上面有数个圆盘状凹陷的茎痕，偶有茎基残存；下面有残留细根及根痕。质硬，断面黄色，颗粒性。气微，味苦、微辛。

山 豆 根

【来　　源】本品为豆科植物越南槐 *Sophora tonkinensis* Gagnep.的干燥根及根茎。

【性味归经】苦，寒；有毒。归肺、胃经。

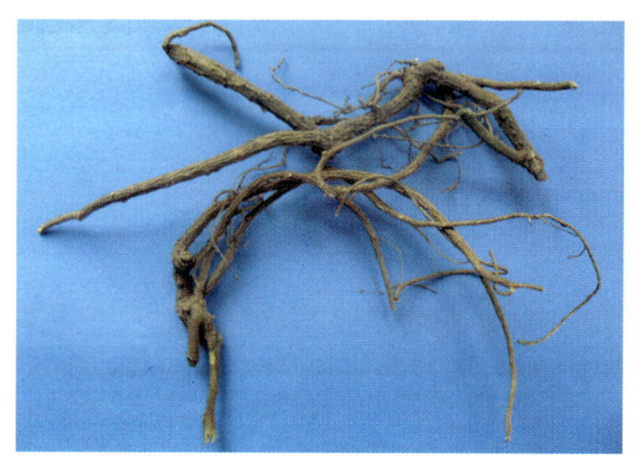
山豆根

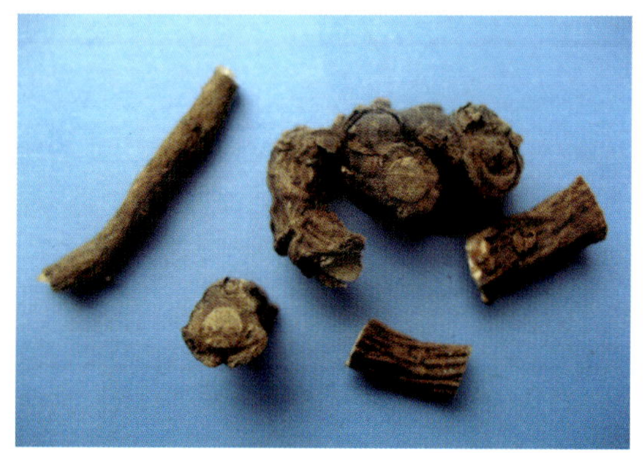
山豆根饮片

【功能主治】清热解毒，消肿利咽。用于火毒蕴结，咽喉肿痛，齿龈肿痛。

【性状鉴别】本品根茎呈不规则的结节状，顶端常残存茎基，其下着生根数条。根呈长圆柱形，常有分枝，长短不等，直径0.7~1.5cm。表面棕色至棕褐色，有不规则的纵皱纹及横长皮孔样突起。质坚硬，难折断，断面皮部浅棕色，木部淡黄色。有豆腥气，味极苦。

北 豆 根

【来　　源】本品为防己科植物蝙蝠葛 *Menispermum dauricum* DC.的干燥根茎。

【性味归经】苦，寒；有小毒。归肺、胃、大肠经。

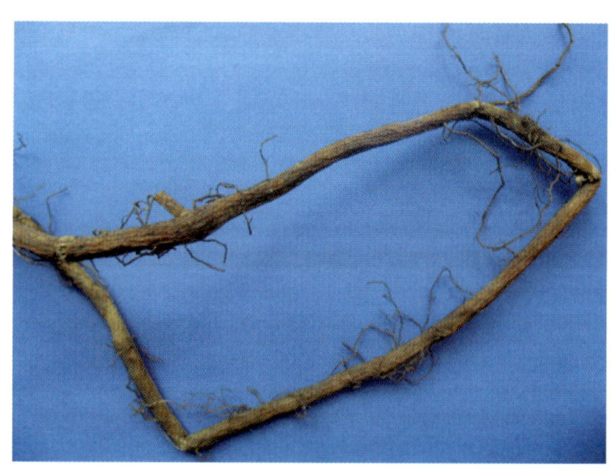
北豆根

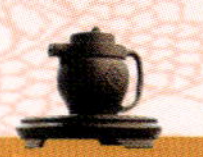

【功能主治】清热解毒，祛风止痛。用于咽喉肿痛，肠炎痢疾，风湿痹痛。

【性状鉴别】本品呈细长圆柱形，弯曲，有分枝，长可达 50 cm，直径 0.3~0.8 cm。表面黄棕色至暗棕色，多有弯曲的细根，并可见突起的根痕及纵皱纹，外皮易剥落。质韧，不易折断，断面不整齐，纤维细，木部淡黄色，呈放射状排列，中心有髓。气微，味苦。

马　勃

【来　　源】本品为灰包科真菌脱皮马勃 *Lasiosphaera fenzlii* Reich.、大马勃 *Calvatia gigantea*（Batsch ex Pers.）Lloyd 或紫色马勃 *Calvatia lilacina*（Mont. et Berk.）Lloyd 的干燥子实体。

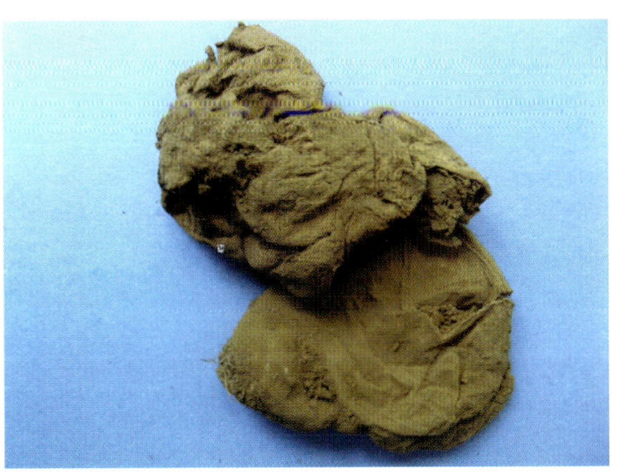

马勃（紫色马勃）

【性味归经】辛，平。归肺经。

【功能主治】清肺利咽，止血。用于风热郁肺咽痛，咳嗽，音哑；外治鼻衄，创伤出血。

【性状鉴别】

1. 脱皮马勃　呈扁球形或类球形，无不孕基部，直径 15~20 cm。包被灰棕色至黄褐色，纸质，常破碎呈块片状，或已全部脱落。孢体灰褐色或浅褐色，紧密，有弹性，用手撕之，内有灰褐色棉絮状的丝状物。触之则孢子呈尘土样飞扬，手捻有细腻感。臭似尘土，无味。

2. 大马勃　不孕基部小或无。残留的包被由黄棕色的膜状外包被和较厚的灰黄色的内包被所组成，光滑，质硬而脆，成块脱落。孢体浅青褐色，手捻有润滑感。

3. 紫色马勃　呈陀螺形，或已压扁呈扁圆形，直径 5~12 cm，不孕基部发达。包被薄，两层，紫褐色，粗皱，有圆形凹陷，外翻，上部常裂成小块或已部分脱落。孢体紫色。

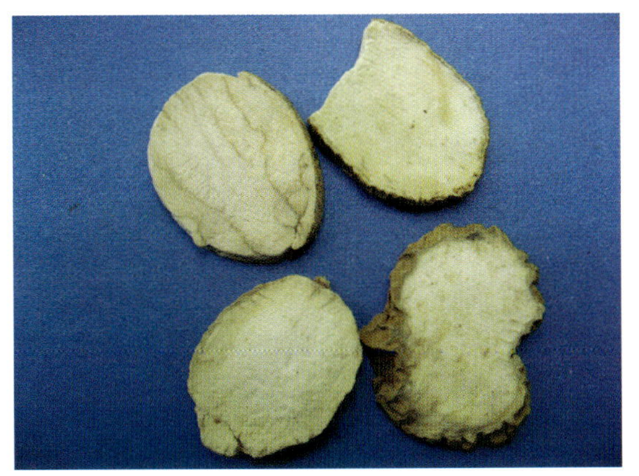

金果榄饮片

金 果 榄

【来　　源】本品为防己科植物青牛胆 *Tinospora sagittata*（Oliv.）Gagnep. 或金果榄 *Tinospora capillipes* Gagnep. 的干燥块根。

【性味归经】苦，寒。归肺、大肠经。

【功能主治】清热解毒，利咽，止痛。用于咽喉肿痛，痈疽疔毒，泄泻，痢疾，脘腹热痛。

【性状鉴别】本品呈不规则圆块状，

长 5~10cm，直径 3~6cm。表面棕黄色或淡褐色，粗糙不平，有深皱纹。质坚硬，不易击碎、破开，横断面淡黄白色，导管束略呈放射状排列，色较深。气微，味苦。

朱　砂　根

【来　　源】本品为紫金牛科植物朱砂根 *Ardisia crenata* Sims 的干燥根。

【性味归经】微苦、辛，平。

【功能主治】解毒消肿，活血止痛，祛风除湿。用于咽喉肿痛，风湿痹痛，跌打损伤。

【性状鉴别】本品根簇生于略膨大的根茎上，呈圆柱形，略弯曲，长 5~30cm，直径 0.2~1cm。表面灰棕色或棕褐色，可见多数纵皱纹，有横向或环状断裂痕，皮部与木部易分离。质硬而脆，易折断，断面不平坦，皮部厚，约占断面的 1/3~1/2，类白色或粉红色，外侧有紫红色斑点散在，习称“朱砂点”；木部黄白色，不平坦。气微，味微苦，有刺舌感。

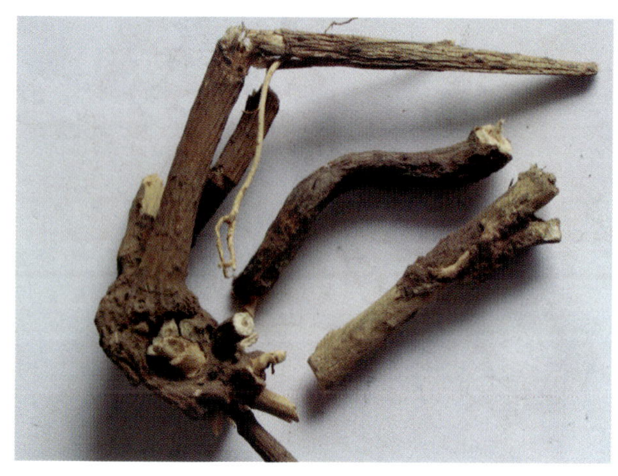

朱砂根

木　蝴　蝶

【来　　源】本品为紫葳科植物木蝴蝶 *Oroxylum indicum* (L.) Vent.的干燥成熟种子。

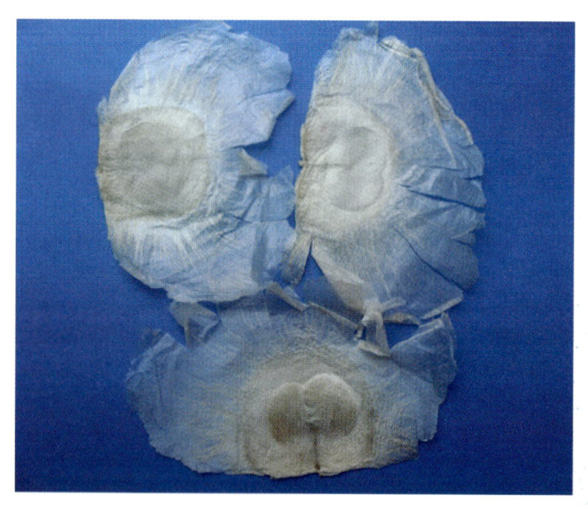

木蝴蝶饮片

【性味归经】苦、甘，凉。归肺、肝、胃经。

【功能主治】清肺利咽，疏肝和胃。用于肺热咳嗽，喉痹，音哑，肝胃气痛。

【性状鉴别】本品为蝶形薄片，除基部外三面延长成宽大菲薄的翅，长 5~8cm，宽 3.5~4.5cm。表面浅黄白色，翅半透明，有绢丝样光泽，上有放射状纹理，边缘多破裂。体轻，剥去种皮，可见 1 层薄膜状的胚乳紧裹于子叶之外。子叶 2，蝶形，黄绿色或黄色，长径 1~1.5cm。气微，味微苦。

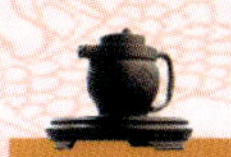

胖　大　海

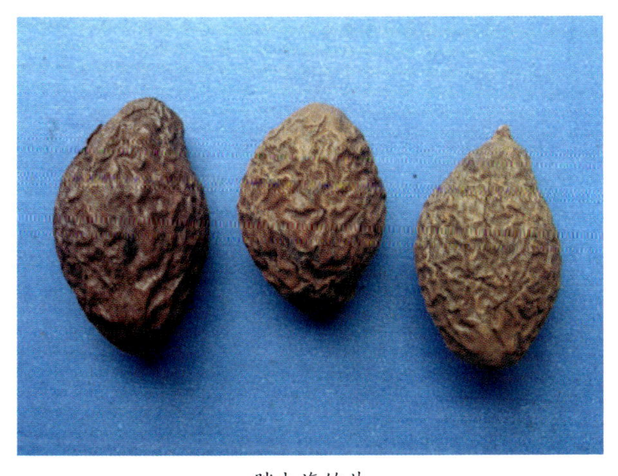

胖大海饮片

【来　　源】本品为梧桐科植物胖大海 *Sterculia lychnophora* Hance 的干燥成熟种子。

【性味归经】甘，寒。归肺、大肠经。

【功能主治】清热润肺，利咽解毒，润肠通便。用于肺热声哑，干咳无痰，咽喉干痛，热结便秘，头痛目赤。

【性状鉴别】本品呈纺锤形或椭圆形，长 2~3 cm，直径 1~1.5 cm。先端钝圆，基部略尖而歪，具浅色的圆形种脐，表面棕色或暗棕色，微有光泽，具不规则的干缩皱纹。外层种皮极薄，质脆，易脱落。中层种皮较厚，黑褐色，质松易碎，遇水膨胀呈海绵状。断面可见散在的树脂状小点。内层种皮可与中层种皮剥离，稍革质，内有 2 片肥厚胚乳，广卵形；子叶 2，菲薄，紧贴于胚乳内侧，与胚乳等大。气微，味淡，嚼之有黏性。

肿　节　风

【来　　源】本品为金粟兰科植物草珊瑚 *Saracandra glabra* (Thunb.) Nakai 的干燥全株。

【性味归经】苦、辛，平。归心、肝经。

【功能主治】清热凉血，活血消斑，祛风通络。用于血热紫斑、紫癜，风湿痹痛，跌打损伤。

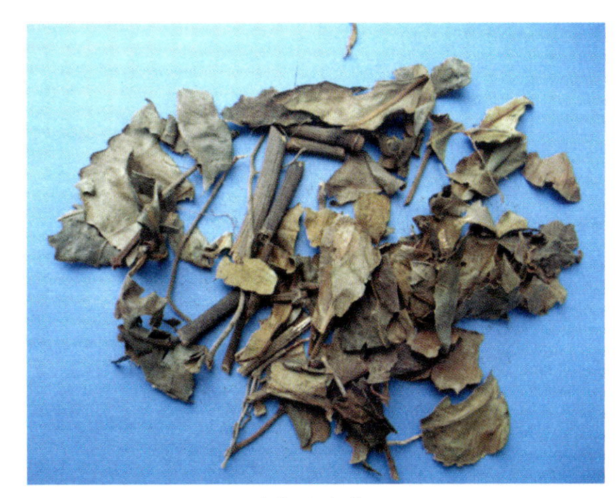

肿节风饮片

【性状鉴别】本品长 50~120 cm。根茎较粗大，密生细根。茎圆柱形，多分枝，直径 0.3~1.3 cm；表面暗绿色至暗褐色，有明显细纵纹，散有纵向皮孔，节膨大；质脆，易折断，断面有髓或中空。叶对生，叶片卵状披针形至卵状椭圆形，长 5~15 cm，宽 3~6 cm；表面绿色、绿褐色至棕褐色或棕红色，光滑；边缘有粗锯齿，齿尖

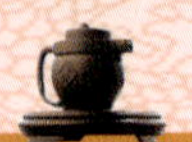

腺体黑褐色，叶柄长约1cm；近革质。穗状花序顶生，常分枝。气微香，味微辛。

绿　　豆

【来　　源】本品为豆科植物绿豆 *Phaseolus radiatus* L.的种子。

【性味归经】甘，凉。归心、胃经。

【功能主治】清热解毒，消暑，利水。用于暑热烦渴，水肿，泻痢，丹毒，痈肿，解热药毒。

【性状鉴别】本品呈短矩圆形，长4~6mm。表面绿黄色或暗绿色，光泽。种脐位于一侧上端，长约为种子的1/3，呈白色纵向线形。种皮薄而韧，剥离后露出淡黄绿色或黄白色的种仁，子叶2，肥厚。质坚硬。

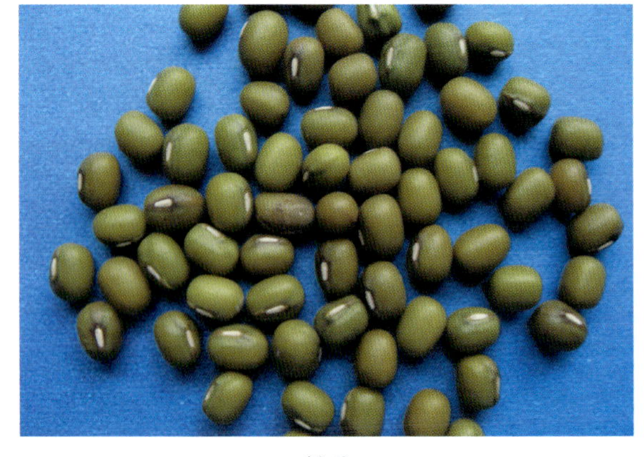

绿豆

第四节　清热凉血药

生　地　黄

【来　　源】本品为玄参科植物地黄 *Rehmannia glutinosa* Libosch.的干燥块根。

【性味归经】甘，寒。归心、肝、肾经。

【功能主治】清热凉血，养阴，生津。用于热病舌绛烦渴，阴虚内热，骨蒸劳热，内热消渴，吐血，衄血，发斑发疹。

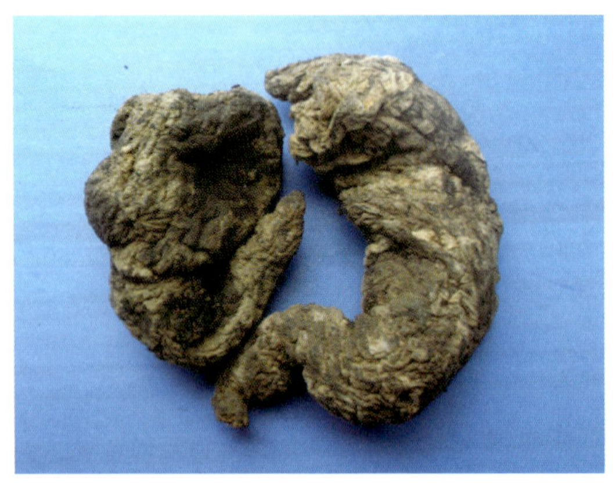

生地黄

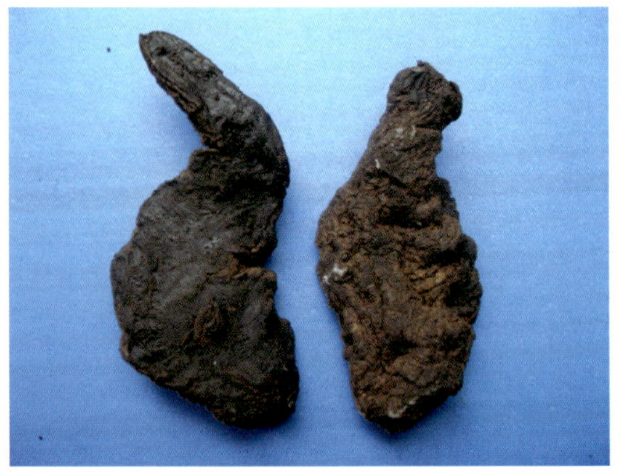

生地黄饮片

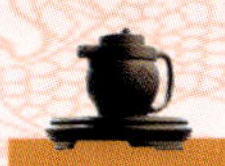

【性状鉴别】本品多呈不规则的团块状或长圆形，中间膨大，两端稍细，有的细小，长条状，稍扁而扭曲，长 6~12 cm，直径 2~6 cm。表面棕黑色或棕灰色，极皱缩，具不规则的横曲纹。体重，质较软而韧，不易折断，断面棕黑色或乌黑色，有光泽，具黏性。气微，味微甜。

玄 参

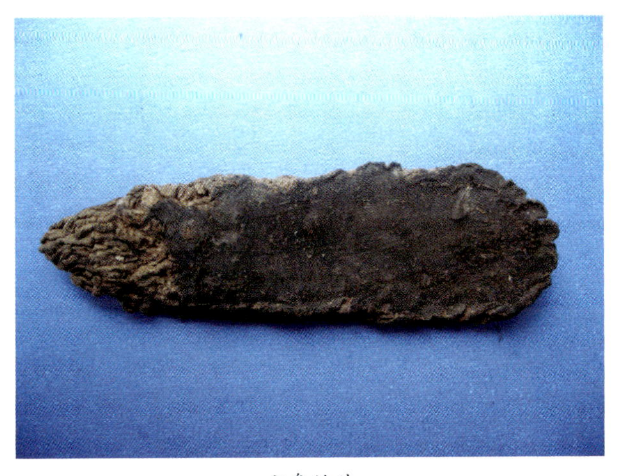

玄参饮片

【来　　源】本品为玄参科植物玄参 *Scrophularia ningpoensis* Hemsl. 的干燥根。

【性味归经】甘、苦、咸，微寒。归肺、胃、肾经。

【功能主治】凉血滋阴，泻火解毒。用于热病伤阴，舌绛烦渴，温毒发斑，津伤便秘，骨蒸劳嗽，目赤，咽痛，瘰疬，白喉，痈肿疮毒。

【性状鉴别】本品呈类圆柱形，中间略粗或上粗下细，有的微弯曲，长 6~20 cm，直径 1~3 cm。表面灰黄色或灰褐色，有不规则的纵沟、横长皮孔样突起及稀疏的横裂纹和须根痕。质坚实，不易折断，断面黑色，微有光泽。气特异似焦糖，味甘、微苦。

牡 丹 皮

【来　　源】本品为毛茛科植物牡丹 *Paeonia suffruticosa* Andr.的干燥根皮。

【性味归经】苦、辛，微寒。归心、肝、肾经。

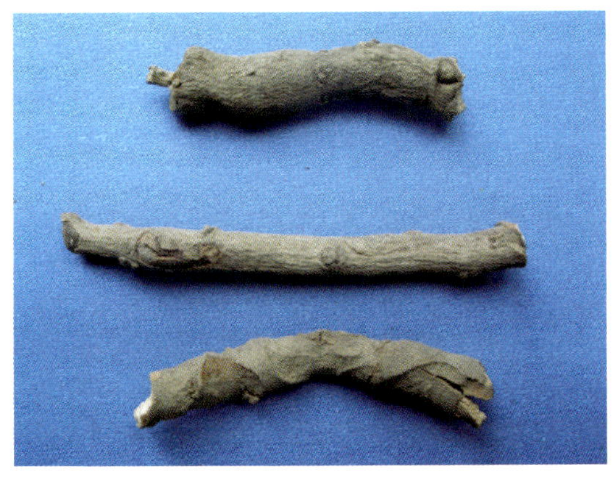

牡丹皮

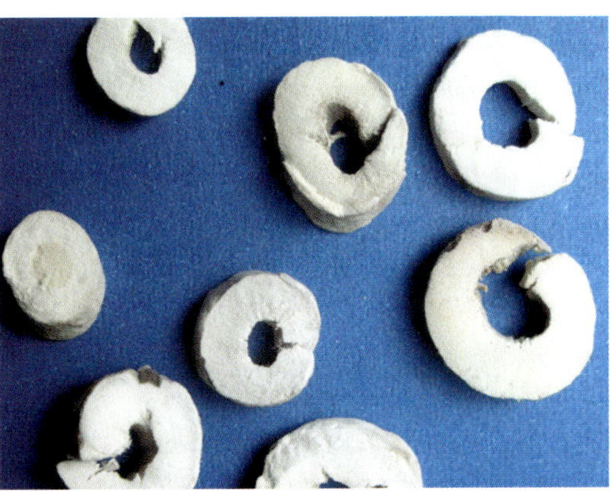

牡丹皮饮片

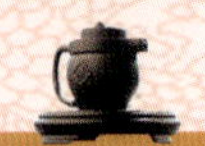

【功能主治】清热凉血，活血化瘀。用于温毒发斑，吐血衄血，夜热早凉，无汗骨蒸，经闭痛经，痈肿疮毒，跌仆伤痛。

【性状鉴别】本品呈筒状或半筒状，有纵剖开的裂缝，略向内卷曲或张开，长 5~20 cm，直径 0.5~1.2 cm，厚 0.1~0.4 cm。外表面灰褐色或黄褐色，有多数横长皮孔样突起及细根痕，栓皮脱落处粉红色；内表面淡灰黄色或浅棕色，有明显的细纵纹，常见发亮的结晶。质硬而脆，易折断，断面较平坦，淡粉红色，粉性。气芳香，味微苦而涩。

赤　芍

【来　　源】本品为毛茛科植物芍药 *Paeonia lactiflora* Pall.或川赤芍 *Paeonia veitchii* Lynch 的干燥根。

【性味归经】苦，微寒。归肝经。

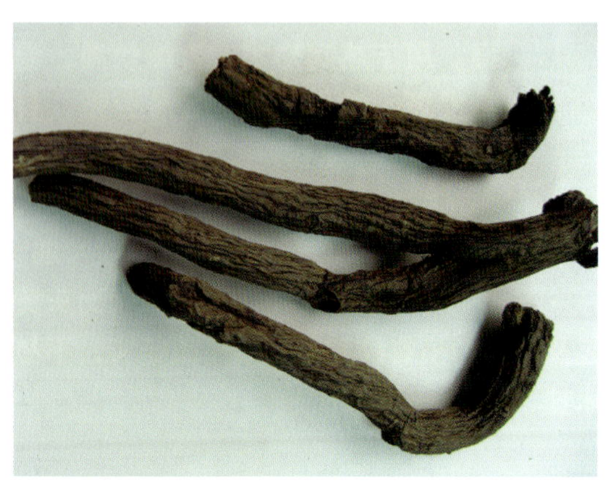

赤芍　　　　赤芍饮片

【功能主治】清热凉血，散瘀止痛。用于温毒发斑，吐血衄血，目赤肿痛，肝郁胁痛，经闭痛经，癥瘕腹痛，跌仆损伤，痈肿疮疡。

【性状鉴别】本品呈圆柱形，稍弯曲，长 5~40 cm，直径 0.5~3 cm。表面棕褐色，粗糙，有纵沟及皱纹，并有须根痕及横长的皮孔样突起，有的外皮易脱落。质硬而脆，易折断，断面粉白色或粉红色，皮部窄，木部放射状纹理明显，有的有裂隙。气微香，味微苦、酸涩。

紫　草

【来　　源】本品为紫草科植物新疆紫草 *Arnebia euchroma* (Royle) Johnst.或内蒙紫草 *Arnebia guttata* Bunge 的干燥根。

【性味归经】甘、咸，寒。归心、肝经。

【功能主治】凉血，活血，解毒透疹。用于血热毒盛，斑疹紫黑，麻疹不透，疮疡，

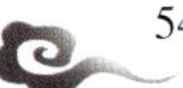

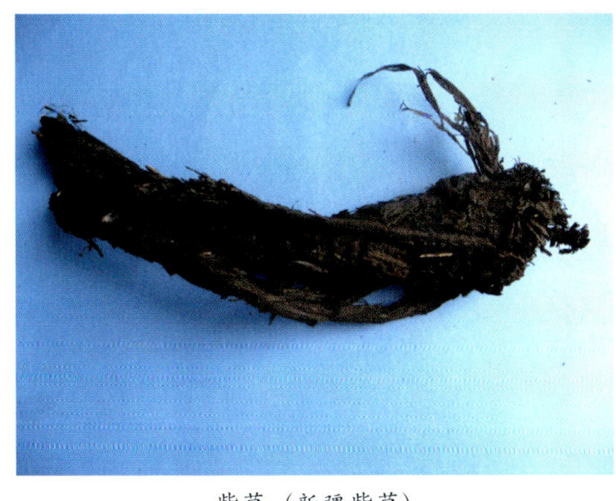
紫草（新疆紫草）

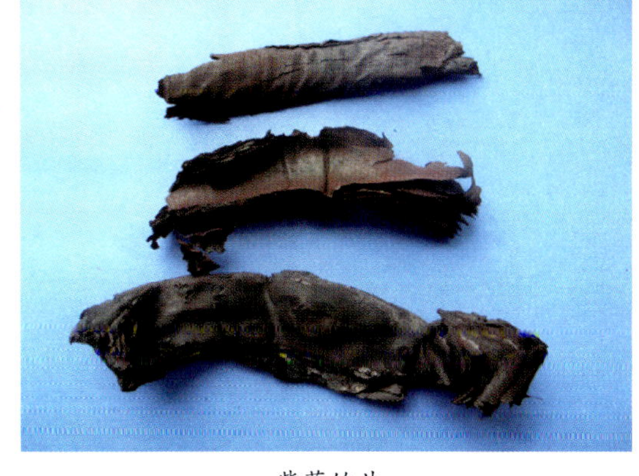
紫草饮片

湿疹，水火烫伤。

【性状鉴别】

1. 新疆紫草（软紫草）　本品呈不规则的长圆柱形，多扭曲，长 7~20 cm，直径 1~2.5 cm。表面紫红色或紫褐色，皮部疏松，呈条形片状，常 10 余层重叠，易剥落。顶端有的可见分歧的茎残基。体轻，质松软，易折断，断面不整齐，木部较小，黄白色或黄色。气特异，味微苦、涩。

2. 内蒙紫草　本品呈圆锥形或圆柱形，扭曲，长 6~20 cm，直径 0.5~4 cm。根头部略粗大，顶端有残茎 1 或多个，被短硬毛。表面紫红色或暗紫色，皮部略薄，常数层相叠，易剥离。质硬而脆，易折断，断面较整齐，皮部紫红色，木部较小，黄白色。气特异，味涩。

水　牛　角

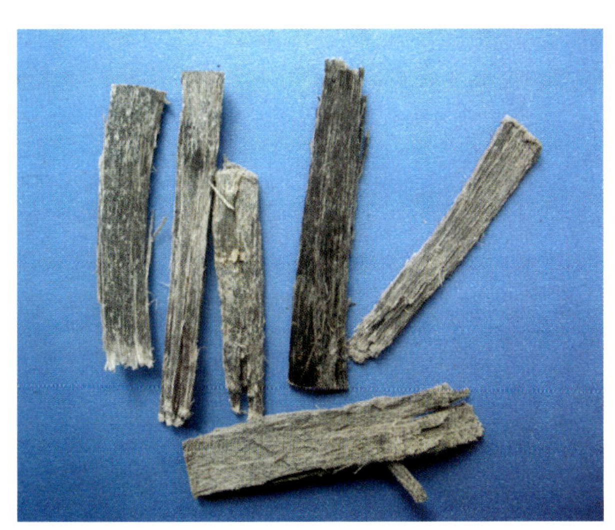
水牛角饮片

【来　　源】本品为牛科动物水牛 *Bubalus bubalis* Linnaeus 的角。

【性味归经】苦，寒。归心、肝经。

【功能主治】清热解毒，凉血，定惊。用于温病高热，神昏谵语，发斑发疹，吐血衄血，惊风，癫狂。

【性状鉴别】本品呈稍扁平而弯曲的锥形，长短不一。表面棕黑色或灰黑色，一侧有数条横向的沟槽，另一侧有密集的横向凹陷条纹。上部渐尖，有纵纹，基部略呈三角形，中空。角质，坚硬。气微腥，味淡。

第五节　清虚热药

青　蒿

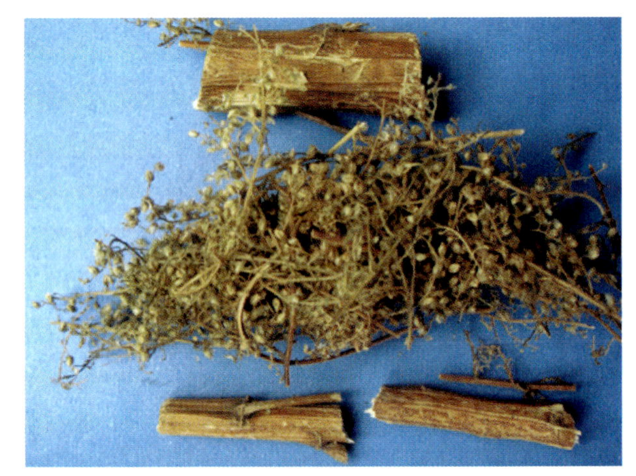
青蒿饮片

【来　　源】本品为菊科植物黄花蒿 *Artemisia annua* L.的干燥地上部分。

【性味归经】苦、辛，寒。归肝、胆经。

【功能主治】清热解暑，除蒸，截疟。用于暑邪发热，阴虚发热，夜热早凉，骨蒸劳热，疟疾寒热，湿热黄疸。

【性状鉴别】本品茎呈圆柱形，上部多分枝，长 30~80 cm，直径 0.2~0.6 cm；表面黄绿色或棕黄色，具纵棱线；质略硬，易折断，断面中部有髓。叶互生，暗绿色或棕绿色，卷缩易碎，完整者展平后为 3 回羽状深裂，裂片及小裂片矩圆形或长椭圆形，两面被短毛。气香特异，味微苦。

白　薇

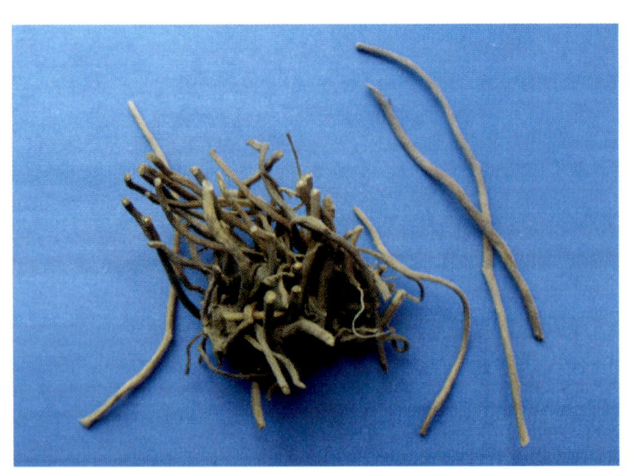
白薇饮片

【来　　源】本品为萝藦科植物白薇 *Cynanchum atratum* Bge.或蔓生白薇 *Cynanchum versicolor* Bge.的干燥根及根茎。

【性味归经】苦、咸，寒。归胃、肝、肾经。

【功能主治】清热凉血，利尿通淋，解毒疗疮。用于温邪伤营发热，阴虚发热，骨蒸劳热，产后血虚发热，热淋，血淋，痈疽肿毒。

【性状鉴别】本品根茎粗短，有

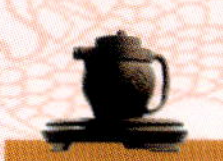

结节，多弯曲。上面有圆形的茎痕，下面及两侧簇生多数细长的根，根长 10~25 cm，直径 0.1~0.2 cm。表面棕黄色。质脆，易折断，断面皮部黄白色，木部黄色。气微，味微苦。

地　骨　皮

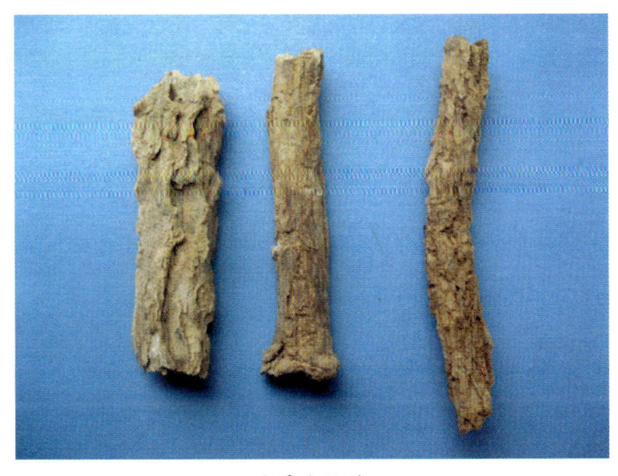

地骨皮饮片

【来　　源】本品为茄科植物枸杞 *Lycium chinense* Mill.或宁夏枸杞 *Lycium barbarum* L.的干燥根皮。

【性味归经】甘，寒。归肺、肝、肾经。

【功能主治】凉血除蒸，清肺降火。用于阴虚潮热，骨蒸盗汗，肺热咳嗽，咯血，衄血，内热消渴。

【性状鉴别】本品呈筒状或槽状，长 3~10 cm，宽 0.5~1.5 cm，厚 0.1~0.3 cm。外表面灰黄色至棕黄色，粗糙，有不规则纵裂纹，易呈鳞片状剥落。内表面黄白色至灰黄色，较平坦，有细纵纹。体轻，质脆，易折断，断面不平坦，外层黄棕色，内层灰白色。气微，味微甘而后苦。

银　柴　胡

【来　　源】本品为石竹科植物银柴胡 *Stellaria dichotoma* L. var. *lanceolata* Bge.的干燥根。

【性味归经】甘，微寒。归肝、胃经。

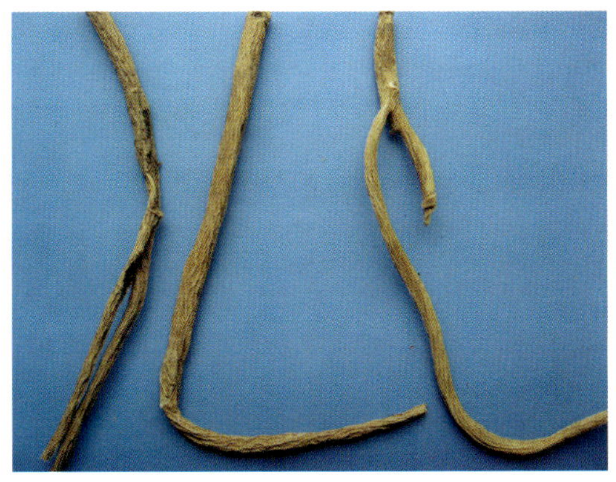

银柴胡

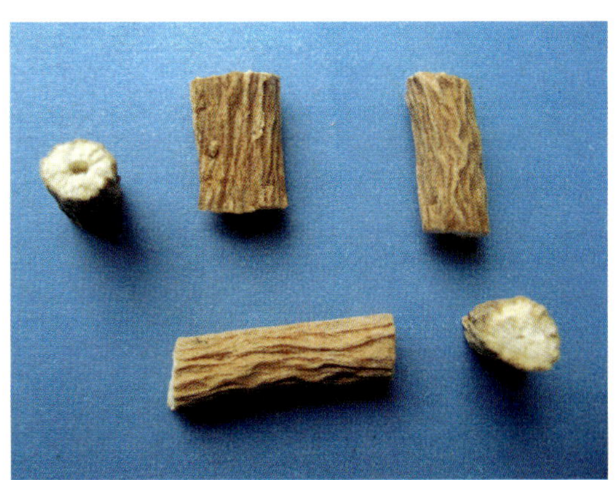

银柴胡饮片

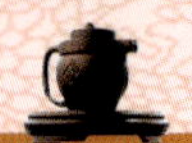

【功能主治】清虚热，除疳热。用于阴虚发热，骨蒸劳热，小儿疳热。

【性状鉴别】本品呈类圆柱形，偶有分枝，长15~40cm，直径0.5~2.5cm。表面浅棕黄色至浅棕色，有扭曲的纵皱纹及支根痕，多具孔穴状或盘状凹陷，习称“砂眼”，从砂眼处折断可见棕色裂隙中有细砂散出。根头部略膨大，有密集的呈疣状突起的芽苞、茎或根茎的残基，习称“珍珠盘”。质硬而脆，易折断，断面不平坦，较疏松，有裂隙，皮部甚薄，木部有黄、白色相间的放射状纹理。气微，味甘。

胡　黄　连

【来　　源】本品为玄参科植物胡黄连 *Picrorhiza scrophulariiflora* Pennell 的干燥根茎。

【性味归经】苦，寒。归肝、胃、大肠经。

【功能主治】清湿热，除骨蒸，消疳热。用于湿热泻痢，黄疸，痔疾，骨蒸潮热，小儿疳热。

【性状鉴别】本品呈圆柱形，略弯曲，偶有分枝，长3~12cm，直径0.3~1cm。表面灰棕色至暗棕色，粗糙，有较密的环状节，具稍隆起的芽痕或根痕，上端密被暗棕色鳞片状的叶柄残基。体轻，质硬而脆，易折断，断面略平坦，淡棕色至暗棕色，木部有4~10个类白色点状维管束排列成环。气微，味极苦。

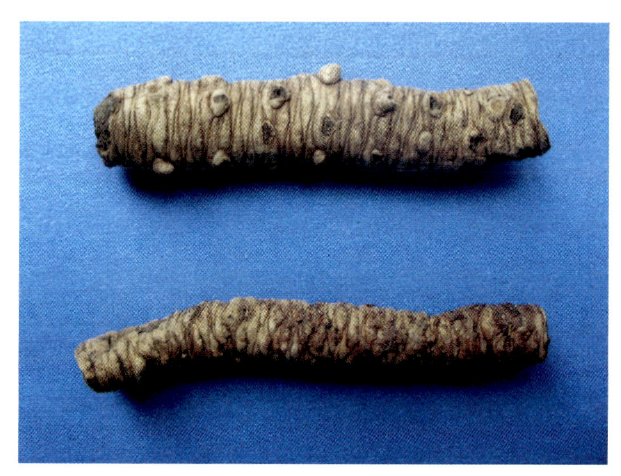
胡黄连饮片

第三章　泻　下　药

第一节　攻　下　药

大　黄

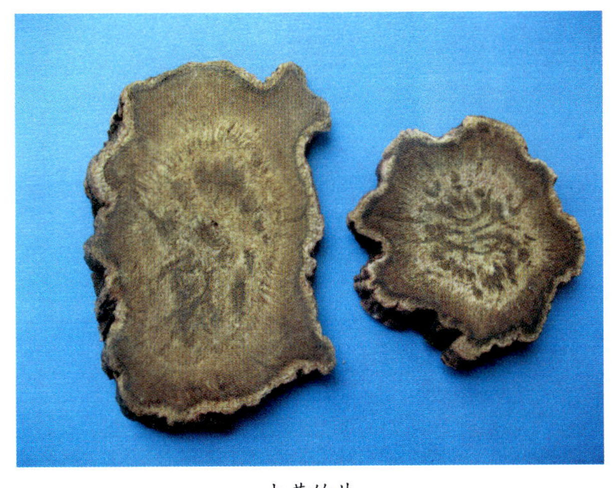
大黄饮片

【来　　源】本品为蓼科植物掌叶大黄 *Rheum palmatum* L.、唐古特大黄 *Rheum tanguticum* Maxim.ex Balf.或药用大黄 *Rheum officinale* Baill.的干燥根及根茎。

【性味归经】苦，寒。归脾、胃、大肠、肝、心包经。

【功能主治】泻热通肠，凉血解毒，逐瘀通经。用于实热便秘，积滞腹痛，泻痢不爽，湿热黄疸，血热吐衄，目赤，咽肿，肠痈腹痛，痈肿疔疮，瘀血经闭，跌仆损伤；上消化道出血。外治水火烫伤。酒大黄善清上焦血分热毒，用于目赤咽肿，齿龈肿痛。熟大黄泻下力缓，泻火解毒，用于火毒疮疡。大黄炭凉血化瘀止血，用于血热有瘀出血症。

【性状鉴别】本品呈类圆柱形、圆锥形、卵圆形或不规则块状，长 3~17 cm，直径 3~10 cm。除尽外皮者表面黄棕色至红棕色，有的可见类白色网状纹理及星点（异型维管束）散在，残留的外皮棕褐色，多具绳孔及粗皱纹。质坚实，有的中心稍松软，断面淡红棕色或黄棕色，显颗粒性；根茎髓部宽广，有星点环列或散在；根木部发达，具放射状纹理，形成层环明显，无星点。气清香，味苦而微涩，嚼之黏牙，有砂粒感。

芒　　硝

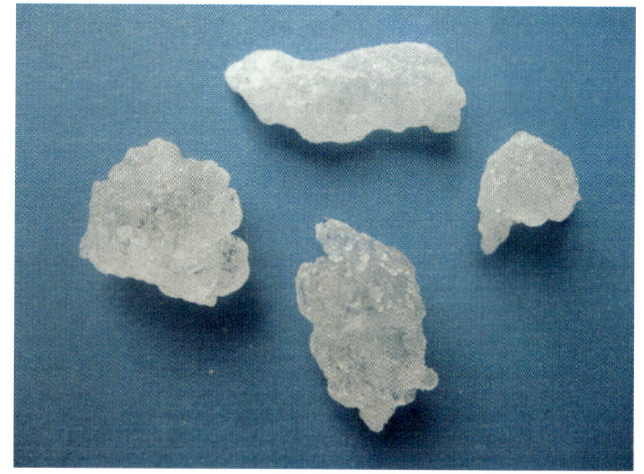
芒硝

【来　　源】本品为硫酸盐类矿物芒硝族芒硝，经加工精制而成的结晶体。主要含含水硫酸钠。

【性味归经】咸、苦，寒。归胃、大肠经。

【功能主治】泻热通便，润燥软坚，清火消肿。用于实热便秘，大便燥结，积滞腹痛，肠痈肿痛；外治乳痈，痔疮肿痛。

【性状鉴别】本品为棱柱状、长方形或不规则块状及粒状。无色透明或类白色半透明。质脆，易碎，断面呈玻璃样光泽。气微，味咸。

番　泻　叶

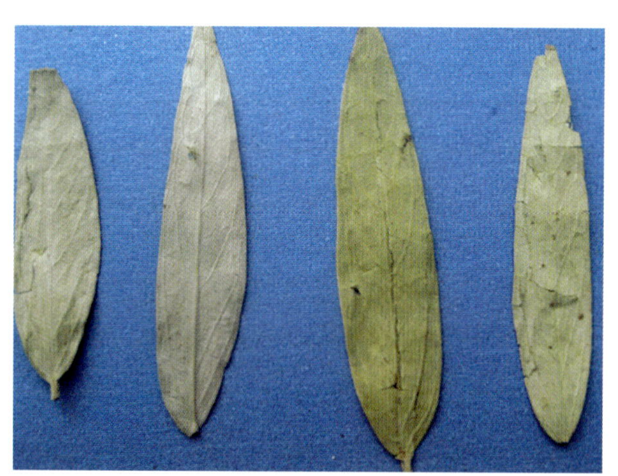
番泻叶饮片

【来　　源】本品为豆科植物狭叶番泻 *Cassia angustifolia* Vahl 或尖叶番泻 *Cassia acutifolia* Delile 的干燥小叶。

【性味归经】甘、苦，寒。归大肠经。

【功能主治】泻热行滞，通便，利水。用于热结积滞，便秘腹痛，水肿胀满。

【性状鉴别】

1. 狭叶番泻　呈长卵形或卵状披针形，长 1.5~5 cm，宽 0.4~2 cm，全缘，叶端急尖，叶基稍不对称。上表面黄绿色，下表面浅黄绿色，无毛或近无毛，叶脉稍隆起。革质。气微弱而特异，味微苦，稍有黏性。

2. 尖叶番泻　呈披针形或长卵形，略卷曲，叶端短尖或微凸，叶基不对称，两面均有细短茸毛。

芦　　荟

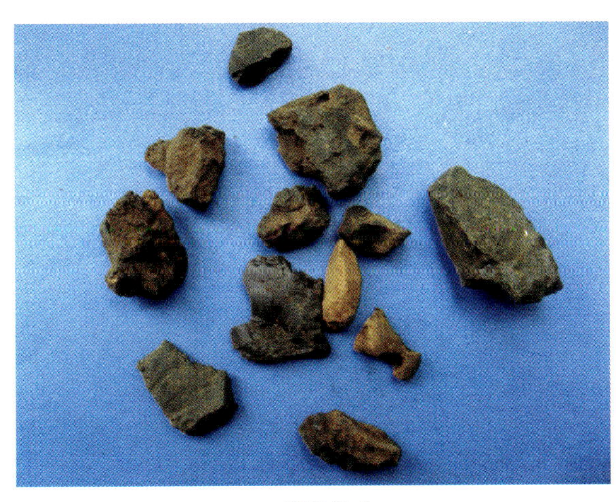
芦荟饮片

【来　　源】本品为百合科植物库拉索芦荟 *Aloe barbadensis* Miller、好望角芦荟 *Aloe ferox* Miller 或其他同属近缘植物叶的汁液浓缩干燥物。库拉索芦荟习称“老芦荟”，好望角芦荟习称“新芦荟”。

【性味归经】苦，寒。归肝、胃、大肠经。

【功能主治】清肝热，通便。用于便秘，小儿疳积，惊风；外治湿癣。

【性状鉴别】

1. 库拉索芦荟　呈不规则块状，常破裂为多角形，大小不一。表面呈暗红褐色或深褐色，无光泽。体轻，质硬，不易破碎，断面粗糙或显麻纹。富吸湿性。有特殊臭气，味极苦。

2. 好望角芦荟　表面呈暗褐色，略显绿色，有光泽。体轻，质松，易碎，断面玻璃样而有层纹。

第二节　润　下　药

火　麻　仁

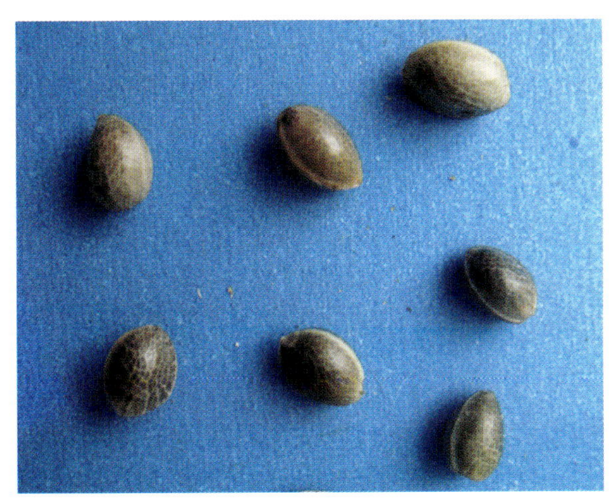
火麻仁饮片

【来　　源】本品为桑科植物大麻 *Cannabis sativa* L.的干燥成熟果实。

【性味归经】甘，平。归脾、胃、大肠经。

【功能主治】润肠通便。用于血虚津亏，肠燥便秘。

【性状鉴别】本品呈卵圆形，长 4~5.5 mm，直径 2.5~4 mm。表面灰绿色或灰黄色，有微细的白色或棕色网纹，两边有棱，顶端略尖，基部有 1 圆形果梗痕。果皮薄而脆，易破碎。种皮绿色，子叶 2，乳白色，富油性。气微，味淡。

郁　李　仁

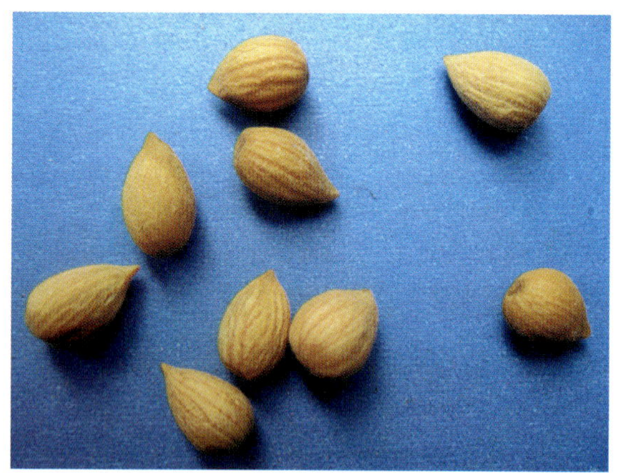
郁李仁饮片

【来　　源】本品为蔷薇科植物欧李 *Prunus humilis* Bge.、郁李 *Prunus japonica* Thunb. 或长柄扁桃 *Prunus pedunculata* Maxim. 的干燥成熟种子。前两种习称“小李仁”，后一种习称“大李仁”。

【性味归经】辛、苦、甘，平。归脾、大肠、小肠经。

【功能主治】润燥滑肠，下气，利水。用于津枯肠燥，食积气滞，腹胀便秘，水肿，脚气，小便不利。

【性状鉴别】

1. 小李仁　呈卵形，长 5~8 mm，直径 3~5 mm。表面黄白色或浅棕色，一端尖，另一端钝圆。尖端一侧有线形种脐，圆端中央有深色合点，自合点处向上具多条纵向维管束脉纹。种皮薄，子叶 2，乳白色，富油性。气微，味微苦。

2. 大李仁　长 6~10 mm，直径 5~7 mm，表面黄棕色。

第三节　峻下逐水药

甘　　遂

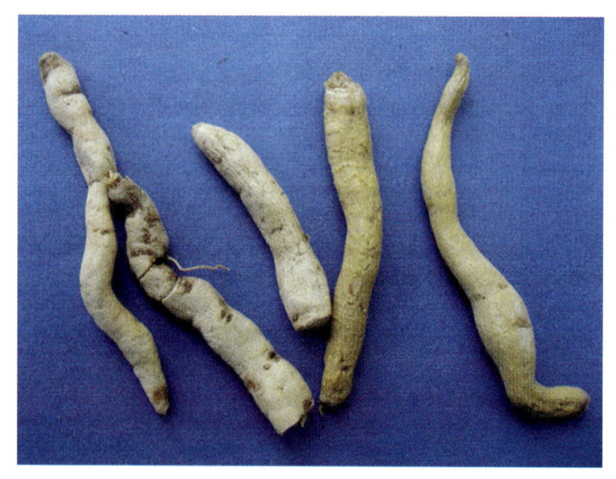
甘遂

【来　　源】本品为大戟科植物甘遂 *Euphorbia kansui* T. N. Liou ex T. P. Wang 的干燥块根。

【性味归经】苦，寒；有毒。归肺、肾、大肠经。

【功能主治】泻水逐饮。用于水肿胀满，胸腹积水，痰饮积聚，气逆喘咳，二便不利。

【性状鉴别】本品呈椭圆形、长圆柱形或连珠形，长 1~5 cm，直径 0.5~2.5 cm。表面类白色或黄白色，凹陷处有棕色外皮残留。质脆，易

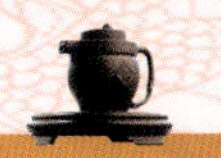

折断，断面粉性，白色，木部微显放射状纹理；长圆柱状者纤维性较强。气微，味微甘而辣。

京　大　戟

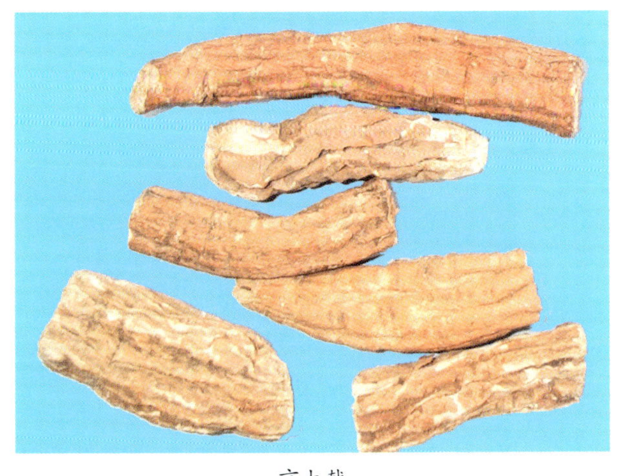

京大戟

【来　　源】本品为大戟科植物大戟 *Euphorbia pekinensis* Rupr.的干燥根。

【性味归经】苦，寒；有毒。归肺、脾、肾经。

【功能主治】泻水逐饮。用于水肿胀满，胸腹积水，痰饮积聚，气逆喘咳，二便不利。

【性状鉴别】本品呈不整齐的长圆锥形，略弯曲，常有分枝，长 10~20 cm，直径 1.5~4 cm。表面灰棕色或棕褐色，粗糙，有纵皱纹、横向皮孔样突起及支根痕。顶端略膨大，有多数茎基及芽痕。质坚硬，不易折断，断面类白色或淡黄色，纤维性。气微，味微苦涩。

芫　　花

【来　　源】本品为瑞香科植物芫花 *Daphne genkwa* Sieb. et Zucc.的干燥花蕾。

【性味归经】苦、辛，温；有毒。归肺、脾、肾经。

【功能主治】泻水逐饮，解毒杀虫。用于水肿胀满，胸腹积水，痰饮积聚，气逆喘咳，二便不利；外治疥癣秃疮，冻疮。

【性状鉴别】本品常 3~7 朵簇生于短花轴上，基部有苞片 1~2 片，多脱落为单朵。单朵呈棒槌状，多弯曲，长 1~1.7 cm，直径约 1.5 mm；花被筒表面淡紫色或灰绿色，密被短柔毛，先端 4 裂，裂片淡紫色或黄棕色。质软。气微，味甘、微辛。

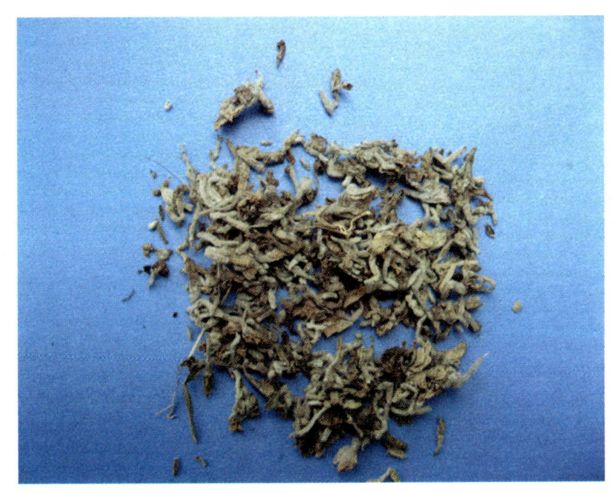

芫花饮片

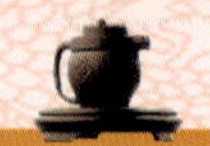

商　　陆

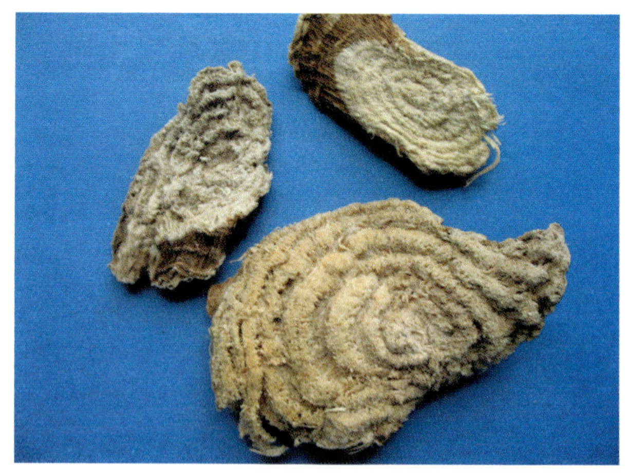

商陆饮片

【来　　源】本品为商陆科植物商陆 *Phytolacca acinosa* Roxb.或垂序商陆 *Phytolacca americana* L.的干燥根。

【性味归经】苦，寒；有毒。归肺、脾、肾、大肠经。

【功能主治】逐水消肿，通利二便，解毒散结。用于水肿胀满，二便不通；外治痈肿疮毒。

【性状鉴别】本品为横切或纵切的不规则块片，厚薄不等。外皮灰黄色或灰棕色。横切片弯曲不平，边缘皱缩，直径 2~8 cm；切面浅黄棕色或黄白色，木部隆起，形成数个突起的同心性环轮。纵切片弯曲或卷曲，长 5~8 cm，宽 1~2 cm，木部呈平行条状突起。质硬。气微，味稍甜，久嚼麻舌。

牵　牛　子

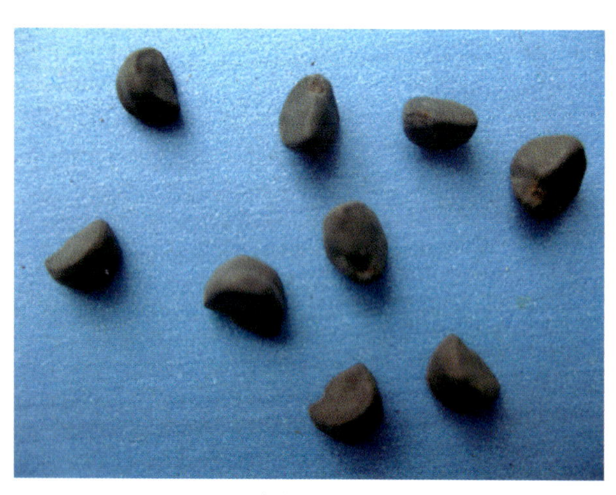

牵牛子饮片

【来　　源】本品为旋花科植物裂叶牵牛 *Pharbitis nil*（L.）Choisy 或圆叶牵牛 *Pharbitis purpurea*（L.）Voigt 的干燥成熟种子。

【性味归经】苦、寒；有毒。归肺、肾、大肠经。

【功能主治】泻水通便，消痰涤饮，杀虫攻积。用于水肿胀满，二便不通，痰饮积聚，气逆喘咳，虫积腹痛，蛔虫、绦虫病。

【性状鉴别】本品似橘瓣状，长 4~8 mm，宽 3~5 mm。表面灰黑色或淡黄白色，背面有 1 条浅纵沟，腹面棱线的下端有 1 点状种脐，微凹。质硬，横切面可见淡黄色或黄绿色皱缩折叠的子叶，微显油性。气微，味辛、苦，有麻感。

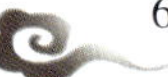

巴　豆

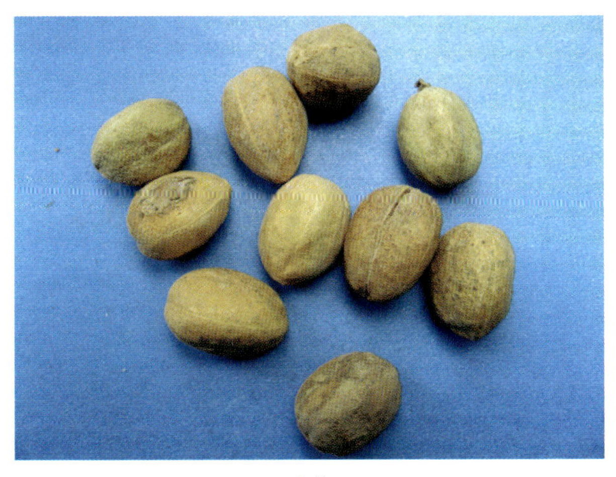
巴豆

【来　　源】本品为大戟科植物巴豆 *Croton tiglium* L.的干燥成熟果实。

【性味归经】辛，热；有大毒。归胃、大肠经。

【功能主治】外用蚀疮。用于恶疮疥癣，疣痣。

【性状鉴别】本品呈卵圆形，一般具3棱，长1.8~2.2cm，直径1.4~2cm。表面灰黄色或稍深，粗糙，有纵线6条，顶端平截，基部有果梗痕。破开果壳，可见3室，每室含种子1粒。种子呈略扁的椭圆形，长1.2~1.5cm，直径0.7~0.9cm，表面棕色或灰棕色，一端有小点状的种脐及种阜的疤痕，另一端有微凹的合点，其间有隆起的种脊；外种皮薄而脆，内种皮呈白色薄膜；种仁黄白色，油质。气微，味辛辣。

千 金 子

【来　　源】本品为大戟科植物续随子 *Euphorbia lathyris* L.的干燥成熟种子。

【性味归经】辛、温；有毒。归肝、肾、大肠经。

【功能主治】逐水消肿，破血消癥。用于水肿，痰饮，积滞胀满，二便不通，血瘀经闭；外治顽癣，疣赘。

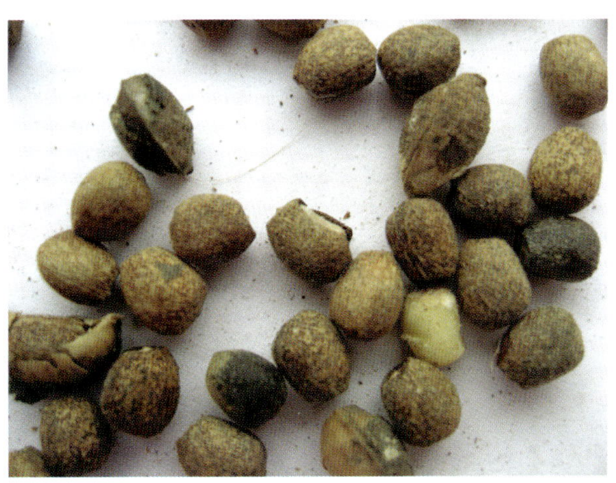
千金子

【性状鉴别】本品呈椭圆形或倒卵形，长约5mm，直径约4mm。表面灰棕色或灰褐色，具不规则网状皱纹，网孔凹陷处灰黑色，形成细斑点。一侧有纵沟状种脊，顶端为突起的合点，下端为线形种脊，基部有类白色突起的种阜或具脱落后的疤痕。种皮薄脆，种仁白色或黄白色，富油质。气微，味辛。

第四章 祛风湿药

独活

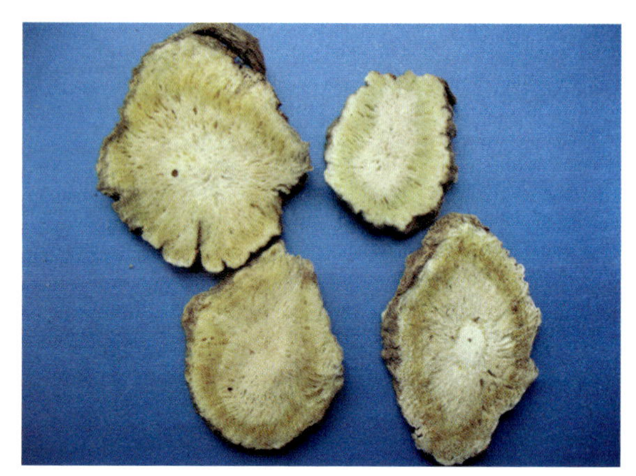
独活饮片

【来　　源】本品为伞形科植物重齿毛当归 *Angelica pubescens* Maxim. f. *biserrata* Shan et Yuan 的干燥根。

【性味归经】辛、苦，微温。归肾、膀胱经。

【功能主治】祛风除湿，通痹止痛。用于风寒湿痹，腰膝疼痛，少阴伏风头痛。

【性状鉴别】本品根略呈圆柱形，下部2~3分枝或更多，长10~30cm。根头部膨大，圆锥状，多横皱纹，直径1.5~3cm，顶端有茎、叶的残基或凹陷。表面灰褐色或棕褐色，具纵皱纹，有横长皮孔样突起及稍突起的细根痕。质较硬，受潮则变软，断面皮部灰白色，有多数散在的棕色油室，木部灰黄色至黄棕色，形成层环棕色。有特异香气，味苦、辛、微麻舌。

防己

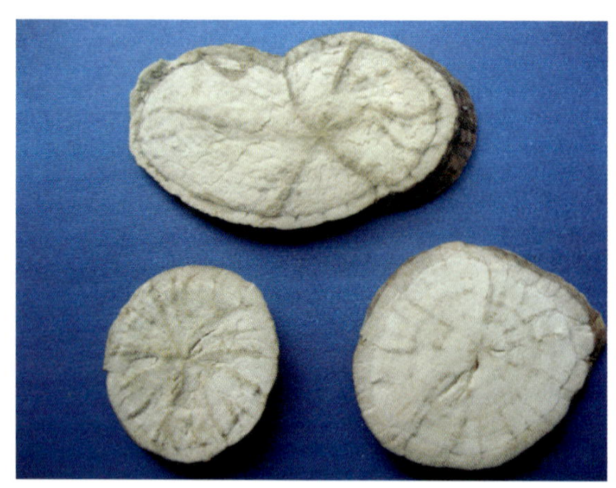
防己饮片

【来　　源】本品为防己科植物粉防己 *Stephania tetrandra* S. Moore 的干燥根。

【性味归经】苦，寒。归膀胱、肺经。

【功能主治】利水消肿，祛风止痛。用于水肿脚气，小便不利，湿疹疮毒，风湿痹痛；高血压。

【性状鉴别】本品呈不规则圆柱形、半圆柱形或块状，多弯曲，长5~10cm，直径 1~5 cm。表面淡灰黄色，在弯曲处常有深陷横沟而成结节状的瘤块样。体重，质坚实，断面平坦，灰白色，富粉性，有排列较稀疏的放射状纹理。气微，味苦。

蚕　　砂

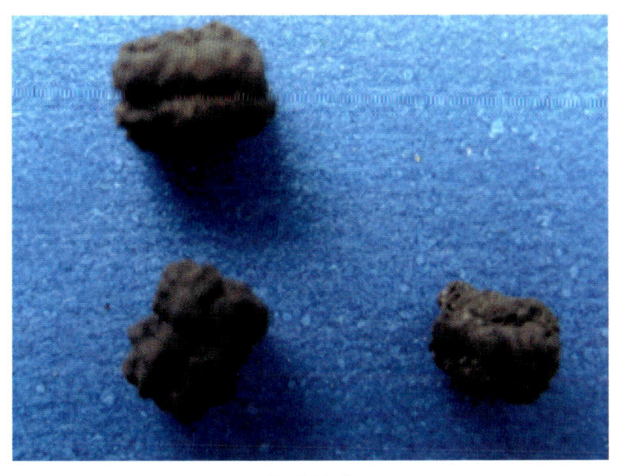
蚕砂饮片

【来　　源】本品为蚕蛾科昆虫家蚕 *Bombyx mori* Linnaeus 的干燥粪便。

【性味归经】辛、甘，微温；归肝、脾、胃经。

【功能主治】祛风除湿，和胃化浊。用于风湿痹痛，肢节不遂，湿浊内阻而致的吐泻腹痛，湿温病肢倦身痛；近有用于霍乱，急性胃肠炎，功能性子宫出血，闭经，风湿性关节炎，荨麻疹。外用治湿疹瘙痒。

【性状鉴别】本品呈圆柱状，类似“日”字形，长 3~4 mm，直径约 2~3 mm。表面粗糙，凹凸不平，周围有浅纵沟 6 条，顶端呈六棱形，黑褐色或绿黑色。质坚实而脆，搓之易碎。有青草气味。

松　　节

【来　　源】本品为松科植物马尾松 *Pinus massoniana* Lamb.或油松 *Pinus tabulaeformis* Carr.的干燥瘤状节或分枝节。

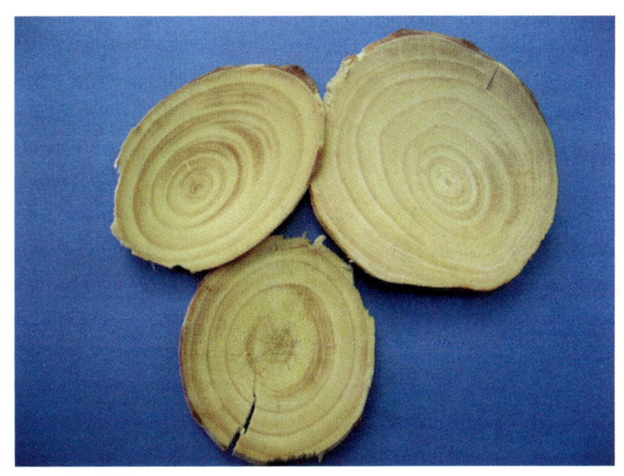
松节饮片

【性味归经】苦，温。归肝、脾经。

【功能主治】祛风燥湿，理气止痛，舒筋活络。用于关节风痛，屈伸不利，风湿骨痛，跌打瘀痛。

【性状鉴别】本品呈不规则的块状，大小粗细不一。表面黄棕色或红棕色。横断面具多轮圆形同心环纹，中心淡棕色。边缘深棕色而显油性。燃之冒黑烟。体重，质坚。有松节油香气，味微辛。

丁　公　藤

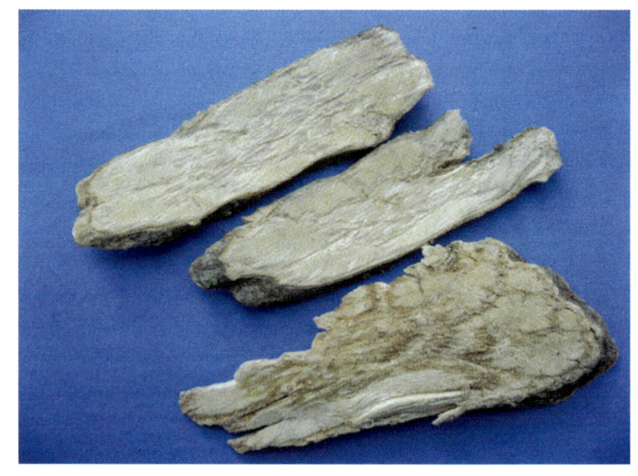
丁公藤饮片

【来　　源】本品为旋花科植物丁公藤 *Erycibe obtusifolia* Benth.或光叶丁公藤 *Erycibe schmidtii* Craib 的干燥藤茎。

【性味归经】辛，温；有小毒。归肝、脾、胃经。

【功能主治】祛风除湿，消肿止痛。用于风湿痹痛，半身不遂，跌仆肿痛。

【性状鉴别】本品为斜切的段或片，直径 1~10 cm。外皮灰黄色、灰褐色或浅棕褐色，稍粗糙，有浅沟槽及不规则纵裂纹或龟裂纹，皮孔点状或疣状，黄白色，老的栓皮呈薄片剥落。质坚硬，纤维较多，不易折断，切面椭圆形，黄褐色或浅黄棕色，异型维管束呈花朵状或块状，木质部导管呈点状。气微，味淡。

独　一　味

【来　　源】本品系藏族习用药材。为唇形科植物独一味 *Lamiophlomis rotata*（Benth.）Kudo 的干燥全草。

【性味归经】甘、苦，平。

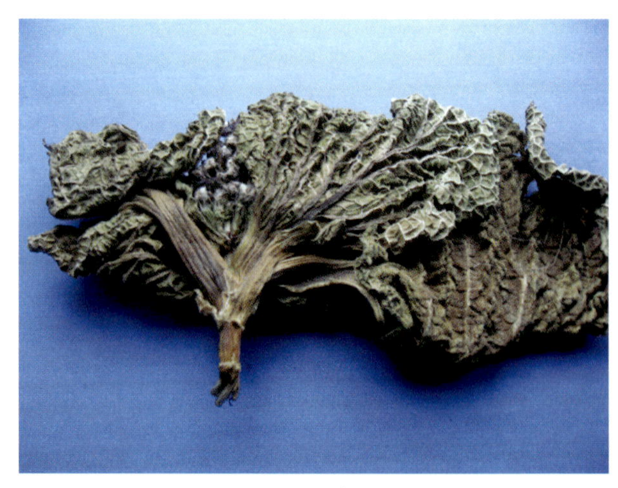
独一味

【功能主治】活血止血，祛风止痛，干黄水。用于跌打损伤，外伤出血，风湿痹痛，黄水病。

【性状鉴别】本品根及根茎呈圆柱形，长 1~4 cm，直径 0.7~1.6 cm；表面黄棕色，具纵沟或皱纹。叶莲座状交互对生，卷缩，展平后呈扇形或三角状卵形，长 4~12 cm，宽 5~15 cm；先端钝或圆形，基部浅心形或下延呈宽楔形，边缘具圆齿；上表面绿褐色，皱且凹凸不平，下表面灰绿色；脉扇形，小脉网状，突起；叶柄扁平而宽。果序略呈塔形或短圆锥状，长 3~6cm；宿萼棕色，管状钟形，具 5 棱线，萼齿 5，先端具长刺尖。小坚果倒卵状三棱形。气微，味微涩、苦。

闹　羊　花

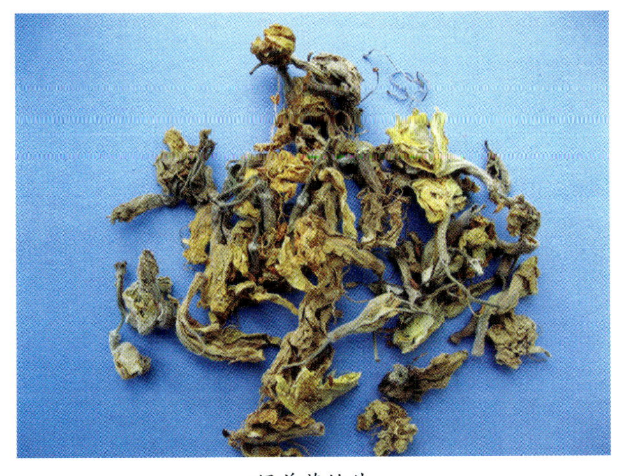
闹羊花饮片

【来　　源】本品为杜鹃花科植物羊踯躅 *Rhododendron molle* G. Don 的干燥花。

【性味归经】辛，温；有大毒。归肝经。

【功能主治】祛风除湿，散瘀定痛。用于风湿痹痛，跌打损伤，皮肤顽癣。

【性状鉴别】本品数朵花簇生于 1 总柄上，多脱落为单朵；灰黄色至黄褐色，皱缩。花萼 5 裂，裂片半圆形至三角形，边缘有较长的细毛；花冠钟状，筒部较长，约至 2.5cm，顶端卷折，5 裂，花瓣宽卵形，先端钝或微凹；雄蕊 5，花丝卷曲，等长或略长于花冠，中部以下有茸毛，花药红棕色，顶孔裂；雌蕊 1，柱头头状；花梗长 1~2.8cm，棕褐色，有短茸毛。气微，味微麻。

马　钱　子

【来　　源】本品为马钱科植物马钱 *Strychnos nux-vomica* L. 的干燥成熟种子。

【性味归经】苦，温；有大毒。归肝、脾经。

【功能主治】通络止痛，散结消肿。用于风湿顽痹，麻木瘫痪，跌仆损伤，痈疽肿痛；小儿麻痹后遗症，类风湿性关节痛。

【性状鉴别】本品呈纽扣状圆板形，常一面隆起，一面稍凹下，直径 1.5~3cm，厚 0.3~0.6cm。表面密被灰棕或灰绿色绢状茸毛，自中间向四周呈辐射状排列，有丝样光泽。边缘稍隆起，较厚，有突起的珠孔，

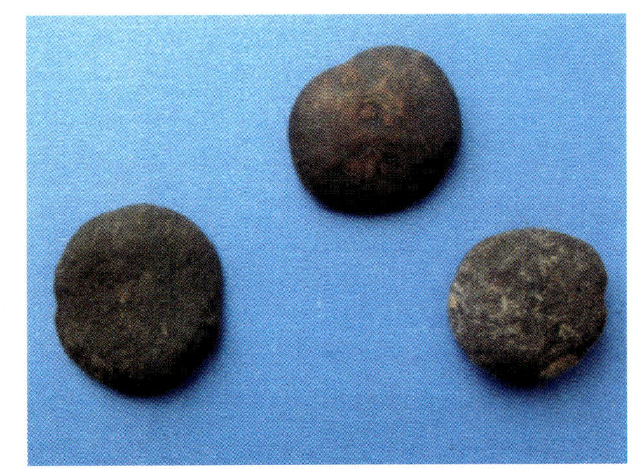
马钱子（制马钱子）

底面中心有突起的圆点状种脐。质坚硬，平行剖面可见淡黄白色胚乳，角质状，子叶心形，叶脉 5~7 条。气微，味极苦。

徐 长 卿

【来　　源】本品为萝藦科植物徐长卿 *Cynanchum paniculatum* (Bge.) Kitag.的干燥根及根茎。

【性味归经】辛，温。归肝、胃经。

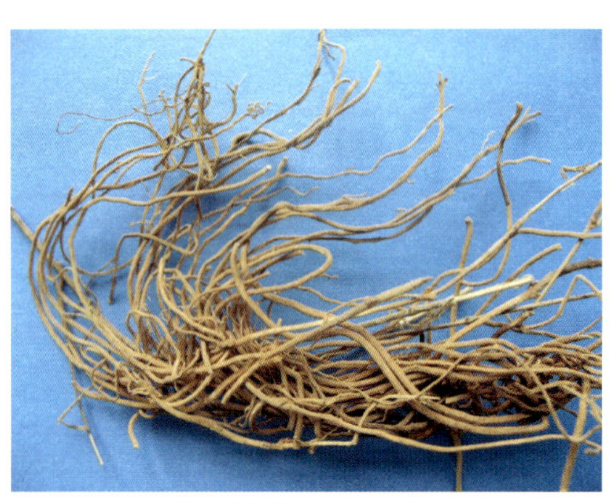
徐长卿

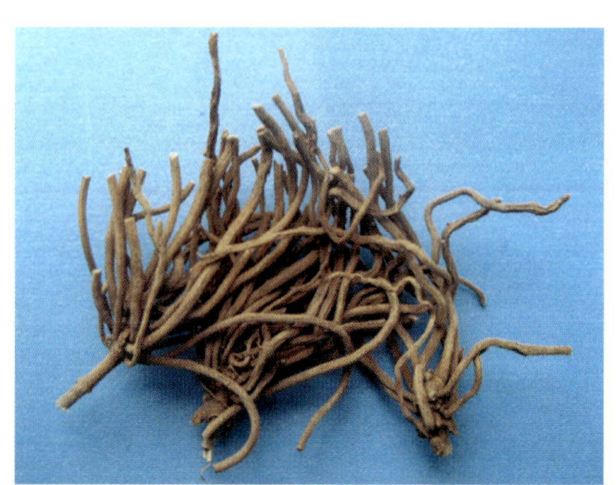
徐长卿饮片

【功能主治】祛风化湿，止痛止痒。用于风湿痹痛，胃痛胀满，牙痛，腰痛，跌仆损伤；荨麻疹，湿疹。

【性状鉴别】本品根茎呈不规则柱状，有盘节，长 0.5~3.5 cm，直径 2~4 mm。有的顶端带有残茎，细圆柱形，长约 2 cm，直径 1~2 mm，断面中空；根茎节处周围着生多数根。根呈细长圆柱形，弯曲，长 10~16 cm，直径 1~1.5 mm。表面淡黄白色至淡棕黄色，或棕色；具微细的纵皱纹，并有纤细的须根。质脆，易折断，断面粉性，皮部类白色或黄白色，形成层环淡棕色，木部细小。气香，味微辛凉。

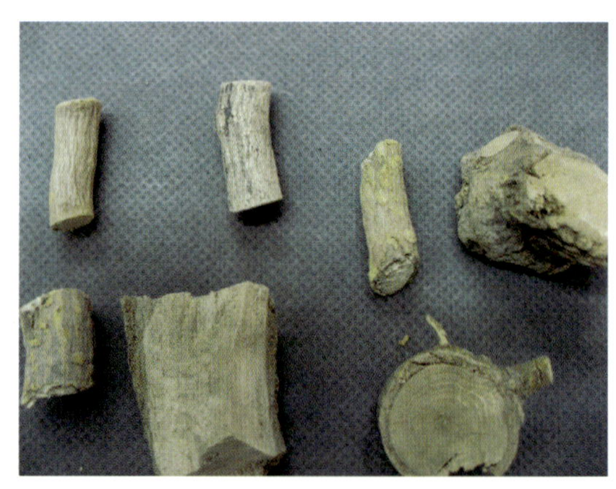
两面针饮片

两 面 针

【来　　源】本品为芸香科植物两面针 *Zanthoxylum nitidum* (Roxb.) DC. 的干燥根。

【性味归经】苦、辛，平；有小毒。

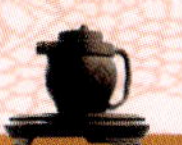

归肝、胃经。

【功能主治】行气止痛，活血化瘀，祛风通络。用于气滞血瘀引起的跌仆损伤，风湿痹痛，胃痛，牙痛，毒蛇咬伤；外治汤火烫伤。

【性状鉴别】本品为厚片或圆柱形短段，长2~20cm，厚0.5~6cm。表面淡棕黄色或淡黄色，有鲜黄色或黄褐色类圆形皮孔样斑痕。切断面较光滑，皮部淡棕色，木部淡黄色，可见同心性环纹及密集的小孔。质坚硬。气微香，味辛辣麻舌而苦。

威　灵　仙

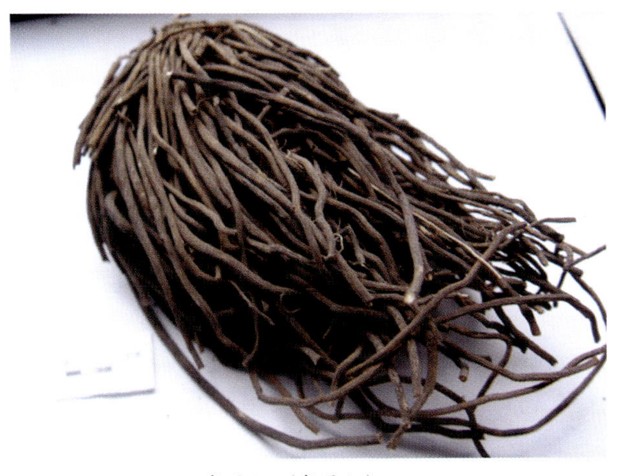

威灵仙（威灵仙）

【来　　源】本品为毛茛科植物威灵仙 *Clematis chinensis* Osbeck、棉团铁线莲 *Clematis hexapetala* Pall. 或东北铁线莲 *Clematis manshurica* Rupr.的干燥根及根茎。

【性味归经】辛、咸，温。归膀胱经。

【功能主治】祛风除湿，通络止痛。用于风湿痹痛，肢体麻木，筋脉拘挛，屈伸不利，骨鲠咽喉。

【性状鉴别】

1. 威灵仙　根茎呈柱状，长1.5~10cm，直径0.3~1.5cm；表面淡棕黄色；顶端残留茎基；质较坚韧，断面纤维性；下侧着生多数细根。根呈细长圆柱形，稍弯曲，长7~15cm，直径0.1~0.3cm；表面黑褐色，有细纵纹，有的皮部脱落，露出黄白色木部；质硬脆，易折断，断面皮部较广，木部淡黄色，略呈方形，皮部与木部间常有裂隙。气微，味淡。

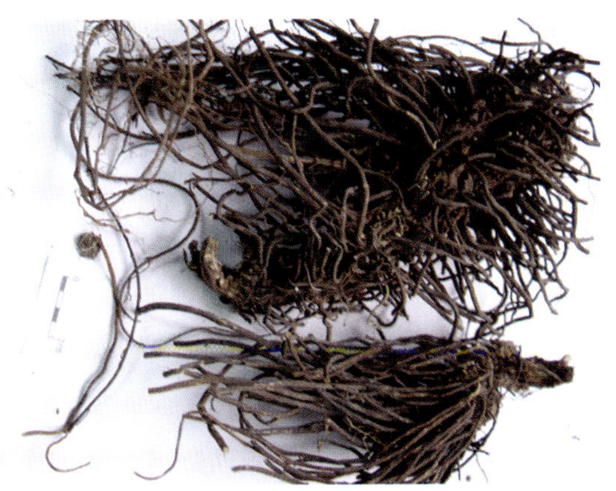

威灵仙（东北铁线莲）

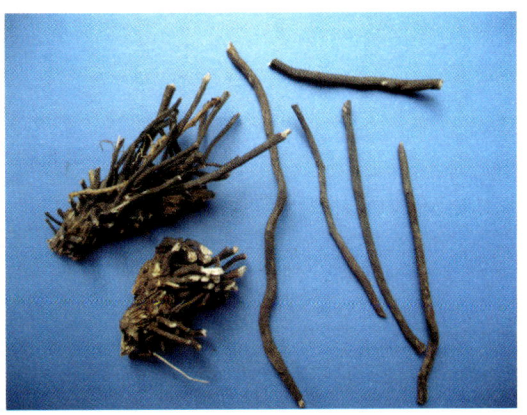

威灵仙饮片

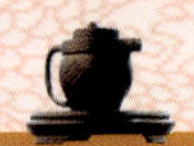

2. 棉团铁线莲　根茎呈短柱状，长 1~4 cm，直径 0.5~1 cm。根长 4~20 cm，直径 0.1~0.2 cm；表面棕褐色至棕黑色；断面木部圆形。味咸。

3. 东北铁线莲　根茎呈柱状，长 1~11 cm，直径 0.5~2.5 cm。根较密集，长 5~23 cm，直径 0.1~0.4 cm；表面棕黑色；断面木部近圆形。味辛辣。

秦　艽

【来　　源】本品为龙胆科植物秦艽 *Gentiana macrophylla* Pall.、麻花秦艽 *Gentiana straminea* Maxim.、粗茎秦艽 *Gentiana crassicaulis* Duthie ex Burk.或小秦艽 *Gentiana dahurica* Fisch.的干燥根。前 3 种按性状不同分别习称“秦艽”和“麻花艽”，后一种习称“小秦艽”。

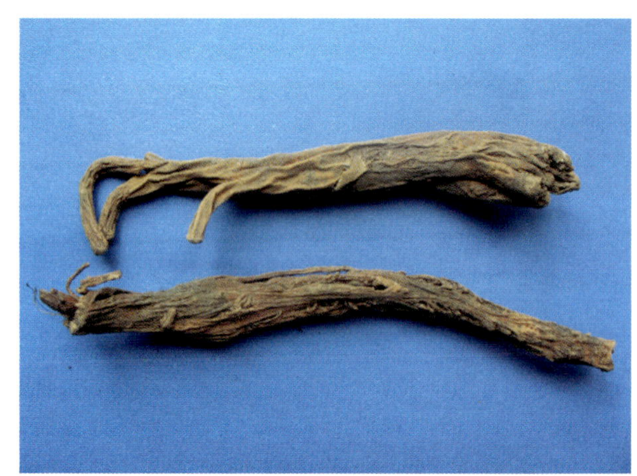
秦艽（秦艽）

【性味归经】辛、苦，平。归胃、肝、胆经。

【功能主治】祛风湿，清湿热，止痹痛。用于风湿痹痛，筋脉拘挛，骨节酸痛，日晡潮热，小儿疳积发热。

【性状鉴别】

1. 秦艽　呈类圆柱形，上粗下细，扭曲不直，长 10~30 cm，直径 1~3 cm。表面黄棕色或灰黄色，有纵向或扭曲的纵皱纹，顶端有残存茎基及纤维状叶鞘。质硬而脆，易折断，断面略显油性，皮部黄色或棕黄色，木部黄色。气特异，味苦、微涩。

2. 麻花秦艽　呈类圆锥形，多由数个小根纠聚而膨大，直径可达 7 cm。表面棕褐色，

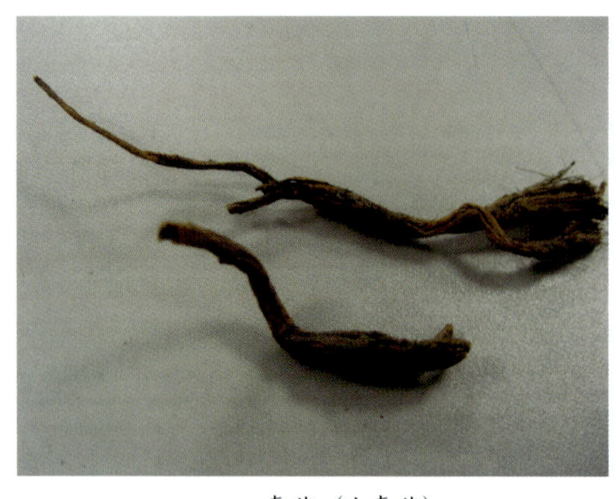
秦艽（小秦艽）

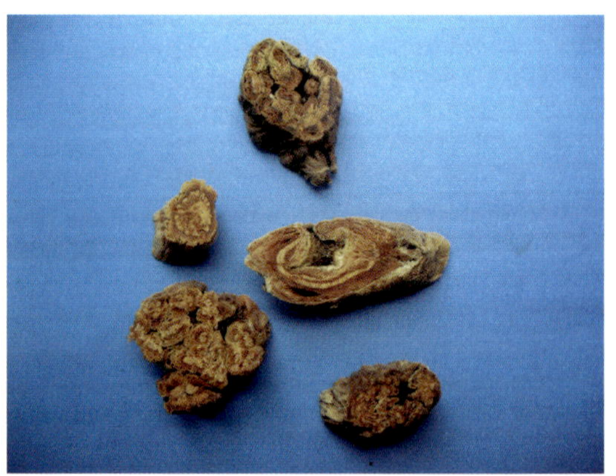
秦艽饮片

粗糙，有裂隙呈网状孔纹。质松脆，易折断，断面多呈枯朽状。

3. 小秦艽　呈类圆锥形或类圆柱形，长 8~15 cm，直径 0.2~1 cm。表面棕黄色。主根通常 1 个，残存的茎基有纤维状叶鞘，下部多分枝。断面黄白色。

络　石　藤

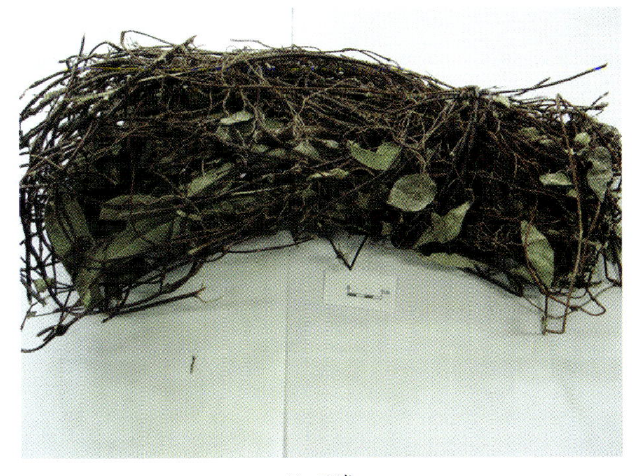

络石藤

【来　　源】本品为夹竹桃科植物络石 *Trachelospermum jasminoides* (Lindl.) Lem.的干燥带叶藤茎。

【性味归经】苦，微寒。归心、肝、肾经。

【功能主治】祛风通络，凉血消肿。用于风湿热痹，筋脉拘挛，腰膝酸痛，喉痹，痈肿，跌仆损伤。

【性状鉴别】本品茎呈圆柱形，弯曲，多分枝，长短不一，直径 1~5 mm；表面红褐色，有点状皮孔及不定根；质硬，断面淡黄白色，常中空。叶对生，有短柄；展平后叶片呈椭圆形或卵状披针形，长 1~8 cm，宽 0.7~3.5 cm；全缘，略反卷，上表面暗绿色或棕绿色，下表面色较淡；革质。气微，味微苦。

木　　瓜

【来　　源】本品为蔷薇科植物贴梗海棠 *Chaenomeles speciosa* (Sweet) Nakai 的干燥近成熟果实。

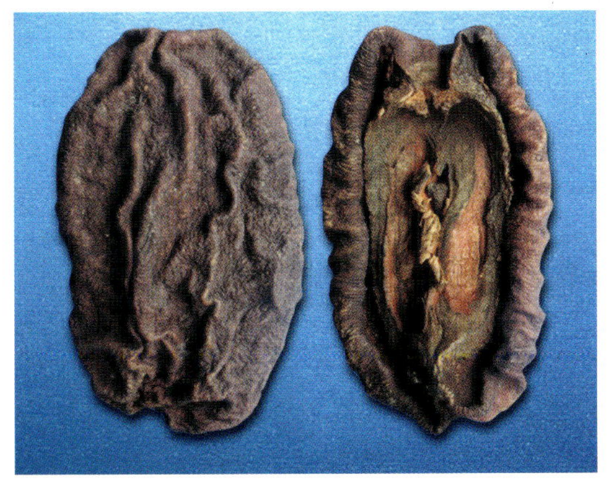

木瓜

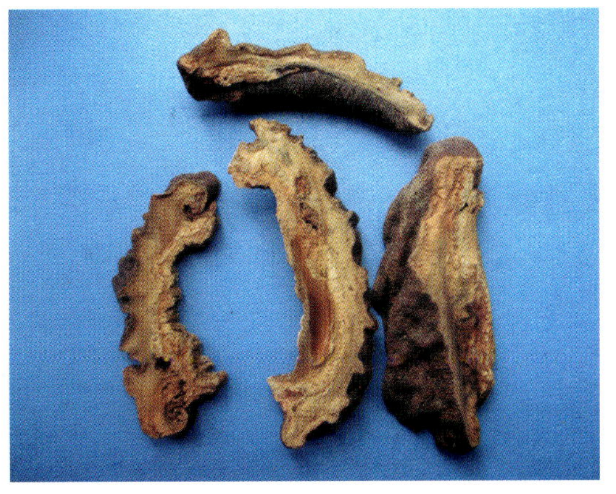

木瓜饮片

【性味归经】酸，温。归肝、脾经。

【功能主治】平肝舒筋，和胃化湿。用于湿痹拘挛，腰膝关节酸重疼痛，吐泻转筋，脚气水肿。

【性状鉴别】本品长圆形，多纵剖成两半，长 4~9 cm，宽 2~5 cm，厚 1~2.5 cm。外表面紫红色或红棕色，有不规则的深皱纹；剖面边缘向内卷曲，果肉红棕色，中心部分凹陷，棕黄色；种子扁长三角形，多脱落。质坚硬。气微清香，味酸。

蕲　　蛇

【来　　源】本品为蝰科动物五步蛇 *Agkistrodon acutus* (Güenther) 的干燥体。

【性味归经】甘、咸，温；有毒。归肝经。

【功能主治】祛风，通络，止痉。用于风湿顽痹，麻木拘挛，中风口眼㖞斜，半身不遂，抽搐痉挛，破伤风，麻风疥癣。

【性状鉴别】本品卷呈圆盘状，盘径 17~34 cm，体长可达 2 m。头在中间稍向上，呈三角形而扁平，吻端向上，习称“翘鼻头”。上腭有管状毒牙，中空尖锐。背部两侧各有黑褐色与浅棕色组成的“V”形斑纹 17~25 个，其“V”形的两上端在背中线上相接，习称“方胜纹”，有的左右不相接，呈交错排列。腹部撑开或不撑开，灰白色，鳞片较大，有黑色类圆形的斑点，习称“连珠斑”；腹内壁黄白色，脊椎骨的棘突较高，呈刀片状上突，前后椎体下突基本同形，多为弯刀状，向后倾斜，尖端明显超过椎体后隆面。尾部骤细，末端有三角形深灰色的角质鳞片 1 枚。气腥，味微咸。

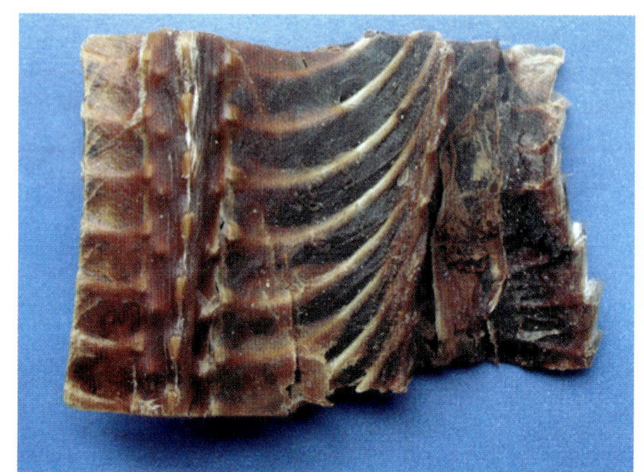

蕲蛇饮片 (1)

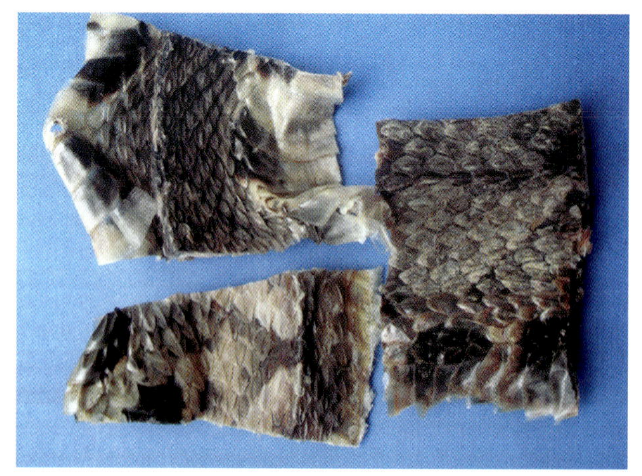

蕲蛇饮片 (2)

金钱白花蛇

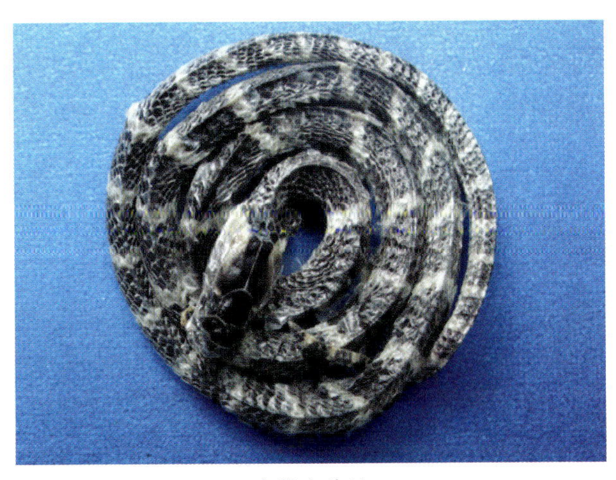
金钱白花蛇

【来　　源】本品为眼镜蛇科动物银环蛇 *Bungarus multicinctus* Blyth 的幼蛇干燥体。

【性味归经】甘、咸，温；有毒。归肝经。

【功能主治】祛风，通络，止痉。用于风湿顽痹，麻木拘挛，中风口眼㖞斜，半身不遂，抽搐痉挛，破伤风，麻风疥癣，瘰疬恶疮。

【性状鉴别】本品呈圆盘状，盘径 3~6 cm，蛇体直径 0.2~0.4 cm。头盘在中间，尾细，常纳口内，口腔内上颌骨前端有毒沟牙 1 对，鼻间鳞 2 片，无颊鳞，上下唇鳞通常各为 7 片。背部黑色或灰黑色，有白色环纹 45~58 个，黑白相间，白环纹在背部宽 1~2 行鳞片，向腹面渐增宽，黑环纹宽 3~5 行鳞片，背正中明显突起 1 条脊棱，脊鳞扩大呈六角形，背鳞细密，通身 15 行，尾下鳞单行。气微腥，味微咸。

乌　梢　蛇

【来　　源】本品为游蛇科动物乌梢蛇 *Zaocys dhumnades* (Cantor) 的干燥体。

【性味归经】甘，平。归肝经。

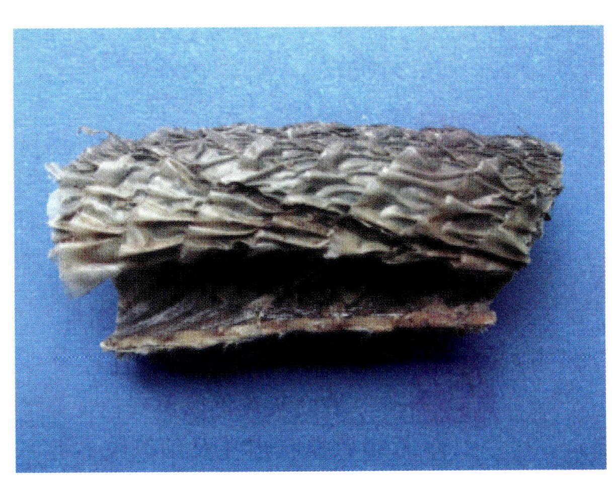
乌梢蛇饮片

【功能主治】祛风，通络，止痉。用于风湿顽痹，麻木拘挛，中风口眼㖞斜，半身不遂，抽搐痉挛，破伤风，麻风疥癣，瘰疬恶疮。

【性状鉴别】本品呈圆盘状，盘径约 16 cm。表面黑褐色或绿黑色，密被菱形鳞片；背鳞行数成双，背中央 2~4 行鳞片强烈起棱，形成两条纵贯全体的黑线。头盘在中间，扁圆形，眼大而下凹陷，有光泽。上唇鳞 8 枚，第 4、5 枚入眶，颊鳞 1 枚，眼前下鳞 1 枚，较小，眼后鳞

2枚。脊部高耸呈屋脊状。腹部剖开边缘向内卷曲，脊肌肉厚，黄白色或淡棕色，可见排列整齐的肋骨。尾部渐细而长，尾下鳞双行。剥皮者仅留头尾的皮鳞，中段较光滑。气腥，味淡。

豨 莶 草

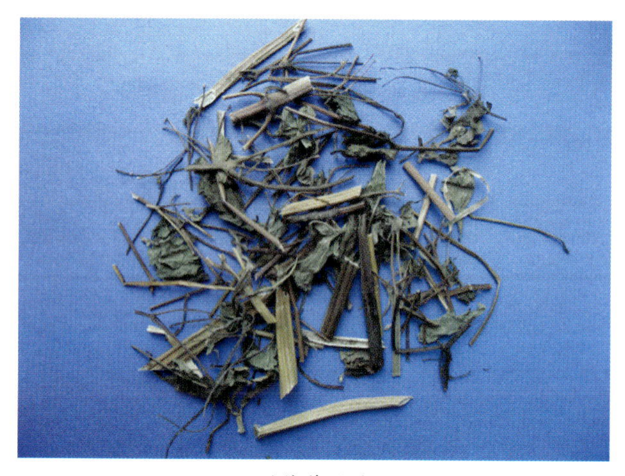
豨莶草饮片

【来　　源】本品为菊科植物豨莶 *Siegesbeckia orientalis* L.、腺梗豨莶 *Siegesbeckia pubescens* Makino 或毛梗豨莶 *Siegesbeckia glabrescens* Makino 的干燥地上部分。

【性味归经】辛、苦，寒。归肝、肾经。

【功能主治】祛风湿，利关节，解毒。用于风湿痹痛，筋骨无力，腰膝酸软，四肢麻痹，半身不遂，风疹湿疮。

【性状鉴别】本品茎略呈方柱形，多分枝，长30~110cm，直径0.3~1cm；表面灰绿色、黄棕色或紫棕色，有纵沟及细纵纹，被灰色柔毛；节明显，略膨大；质脆，易折断，断面黄白色或带绿色，髓部宽广，类白色，中空。叶对生，叶片多皱缩、卷曲，展平后呈卵圆形，灰绿色，边缘有钝锯齿，两面皆有白色柔毛，主脉3出。有的可见黄色头状花序，总苞片匙形。气微，味微苦。

桑 枝

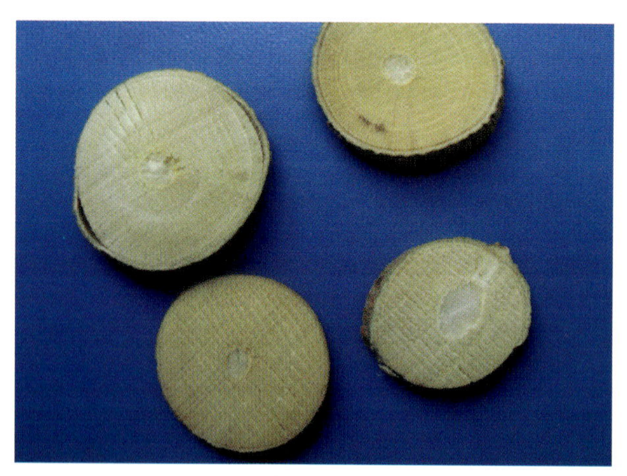
桑枝饮片

【来　　源】本品为桑科植物桑 *Morus alba* L.的干燥嫩枝。

【性味归经】微苦，平。归肝经。

【功能主治】祛风湿，利关节。用于肩臂、关节酸痛麻木。

【性状鉴别】本品呈长圆柱形，少有分枝，长短不一，直径0.5~1.5cm。表面灰黄色或黄褐色，有多数黄褐色点状皮孔及细纵纹，并有灰白色略呈半圆形的叶痕和黄棕色

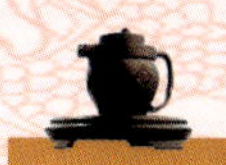

的腋芽。质坚韧，不易折断，断面纤维性。切片厚 0.2~0.5 cm，皮部较薄，木部黄白色，射线放射状，髓部白色或黄白色。气微，味淡。

伸 筋 草

【来　　源】本品为石松科植物石松 *Lycopodium japonicum* Thunb.的干燥全草。

【性味归经】微苦、辛，温。归肝、脾、肾经。

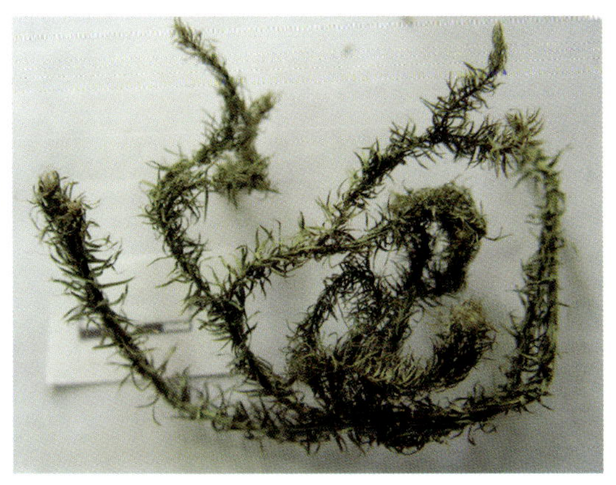

伸筋草

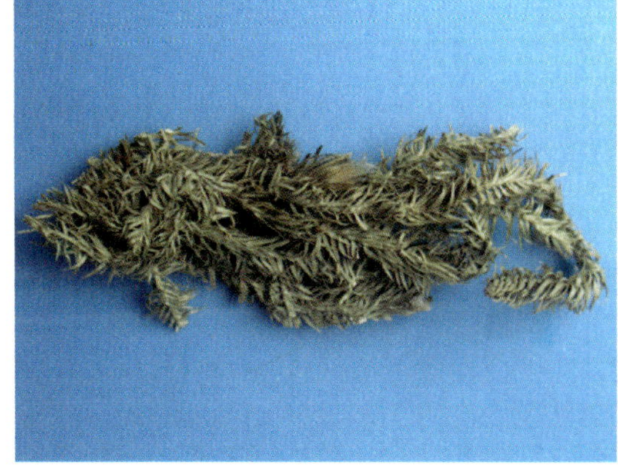

伸筋草饮片

【功能主治】祛风除湿，舒筋活络。用于关节酸痛，屈伸不利。

【性状鉴别】本品匍匐茎呈细圆柱形，略弯曲，长可达 2 m，直径 1~3 mm，其下有黄白色细根；直立茎作二叉状分枝。叶密生茎上，螺旋状排列，皱缩弯曲，线形或针形，长 3~5 mm，黄绿色至淡黄棕色，无毛，先端芒状，全缘，易碎断。质柔软，断面皮部浅黄色，木部类白色。气微，味淡。

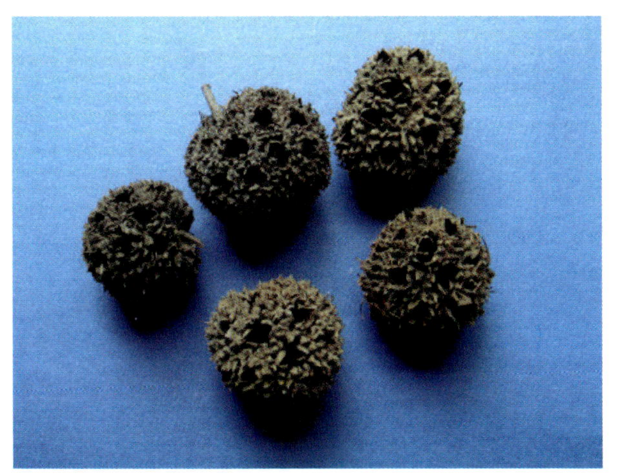

路路通饮片

路 路 通

【来　　源】本品为金缕梅科植物枫香树 *Liquidambar formosana* Hance的干燥成熟果序。

【性味归经】苦，平。归肝、肾经。

【功能主治】祛风活络，利水通经。用于关节痹痛，麻木拘挛，水肿胀满，乳少经闭。

【性状鉴别】本品为聚花果，由

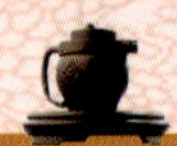

多数小蓇葖果集合而成，呈球形，直径2~3cm。基部有总果梗。表面灰棕色或棕褐色，有多数尖刺及喙状小钝刺，长0.5~1mm，常折断，小蓇葖果顶部开裂，呈蜂窝状小孔。体轻，质硬，不易破开。气微，味淡。

穿山龙

【来　　源】本品为薯蓣科植物穿龙薯蓣 *Dioscorea nipponica* Makino 的干燥根茎。

【性味归经】甘、苦，温。

【功能主治】祛风湿，止痛，舒筋活血，止咳平喘祛痰。用于风湿性关节炎，腰腿疼痛、麻木，大骨节病，跌仆损伤，闪腰岔气，慢性支气管炎，咳嗽气喘。

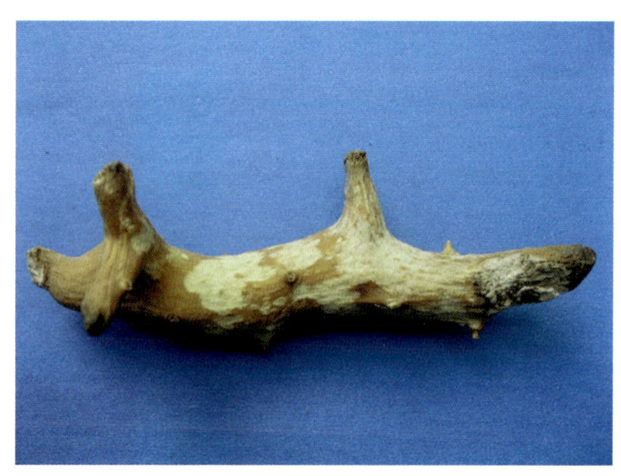
穿山龙

【性状鉴别】根茎呈类圆柱形，稍弯曲，长15~20cm，直径1.0~1.5cm。表面黄白色或棕黄色，有不规则纵沟、刺状残根及偏于一侧的突起茎痕。质坚硬，断面平坦，白色或黄白色，散有淡棕色维管束小点。气微，味苦涩。

五加皮

【来　　源】本品为五加科植物细柱五加 *Acanthopanax gracilistylus* W. W. Smith 的干燥根皮。

【性味归经】辛、苦，温。归肝、肾经。

【功能主治】祛风湿，补肝肾，强筋骨。用于风湿痹痛，筋骨痿软，小儿行迟，体虚乏力，水肿，脚气。

【性状鉴别】本品呈不规则卷筒状，长5~15cm，直径0.4~1.4cm，厚约0.2cm。外表面灰褐色，有稍扭曲的纵皱纹及横长皮孔样斑痕；内表面淡黄色或灰黄色，有细纵纹。体轻，质脆，易折断，断面不整齐，灰白色。气微香，味微辣而苦。

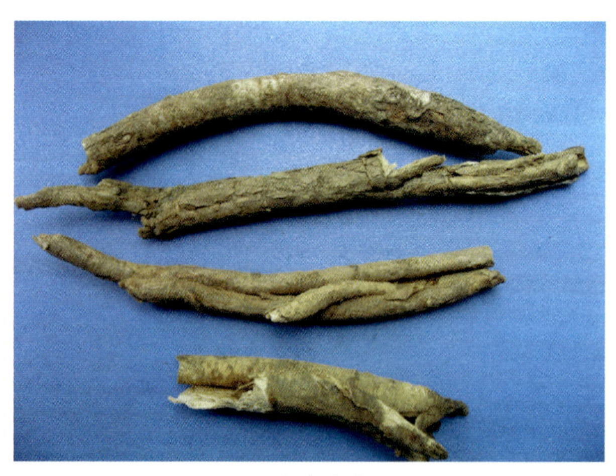
五加皮饮片

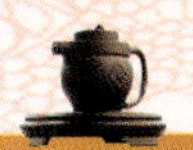

桑寄生

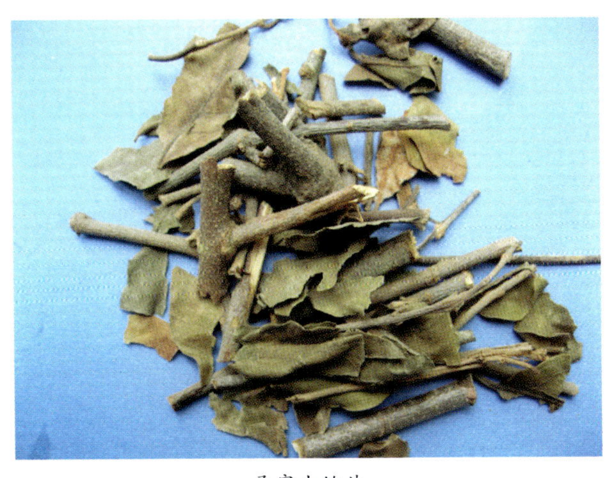
桑寄生饮片

【来　源】本品为桑寄生科植物桑寄生 *Taxillus chinensis* (DC.) Danser 的干燥带叶茎枝。

【性味归经】苦、甘，平。归肝、肾经。

【功能主治】补肝肾，强筋骨，祛风湿，安胎元。用于风湿痹痛，腰膝酸软，筋骨无力，崩漏经多，妊娠漏血，胎动不安；高血压。

【性状鉴别】本品茎枝呈圆柱形，长 3~4 cm，直径 0.2~1 cm；表面红褐色或灰褐色，具细纵纹，并有多数细小突起的棕色皮孔，嫩枝有的可见棕褐色茸毛；质坚硬，断面不整齐，皮部红棕色，木部色较浅。叶多卷曲，具短柄；叶片展平后呈卵形或椭圆形，长 3~8 cm，宽 2~5 cm；表面黄褐色，幼叶被细茸毛，先端钝圆，基部圆形或宽楔形，全缘；革质。气微，味涩。

狗　脊

【来　源】本品为蚌壳蕨科植物金毛狗脊 *Cibotium barometz* (L.) J. Sm.的干燥根茎。

【性味归经】苦、甘，温。归肝、肾经。

【功能主治】补肝肾，强腰膝，祛风湿。用于腰膝酸软，下肢无力，风湿痹痛。

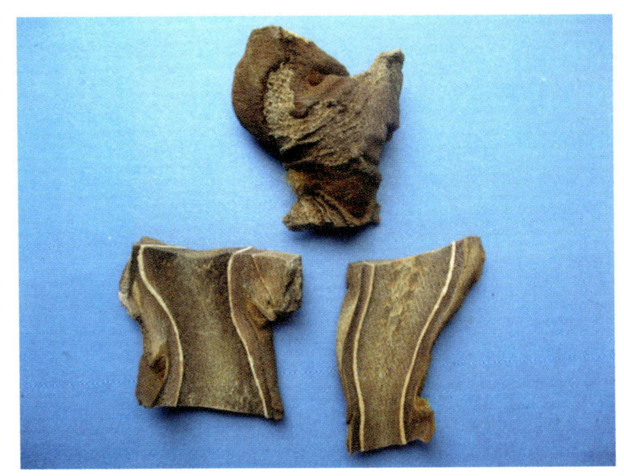
狗脊饮片

【性状鉴别】本品呈不规则的长块状，长 10~30 cm，直径 2~10 cm。表面深棕色，残留金黄色茸毛；上面有数个红棕色的木质叶柄，下面残存黑色细根。质坚硬，不易折断。无臭，味淡、微涩。生狗脊片呈不规则长条形或圆形，长 5~20 cm，直径 2~10 cm，厚 1.5~5 mm；切面浅棕

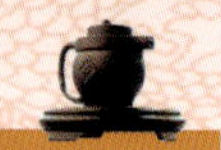

色，较平滑，近边缘1~4mm处有1条棕黄色隆起的木质部环纹或条纹，边缘不整齐，偶有金黄色茸毛残留；质脆，易折断，有粉性。熟狗脊片呈黑棕色，质坚硬。

千　年　健

【来　　源】本品为天南星科植物千年健 *Homalomena occulta* (Lour.) Schott 的干燥根茎。

【性味归经】苦、辛，温。归肝、肾经。

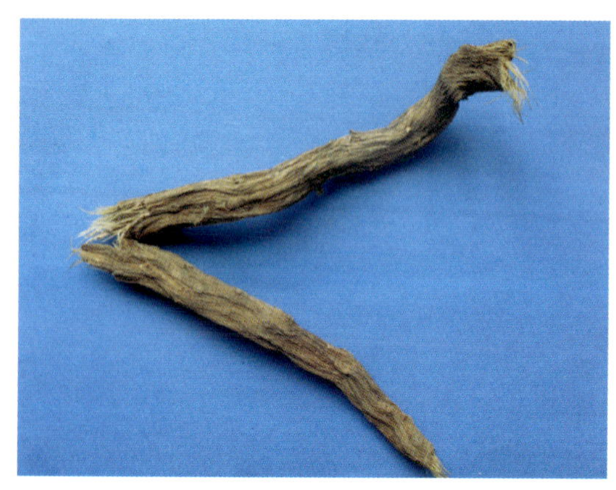

千年健

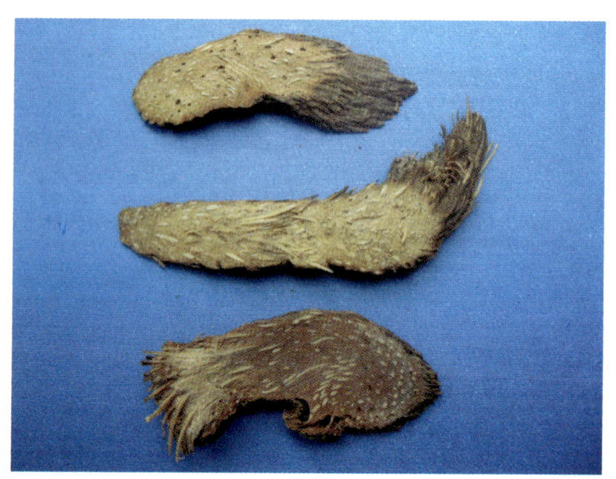

千年健饮片

【功能主治】祛风湿，健筋骨。用于风寒湿痹，腰膝冷痛，下肢拘挛麻木。

【性状鉴别】本品呈圆柱形，稍弯曲，有的略扁，长15~40cm，直径0.8~1.5cm。表面黄棕色至红棕色，粗糙，可见多数扭曲的纵沟纹、圆形根痕及黄色针状纤维束。质硬而脆，断面红褐色，黄色针状纤维束多而明显，相对另一断面呈多数针眼状小孔及有少数黄色针状纤维束，可见深褐色具光泽的油点。气香，味辛、微苦。

鹿　衔　草

【来　　源】本品为鹿蹄草科植物鹿蹄草 *Pyrola calliantha* H. Andres 或普通鹿蹄草 *Pyrola decorata* H. Andres 的干燥全草。

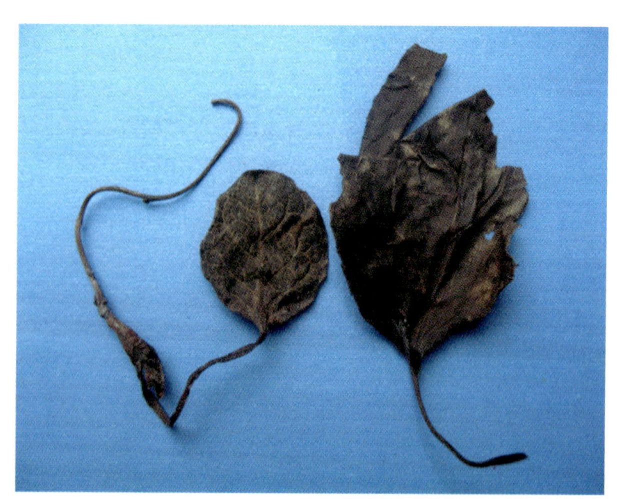

鹿衔草饮片

【性味归经】甘、苦，温。归

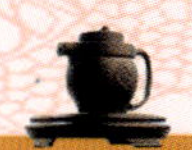

肝、肾经。

【功能主治】祛风湿，强筋骨，止血。用于风湿痹痛，腰膝无力，月经过多，久咳劳嗽。

【性状鉴别】本品根茎细长。茎圆柱形或具纵棱，长 10~30cm。叶基生，长卵圆形或近圆形，长 2~8cm，暗绿色或紫褐色，先端圆或稍尖，全缘或有稀疏的小锯齿，边缘略反卷，上表面有时沿脉具白色的斑纹，下表面有时具白粉。总状花序有花 4~10 朵；花半下垂，萼片 5，舌形或卵状长圆形；花瓣 5，早落，雄蕊 10，花药基部有小角，顶孔开裂；花柱外露，有环状突起的柱头盘。蒴果扁球形，直径 7~10mm，5 纵裂，裂瓣边缘有蛛丝状毛。气微，味淡、微苦。

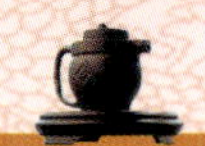

第五章 化 湿 药

广 藿 香

【来　　源】本品为唇形科植物广藿香 *Pogostemon cablin* (Blanco) Benth.的干燥地上部分。

【性味归经】辛，微温。归脾、胃、肺经。

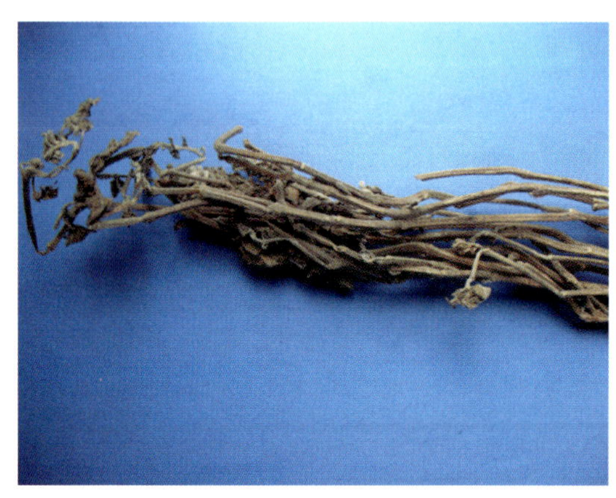

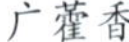

广藿香

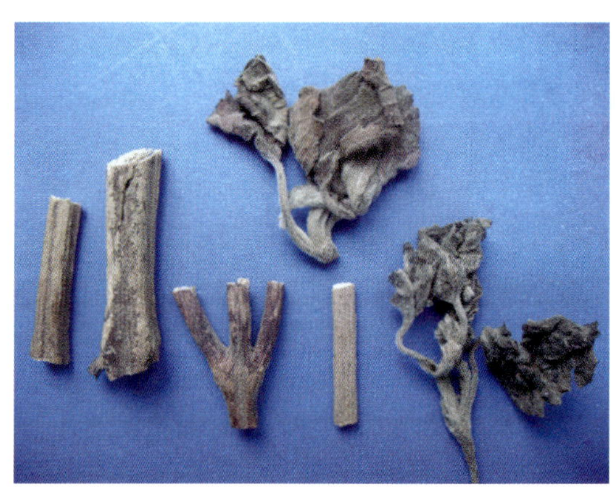

广藿香饮片

【功能主治】芳香化浊，开胃止呕，发表解暑。用于湿浊中阻，脘痞呕吐，暑湿倦怠，胸闷不舒，寒湿闭暑，腹痛吐泻，鼻渊头痛。

【性状鉴别】本品茎略呈方柱形，多分枝，枝条稍曲折，长 30~60 cm，直径 0.2~0.7 cm；表面被柔毛；质脆，易折断，断面中部有髓；老茎类圆柱形，直径 1~1.2 cm，被灰褐色栓皮。叶对生，皱缩成团，展平后叶片呈卵形或椭圆形，长 4~9 cm，宽 3~7 cm；两面均被灰白色茸毛；先端短尖或钝圆，基部楔形或钝圆，边缘具大小不规则的钝齿；叶柄细，长 2~5 cm，被柔毛。气香特异，味微苦。

佩 兰

【来　　源】本品为菊科植物佩兰 *Eupatorium fortunei* Turcz.的干燥地上部分。

【性味归经】辛，平。归脾、胃、肺经。

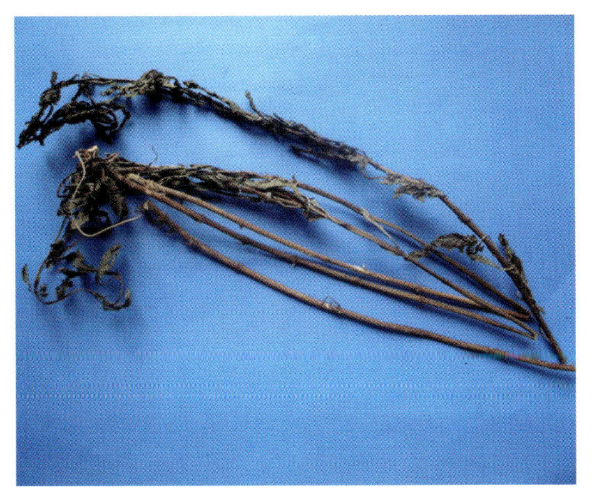
佩兰

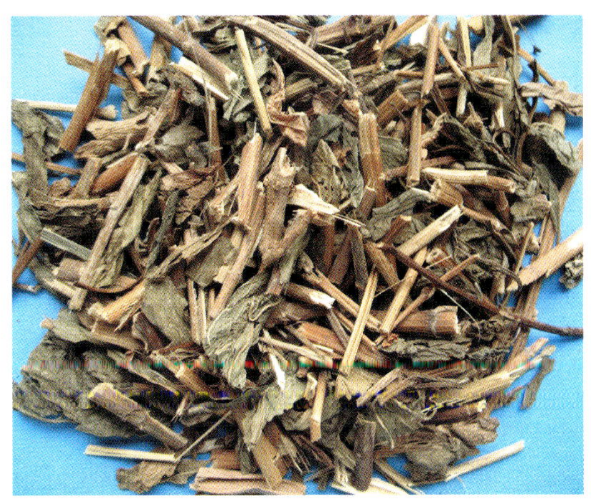
佩兰饮片

【功能主治】芳香化湿，醒脾开胃，发表解暑。用于湿浊中阻，脘痞呕恶，口中甜腻，口臭，多涎，暑湿表症，头胀胸闷。

【性状鉴别】本品茎呈圆柱形，长30~100cm，直径0.2~0.5cm；表面黄棕色或黄绿色，有的带紫色，有明显的节及纵棱线；质脆，断面髓部白色或中空。叶对生，有柄，叶片多皱缩、破碎，绿褐色；完整叶片3裂或不分裂，分裂者中间裂片较大，展平后呈披针形或长圆状披针形，基部狭窄，边缘有锯齿；不分裂者展平后呈卵圆形、卵状披针形或椭圆形。气芳香，味微苦。

苍　术

【来　　源】本品为菊科植物茅苍术 *Atractylodes lancea* (Thunb.) DC.或北苍术 *Atractylodes chinensis* (DC.) Koidz.的干燥根茎。

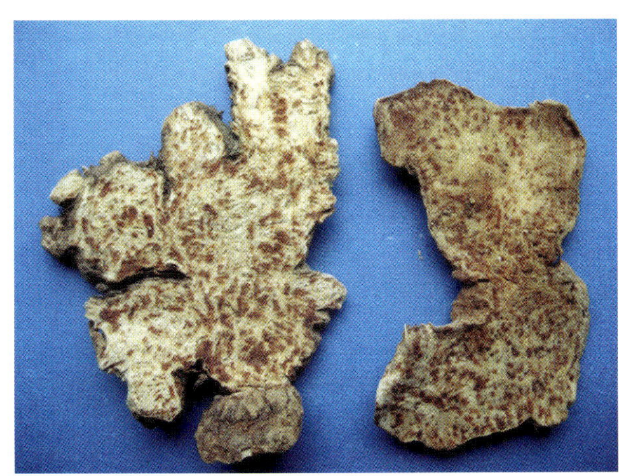
苍术饮片（茅苍术）

【性味归经】辛、苦，温。归脾、胃、肝经。

【功能主治】燥湿健脾，祛风散寒，明目。用于脘腹胀满，泄泻，水肿，脚气痿躄，风湿痹痛，风寒感冒，夜盲。

【性状鉴别】

1. 茅苍术　呈不规则连珠状或结节状圆柱形，略弯曲，偶有分枝，长3~10cm，直径1~2cm。表面灰棕色，有皱纹、横曲纹及残留须根，顶端具茎痕或残留茎基。质坚实，

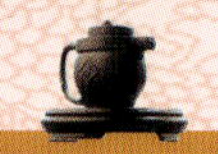

断面黄白色或灰白色，散有多数橙黄色或棕红色油室，暴露稍久，可析出白色细针状结晶。气香特异，味微甘、辛、苦。

2. 北苍术　呈疙瘩块状或结节状圆柱形，长4~9cm，直径1~4cm。表面黑棕色，除去外皮者黄棕色。质较疏松，断面散有黄棕色油室。香气较淡，味辛、苦。

厚　　朴

【来　　源】本品为木兰科植物厚朴 *Magnolia officinalis* Rehd. et Wils. 或凹叶厚朴 *Magnolia officinalis* Rehd. et Wils. var. biloba Rehd. et Wils. 的干燥干皮、根皮及枝皮。

【性味归经】苦、辛，温。归脾、胃、肺、大肠经。

【功能主治】燥湿消痰，下气除满。用于湿滞伤中，脘痞吐泻，食积气滞，腹胀便秘，痰饮喘咳。

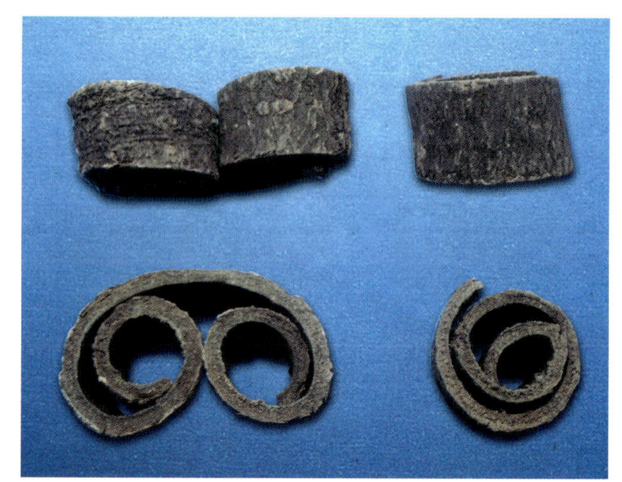
厚朴饮片

【性状鉴别】

1. 干皮　呈卷筒状或双卷筒状，长30~35cm，厚0.2~0.7cm，习称“筒朴”；近根部的干皮一端展开如喇叭口，长13~25cm，厚0.3~0.8cm，习称“靴筒朴”。外表面灰棕色或灰褐色，粗糙，有时呈鳞片状，较易剥落，有明显椭圆形皮孔和纵皱纹，刮去粗皮者显黄棕色。内表面紫棕色或深紫褐色，较平滑，具细密纵纹，划之显油痕。质坚硬，不易折断，断面颗粒性，外层灰棕色，内层紫褐色或棕色，有油性，有的可见多数小亮星。气香，味辛辣、微苦。

2. 根皮（根朴）　呈单筒状或不规则块片；有的弯曲似鸡肠，习称“鸡肠朴”。质硬，较易折断，断面纤维性。

3. 枝皮（枝朴）　呈单筒状，长10~20cm，厚0.1~0.2cm。质脆，易折断，断面纤维性。

厚　朴　花

【来　　源】本品为木兰科植物厚朴 *Magnolia officinalis* Rehd. et Wils.或凹叶厚朴 *Magnolia officinalis* Rehd. et Wils. var. *biloba* Rehd. et Wils.的干燥花蕾。

【性味归经】苦，微温。归脾、胃经。

【功能主治】理气，化湿。用于胸脘痞闷胀满，纳谷不香。

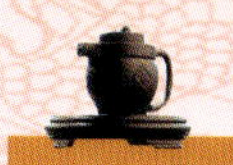

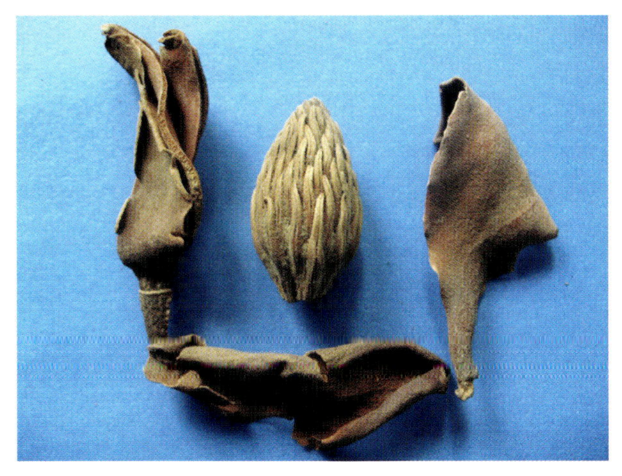

厚朴花饮片

【性状鉴别】本品呈长圆锥形，长 4~7 cm，基部直径 1.5~2.5 cm。红棕色至棕褐色。花被多为 12 片，肉质，外层的呈长方倒卵形，内层的呈匙形。雄蕊多数，花药条形，淡黄棕色，花丝宽而短。心皮多数，分离，螺旋状排列于圆锥形的花托上。花梗长 0.5~2 cm，密被灰黄色茸毛，偶无毛。质脆，易破碎。气香，味淡。

砂　仁

【来　　源】本品为姜科植物阳春砂 *Amomum villosum* Lour.、绿壳砂 *Amomum villosum* Lour. var. *xanthioides* T. L.Wu et Senjen 或海南砂 *Amomum longiligulare* T. L.Wu 的干燥成熟果实。

【性味归经】辛，温。归脾、胃、肾经。

【功能主治】化湿开胃，温脾止泻，理气安胎。用于湿浊中阻，脘痞不饥，脾胃虚寒，呕吐泄泻，妊娠恶阻，胎动不安。

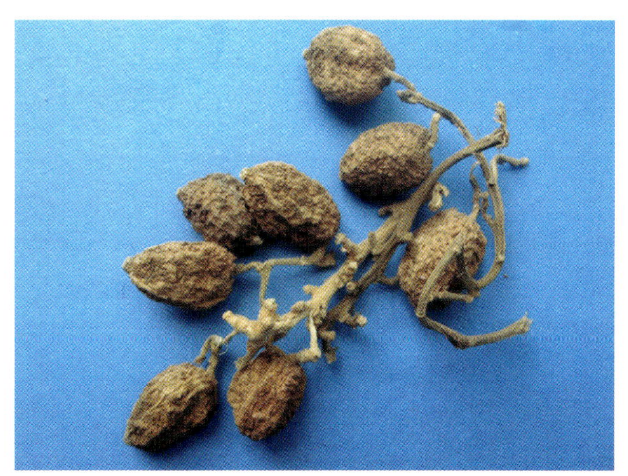

砂仁（阳春砂）

【性状鉴别】

1. 阳春砂、绿壳砂　呈椭圆形或卵圆形，有不明显的 3 棱，长 1.5~2 cm，直径 1~1.5 cm。表面棕褐色，密生刺状突起，顶端有花被残基，基部常有果梗。果皮薄而软。种子集结成团，具 3 钝棱，中有白色隔膜，将种子团分成 3 瓣，每瓣有种子 5~26 粒。种子为不规则多面体，直径 2~3 mm；表面棕红色或暗褐色，有细皱纹，外被淡棕色膜质假种皮；质硬，胚乳灰白色。气芳香而浓烈，味辛凉、微苦。

2. 海南砂　呈长椭圆形或卵圆形，有明显的 3 棱，长 1.5~2 cm，直径 0.8~1.2 cm。表面被片状、分枝的软刺，基部具果梗痕。果皮厚而硬。种子团较小，每瓣有种子 3~24 粒；种子直径 1.5~2 mm。气味稍淡。

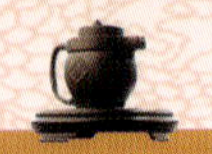

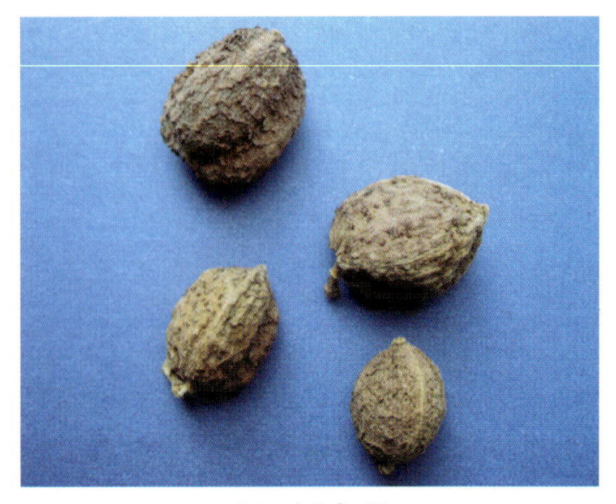

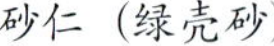

砂仁（绿壳砂）

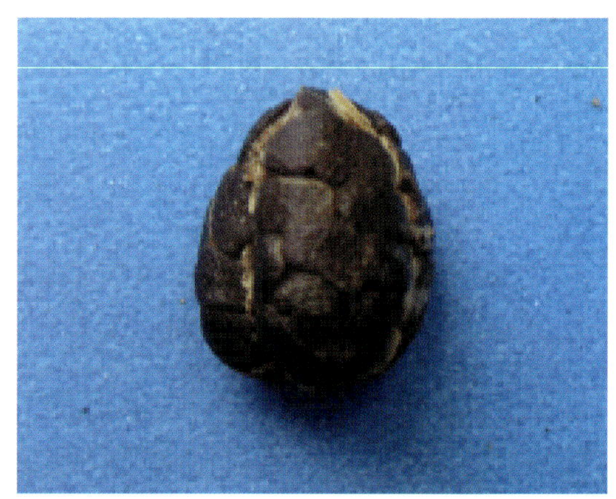

砂仁（种子团）

白 豆 蔻

【来　　源】本品为姜科植物白豆蔻 *Amomum kravanh* Pierre ex Gagnep.或爪哇白豆蔻 *Amomum compactum* Soland ex Maton 的干燥成熟果实。按产地不同分为原豆蔻和印尼白蔻。

【性味归经】辛，温。归肺、脾、胃经。

【功能主治】化湿消痞，行气温中，开胃消食。用于湿浊中阻，不思饮食，湿温初起，胸闷不饥，寒湿呕逆，胸腹胀痛，食积不消。

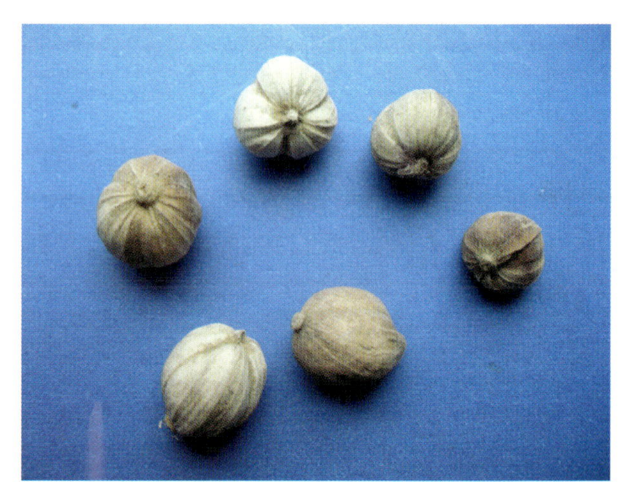

白豆蔻饮片（原豆蔻）

【性状鉴别】

1. 原豆蔻　呈类球形，直径 1.2~1.8 cm。表面黄白色至淡黄棕色，有 3 条较深的纵向槽纹，顶端有突起的柱基，基部有凹下的果柄痕，两端均具浅棕色茸毛。果皮体轻，质脆，易纵向裂开，内分 3 室，每室含种子约 10 粒；种子呈不规则多面体，背面略隆起，直径 3~4 mm，表面暗棕色，有皱纹，并被有残留的假种皮。气芳香，味辛凉略似樟脑。

2. 印尼白蔻　个略小。表面黄白色，有的微显紫棕色。果皮较薄，种子瘦瘪。气味较弱。

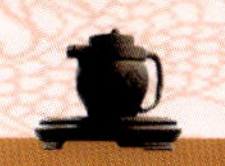

草　豆　蔻

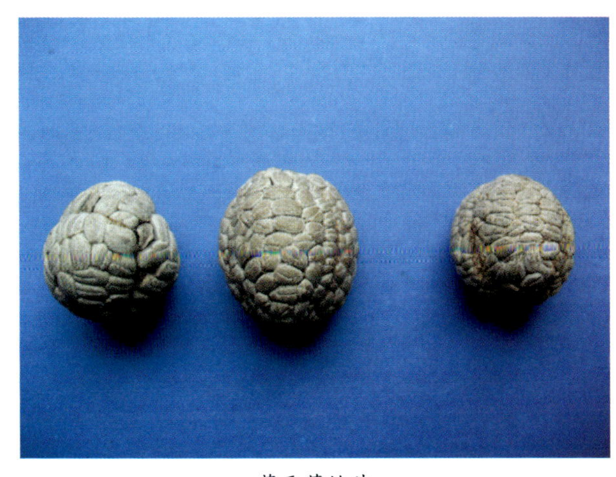

草豆蔻饮片

【来　　源】本品为姜科植物草豆蔻 Alpinia katsumadai Hayata 的干燥近成熟种子。

【性味归经】辛，温。归脾、胃经。

【功能主治】燥湿健脾，温胃止呕。用于寒湿内阻，脘腹胀满冷痛，嗳气呕逆，不思饮食。

【性状鉴别】本品为类球形的种子团，直径 1.5~2.7 cm。表面灰褐色，中间有黄白色的隔膜，将种子团分成 3 瓣，每瓣有种子多数，粘连紧密，种子团略光滑。种子为卵圆状多面体，长 3~5 mm，直径约 3 mm，外被淡棕色膜质假种皮，种脊为一条纵沟，一端有种脐；质硬，将种子沿种脊纵剖两瓣，纵断面观呈斜心形，种皮沿种脊向内伸入部分约占整个表面积的 1/2；胚乳灰白色。气香，味辛、微苦。

草　　果

【来　　源】本品为姜科植物草果 *Amomum tsaoko* Crevost et Lemaire 的干燥成熟果实。

【性味归经】辛、温。归脾、胃经。

【功能主治】燥湿温中，除痰截疟。用于寒湿内阻，脘腹胀痛，痞满呕吐，疟疾寒热。

【性状鉴别】本品呈长椭圆形，具 3 钝棱，长 2~4 cm，直径 1~2.5 cm。表面灰棕色至红棕色，具纵沟及棱线，顶端有圆形突起的柱基，基部有果梗或果梗痕。果皮质坚韧，易纵向撕裂。剥去外皮，中间有黄棕色隔膜，将种子团分成 3 瓣，每瓣有种子多为 8~11 粒。种子呈圆锥状多面体，直径约 5 mm；表面红棕色，外被灰白色膜质的假种皮，种脊为一条纵沟，尖端有凹状的种脐；质硬，胚乳灰白色。有特异香气，味辛、微苦。

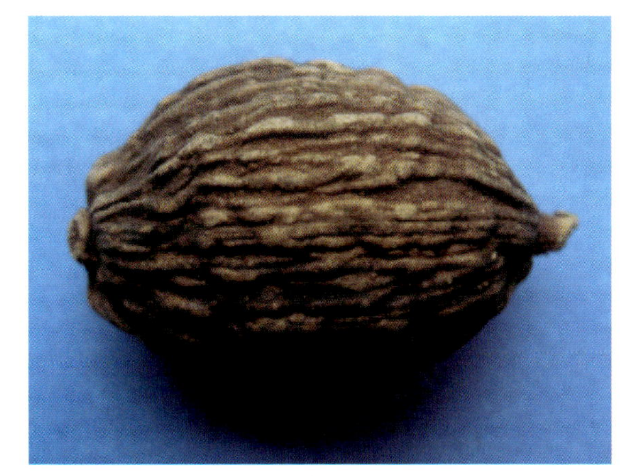

草果

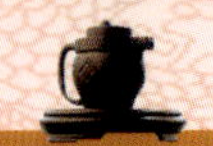

第六章 利水渗湿药

第一节 利水消肿药

茯苓

【来　　源】本品为多孔菌科真菌茯苓 *Poria cocos* (Schw.) Wolf 的干燥菌核。

【性味归经】甘、淡，平。归心、肺、脾、肾经。

【功能主治】利水渗湿，健脾宁心。用于水肿尿少，痰饮眩悸，脾虚食少，便溏泄泻，心神不安，惊悸失眠。

【性状鉴别】

1. 茯苓个　呈类球形、椭圆形、扁圆形或不规则团块，大小不一。外皮薄而粗糙，棕褐色至黑褐色，有明显的皱缩纹理。体重，质坚实，断面颗粒性，有的具裂隙，外层淡棕色，内部白色，少数淡红色，有的中间抱有松根。气微，味淡，嚼之黏牙。

2. 茯苓皮　为削下的茯苓外皮，形状大小不一。外面棕褐色至黑褐色，内面白色或淡棕色。质较松软，略具弹性。

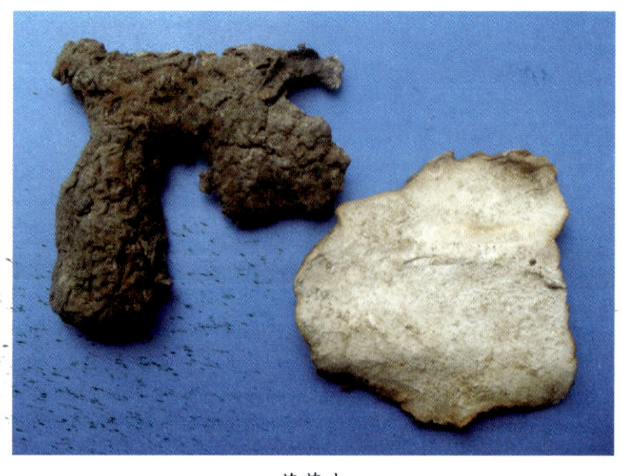

茯苓皮

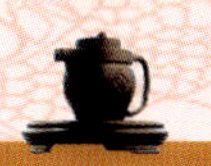

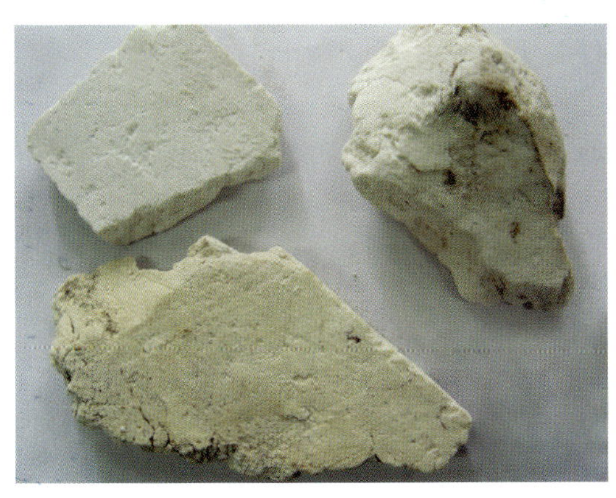

茯苓块

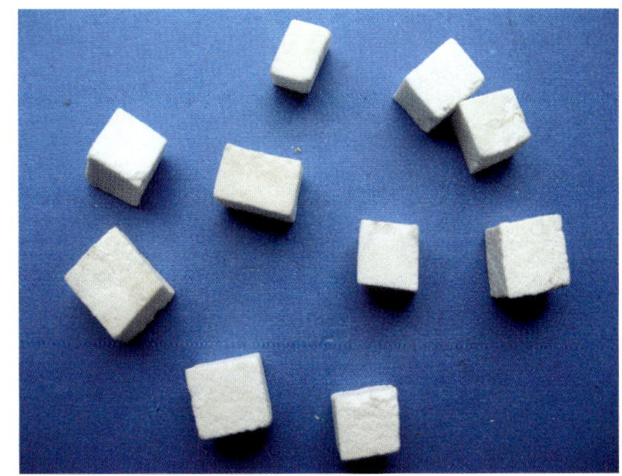

茯苓饮片

3. 茯苓块　为去皮后切制的茯苓，呈块片状，大小不一。白色、淡红色或淡棕色。

猪　苓

【来　源】本品为多孔菌科真菌猪苓 *Polyporus umbellatus* (Pers.) Fries 的干燥菌核。

【性味归经】甘、淡，平。归肾、膀胱经。

【功能主治】利水渗湿。用于小便不利，水肿，泄泻，淋浊，带下。

【性状鉴别】本品呈条形、类圆形或扁块状，有的有分枝，长 5~25 cm，直径 2~6 cm。表面黑色、灰黑色或棕黑色，皱缩或有瘤状突起。体轻，质硬，断面类白色或黄白色，略呈颗粒状。气微，味淡。

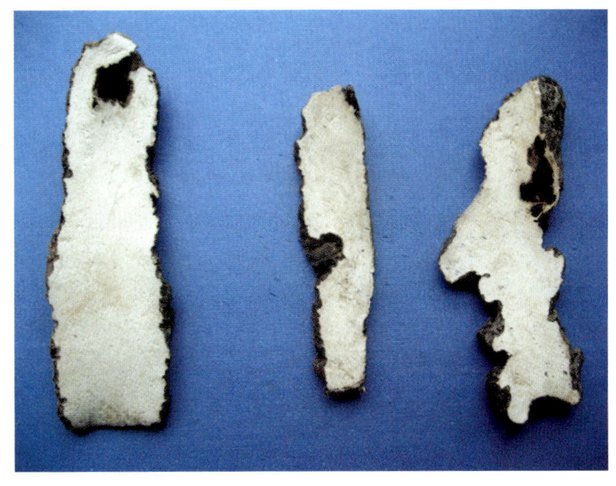

猪苓饮片

泽　泻

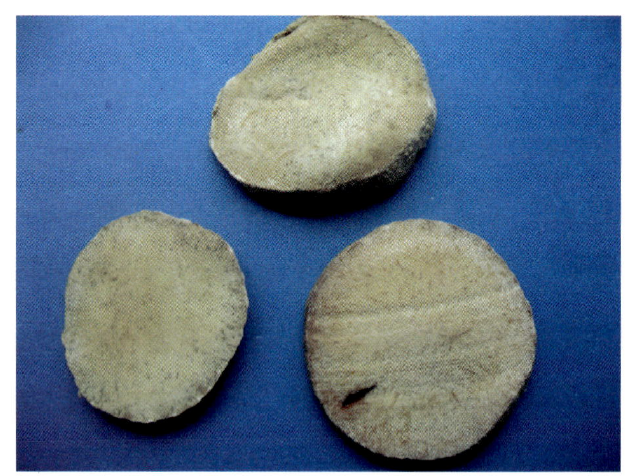
泽泻饮片

【来　　源】本品为泽泻科植物泽泻 *Alisma orientalis* (Sam.) Juzep. 的干燥块茎。

【性味归经】甘，寒。归肾、膀胱经。

【功能主治】利小便，清湿热。用于小便不利，水肿胀满，泄泻尿少，痰饮眩晕，热淋涩痛；高血脂。

【性状鉴别】本品呈类球形、椭圆形或卵圆形，长 2~7 cm，直径 2~6 cm。表面黄白色或淡黄棕色，有不规则的横向环状浅沟纹及多数细小突起的须根痕，底部有的有瘤状芽痕。质坚实，断面黄白色，粉性，有多数细孔。气微，味微苦。

薏苡仁

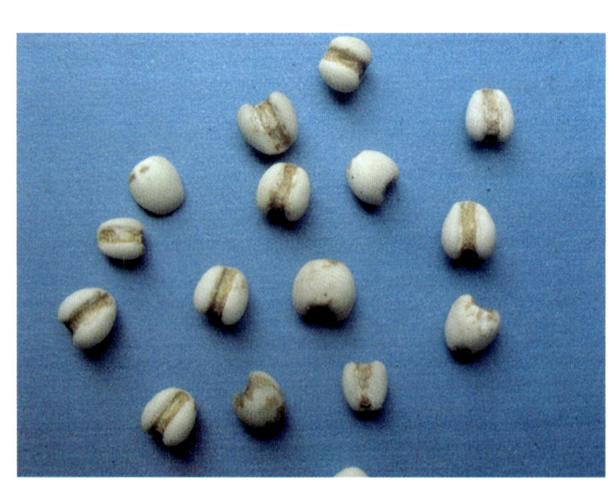
薏苡仁饮片

【来　　源】本品为禾本科植物薏苡 *Coix lacrymajobi* L. var. *mayuen* (Roman.) Stapf 的干燥成熟种仁。

【性味归经】甘、淡，凉。归脾、胃、肺经。

【功能主治】健脾渗湿，除痹止泻，清热排脓。用于水肿，脚气，小便不利，湿痹拘挛，脾虚泄泻，肺痈，肠痈；扁平疣。

【性状鉴别】本品呈宽卵形或长椭圆形，长 4~8 mm，宽 3~6 mm。表面乳白色，光滑，偶有残存的黄褐色种皮；一端钝圆，另一端较宽而微凹，有 1 淡棕色点状种脐；背面圆凸，腹面有 1 条较宽而深的纵沟。质坚实，断面白色，粉性。气微，味微甜。

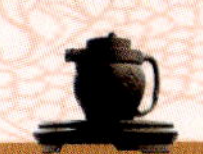

冬 瓜 皮

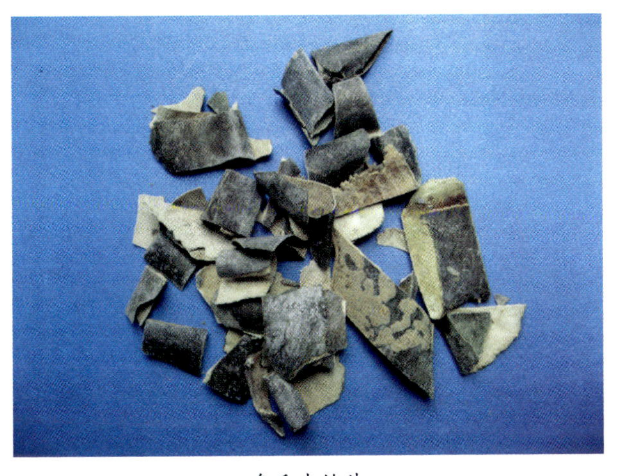

冬瓜皮饮片

【来　　源】本品为葫芦科植物冬瓜 *Benincasa hispida* (Thunb.) Cogn.的干燥外层果皮。

【性味归经】甘，凉。归脾、小肠经。

【功能主治】利尿消肿。用于水肿胀满，小便不利，暑热口渴，小便短赤。

【性状鉴别】本品为不规则的碎片，常向内卷曲，大小不一。外表面灰绿色或黄白色，被有白霜，有的较光滑不被白霜；内表面较粗糙，有的可见筋脉状维管束。体轻，质脆。气微，味淡。

冬 瓜 子

【来　　源】本品为葫芦科植物冬瓜 *Benincasa hispida* (Thunb.) Cogn.的干燥成熟种子。

【性味归经】甘，寒。归肺、胃、大肠、小肠经。

【功能主治】清肺化痰，消痈排脓，清利湿热。用于肺热咳嗽，肺痈，肠痈，脚气、水肿，湿热白浊、带下。

【性状鉴别】本品呈长卵形或长椭圆形，长 1~1.2cm，中部宽约 6mm，厚约 2mm。表面白色至黄白色，光滑，一端渐尖而顶处有 2 个点状突出，为种脐及珠孔所在，另一端钝圆，周边光滑。种皮稍薄，剥开后可见肉白色的种仁，有油性。气微，味微甜。

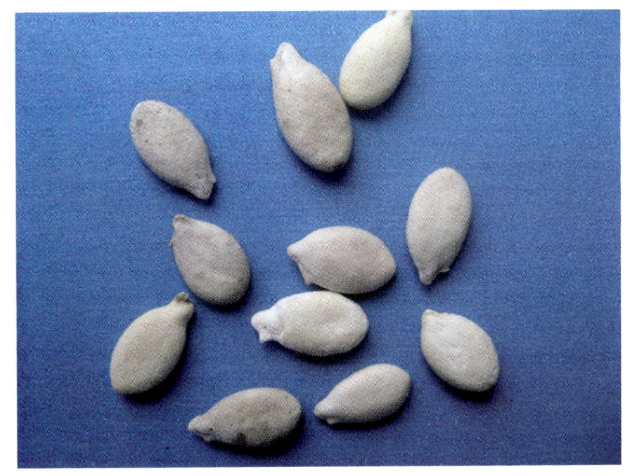

冬瓜子饮片

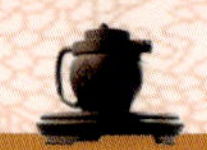

玉米须

【来　　源】本品为禾本科植物玉蜀黍 *Zea mays* L.的干燥花柱。

【性味归经】甘、淡、平。归脾、胃、肝、肾经。

【功能主治】利水渗湿，利胆退黄。用于水肿，湿脚气，热淋、石淋，黄疸；近有用于肾炎水肿，黄疸型肝炎，胆囊炎，胆石症，高血压病，糖尿病。

【性状鉴别】本品呈长条头发状或缠绕成团，伸直后长 15~25 cm，黄褐色或浅棕色，有光泽。质柔软而韧。气微，味微甘。

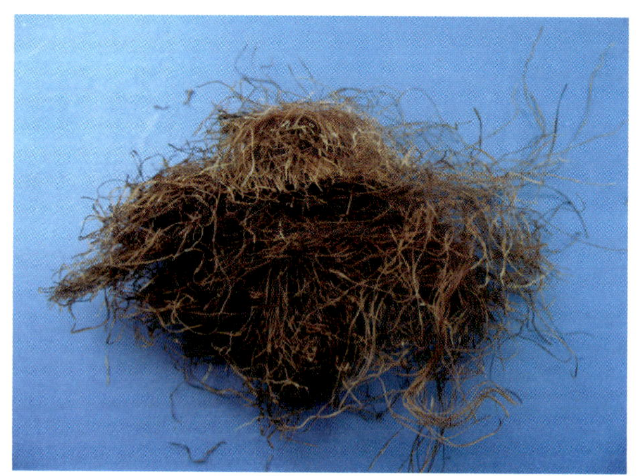

玉米须饮片

葫芦

【来　　源】本品为葫芦科植物葫芦 *Lagenria siceraria* (Molina) Standl.的果壳。

【性味归经】甘，平。归心、小肠经。

【功能主治】利水消肿。用于水肿，石淋，恶疮。

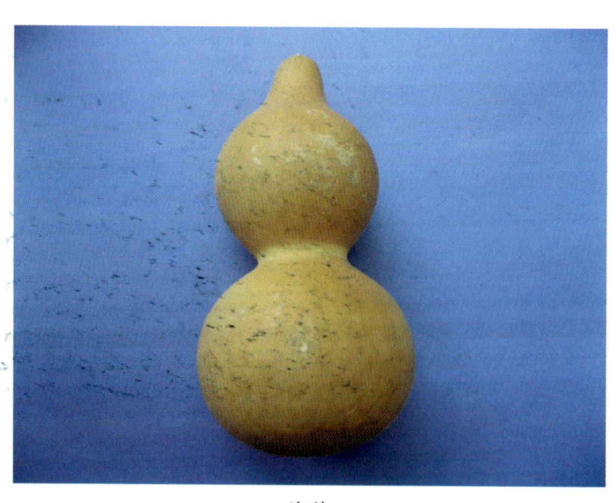

葫芦

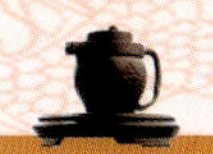

香　加　皮

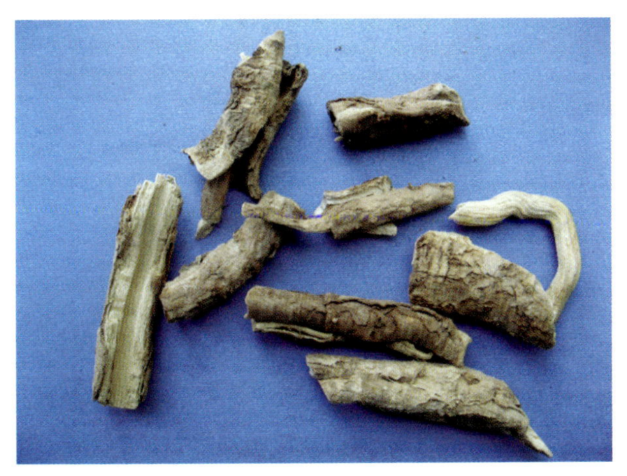
香加皮饮片

【来　　源】本品为萝藦科植物杠柳 *Periploca sepium* Bge.的干燥根皮。

【性味归经】辛、苦，温；有毒。归肝、肾、心经。

【功能主治】祛风湿，强筋骨。用于风寒湿痹，腰膝酸软，心悸气短，下肢浮肿。

【性状鉴别】本品呈卷筒状或槽状，少数呈不规则的块片状，长 3~10 cm，直径 1~2 cm，厚 0.2~0.4 cm。外表面灰棕色或黄棕色，栓皮松软常呈鳞片状，易剥落。内表面淡黄色或淡黄棕色，较平滑，有细纵纹。体轻，质脆，易折断，断面不整齐，黄白色。有特异香气，味苦。

第二节　利尿通淋药

车　前　子

【来　　源】本品为车前科植物车前 *Plantago asiatica* L.或平车前 *Plantago depressa* Willd.的干燥成熟种子。

【性味归经】甘，微寒。归肝、肾、肺、小肠经。

【功能主治】清热利尿，渗湿通淋，明目，祛痰。用于水肿胀满，热淋涩痛，暑湿泄泻，目赤肿痛，痰热咳嗽。

【性状鉴别】本品呈椭圆形、不规则长圆形或三角状长圆形，略扁，

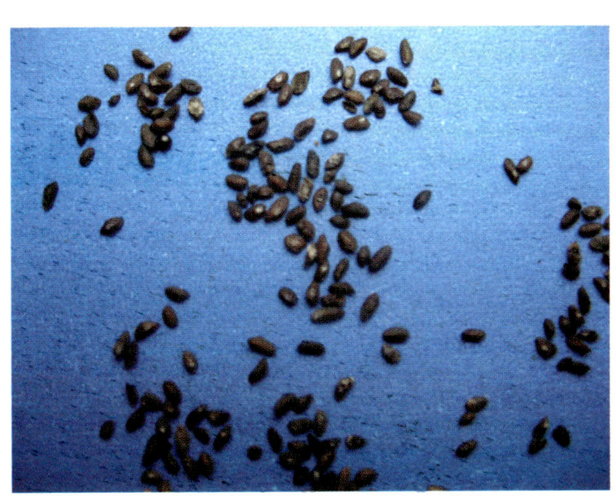
车前子饮片

长约 2 mm，宽约 1 mm。表面黄棕色至黑褐色，有细皱纹，一面有灰白色凹点状种脐。质硬。气微，味淡。

车前草

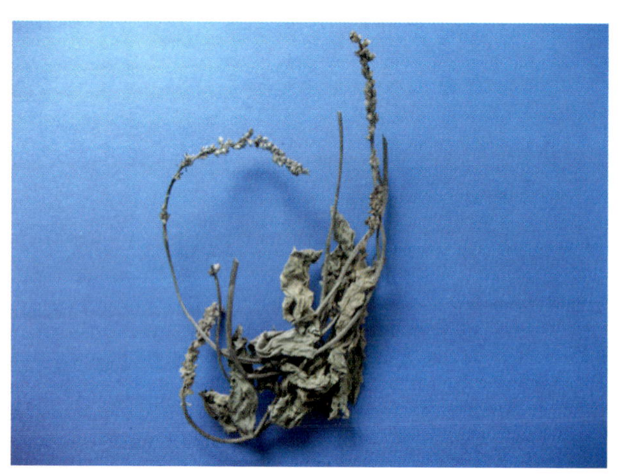
车前草

【来　　源】本品为车前科植物车前 *Plantago asiatica* L.或平车前 *Plantago depressa* Willd.的干燥全草。

【性味归经】甘，寒。归肝、肾、肺、小肠经。

【功能主治】清热利尿，祛痰，凉血，解毒。用于水肿尿少，热淋涩痛，暑湿泻痢，痰热咳嗽，吐血衄血，痈肿疮毒。

【性状鉴别】

1. 车前　根丛生，须状。叶基生，具长柄；叶片皱缩，展平后呈卵状椭圆形或宽卵形，长 6~13 cm，宽 2.5~8 cm；表面灰绿色或污绿色，具明显弧形脉 5~7 条；先端钝或短尖，基部宽楔形，全缘或有不规则波状浅齿。穗状花序数条，花茎长。蒴果盖裂，萼宿存。气微香，味微苦。

2. 平车前　主根直而长。叶片较狭，长椭圆形或椭圆状披针形，长 5~14 cm，宽 2~3 cm。

滑石

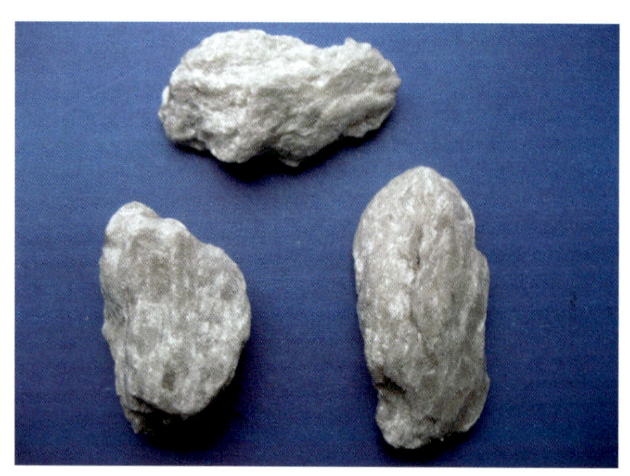
滑石

【来　　源】本品为硅酸盐类矿物滑石族滑石，主要含含水硅酸镁。

【性味归经】甘、淡，寒。归膀胱、肺、胃经。

【功能主治】利尿通淋，清热解暑，祛湿敛疮。用于热淋，石淋，尿热涩痛，暑湿烦渴，湿热水泻；外治湿疹，湿疮，痱子。

【性状鉴别】本品多为块状集合体。呈不规则的块状。白色、黄白色或淡蓝灰色，有蜡样光泽。质软，

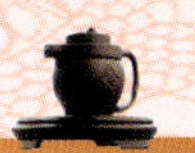

细腻，手摸有滑润感，无吸湿性，置水中不崩散。气微，无味。

川 木 通

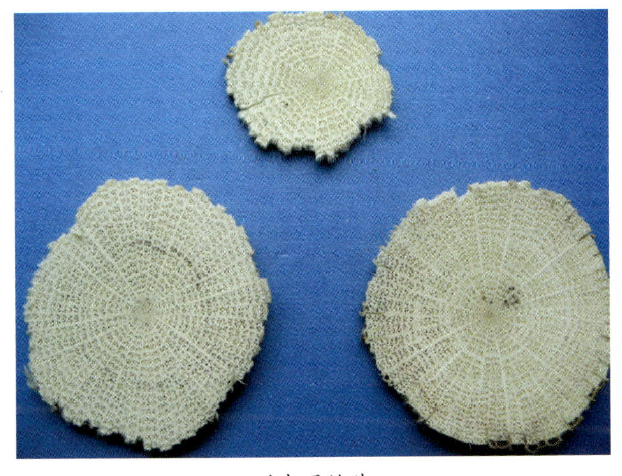

川木通饮片

【来　　源】本品为毛茛科植物小木通 *Clematis armandii* Franch. 或绣球藤 *Clematis montana* Buch.-Ham. 的干燥藤茎。

【性味归经】淡、苦，寒。归心、肺、小肠、膀胱经。

【功能主治】清热利尿，通经下乳。用于水肿，淋病，小便不通，关节痹痛，经闭乳少。

【性状鉴别】本品呈长圆柱形，略扭曲，长 50~100 cm，直径 2~3.5 cm。表面黄棕色或黄褐色，有纵向凹沟及棱线；节处多膨大，有叶痕及侧枝痕。残存皮部易撕裂。质坚硬，不易折断。切片厚 0.2~0.4 cm，边缘不整齐，残存皮部黄棕色，木部浅黄棕色或浅黄色，有黄白色放射状纹理及裂隙，其间布满导管孔，髓部较小，类白色或黄棕色，偶有空腔。气微，味淡。

通 草

【来　　源】本品为五加科植物通脱木 *Tetrapanax papyriferus* (Hook.) K. Koch 的干燥茎髓。

【性味归经】甘、淡，微寒。归肺、胃经。

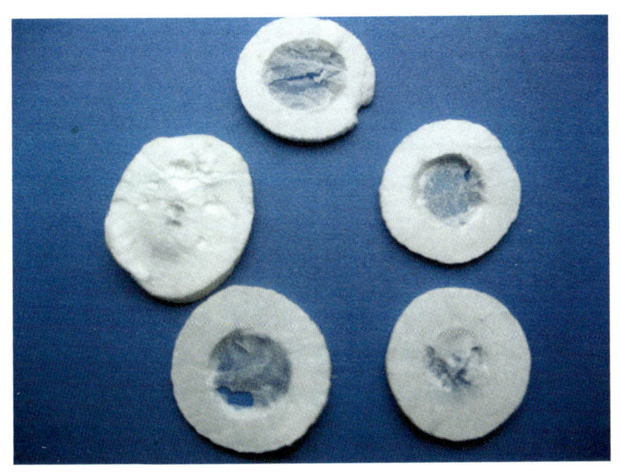

通草饮片

【功能主治】清热利尿，通气下乳。用于湿热尿赤，淋病涩痛，水肿尿少，乳汁不下。

【性状鉴别】本品呈圆柱形，长 20~40 cm，直径 1~2.5 cm。表面白色或淡黄色，有浅纵沟纹。体轻，质松软，稍有弹性，易折断，断面平坦，显银白色光泽，中部有直径 0.3~1.5 cm 的空心或半透明的薄膜，纵剖面呈梯状排列，实心者少见。气微，味淡。

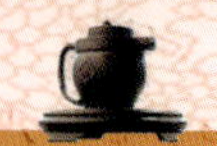

瞿　　麦

【来　　源】本品为石竹科植物瞿麦 *Dianthus superbus* L.或石竹 *Dianthus chinensis* L.的干燥地上部分。

【性味归经】苦，寒。归心、小肠经。

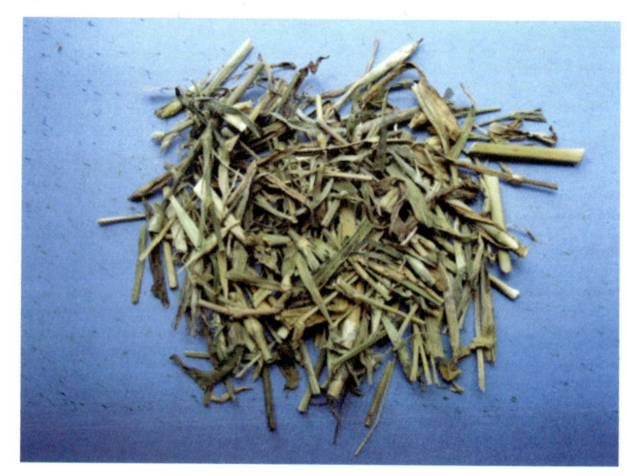
瞿麦饮片

【功能主治】利尿通淋，破血通经。用于热淋，血淋，石淋，小便不通，淋沥涩痛，月经闭止。

【性状鉴别】

1. 瞿麦　茎圆柱形，上部有分枝，长 30~60 cm；表面淡绿色或黄绿色，光滑无毛，节明显，略膨大，断面中空。叶对生，多皱缩，展平叶片呈条形至条状披针形。枝端具花及果实，花萼筒状，长 2.7~3.7 cm；苞片 4~6，宽卵形，长约为萼筒的 1/4；花瓣棕紫色或棕黄色，卷曲，先端深裂呈丝状。蒴果长筒形，与宿萼等长。种子细小，多数。气微，味淡。

2. 石竹　萼筒长 1.4~1.8 cm，苞片长约为萼筒的 1/2，花瓣先端浅齿裂。

萹　　蓄

【来　　源】本品为蓼科植物萹蓄 *Polygonum aviculare* L.的干燥地上部分。

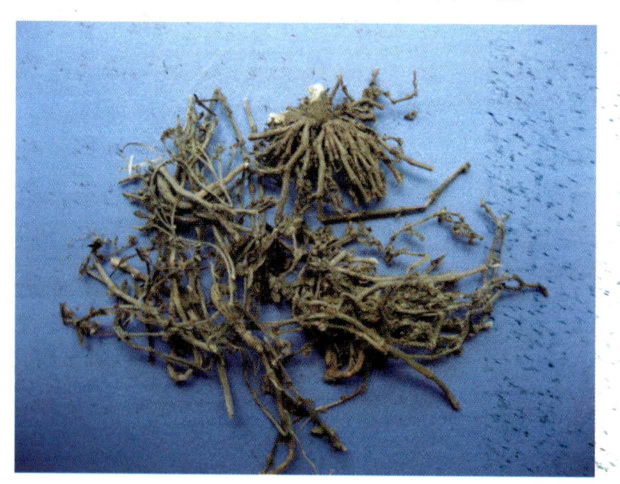
萹蓄饮片

【性味归经】苦，微寒。归膀胱经。

【功能主治】利尿通淋，杀虫，止痒。用于膀胱热淋，小便短赤，淋沥涩痛，皮肤湿疹，阴痒带下。

【性状鉴别】本品茎呈圆柱形而略扁，有分枝，长 15~40 cm，直径 0.2~0.3 cm。表面灰绿色或棕红色，有细密微突起的纵纹；节部稍膨大，有浅棕色膜质的托叶鞘，节间长约 3 cm；质硬，易折断，断面髓部白色。叶互生，近无柄或具短柄，叶片多脱落或皱缩、破碎，完整者展平后呈披针形，全缘，两面均呈棕绿色或灰绿色。气微，味微苦。

地　肤　子

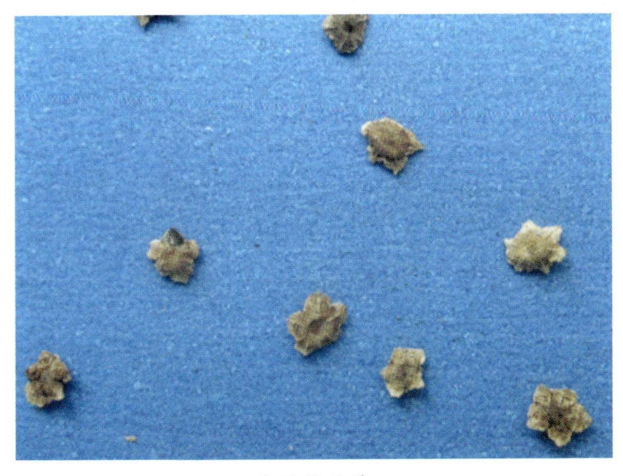
地肤子饮片

【来　　源】本品为藜科植物地肤 *Kochia scoparia* (L.) Schrad.的干燥成熟果实。

【性味归经】辛、苦，寒。归肾、膀胱经。

【功能主治】清热利湿，祛风止痒。用于小便涩痛，阴痒带下，风疹，湿疹，皮肤瘙痒。

【性状鉴别】本品呈扁球状五角星形，直径 1~3 mm。外被宿存花被，表面灰绿色或浅棕色，周围具膜质小翅 5 枚，背面中心有微突起的点状果梗痕及放射状脉纹 5~10 条；剥离花被，可见膜质果皮，半透明。种子扁卵形，长约 1 mm，黑色。气微，味微苦。

海　金　沙

【来　　源】本品为海金沙科植物海金沙 *Lygodium japonicum* (Thunb.) Sw.的干燥成熟孢子。

【性味归经】甘、咸，寒。归膀胱、小肠经。

【功能主治】清利湿热，通淋止痛。用于热淋，砂淋，石淋，血淋，膏淋，尿道涩痛。

【性状鉴别】本品呈粉末状，棕黄色或浅棕黄色。体轻，手捻有光滑感，置手中易由指缝滑落。气微，味淡。

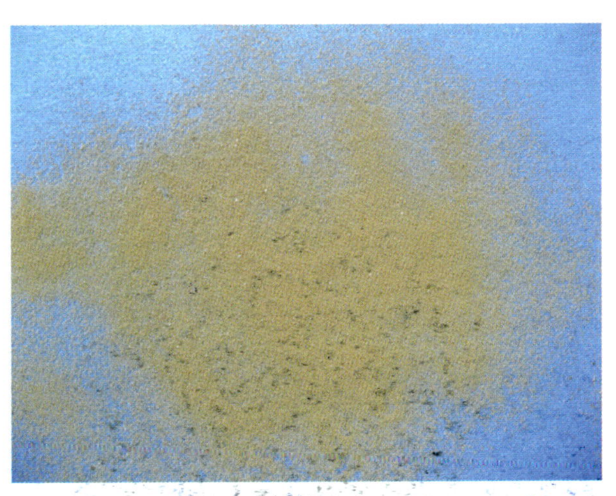
海金沙饮片

石　韦

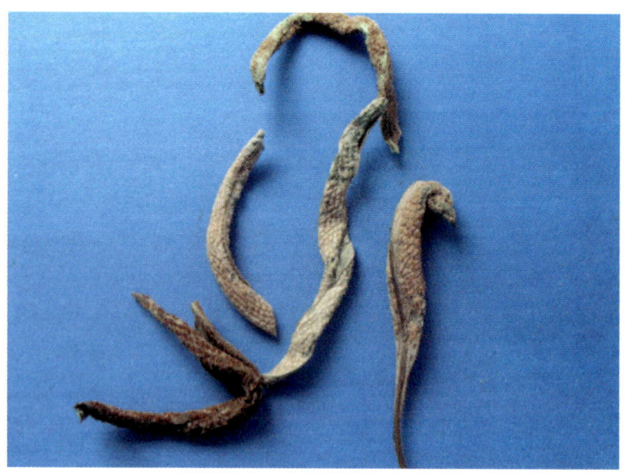
石韦饮片

【来　　源】本品为水龙骨科植物庐山石韦 *Pyrrosia sheareri* (Bak.) Ching、石韦 *Pyrrosia lingua* (Thunb.) Farwell 或有柄石韦 *Pyrrosia petiolosa* (Christ) Ching 的干燥叶。

【性味归经】甘、苦，微寒。归肺、膀胱经。

【功能主治】利尿通淋，清热止血。用于热淋，血淋，石淋，小便不通，淋沥涩痛，吐血，衄血，尿血，崩漏，肺热喘咳。

【性状鉴别】

1. 庐山石韦　叶片略皱缩，展平后呈披针形，长 10~25 cm，宽 3~5 cm。先端渐尖，基部耳状偏斜，全缘，边缘常向内卷曲；上表面黄绿色或灰绿色，散布有黑色圆形小凹点；下表面密生红棕色星状毛，有的侧脉间布满棕色圆点状的孢子囊群。叶柄具 4 棱，长 10~20 cm，直径 1.5~3 mm，略扭曲，有纵槽。叶片革质。气微，味微涩苦。

2. 石韦　叶片披针形或长圆披针形，长 8~12 cm，宽 1~3 cm。基部楔形，对称。孢子囊群在侧脉间，排列紧密而整齐。叶柄长 5~10 cm，直径约 1.5 mm。

3. 有柄石韦　叶片多卷曲呈筒状，展平后呈长圆形或卵状长圆形，长 3~8 cm，宽 1~2.5 cm。基部楔形，对称；下表面侧脉不明显，布满孢子囊群。叶柄长 3~12 cm，直径约 1 mm。

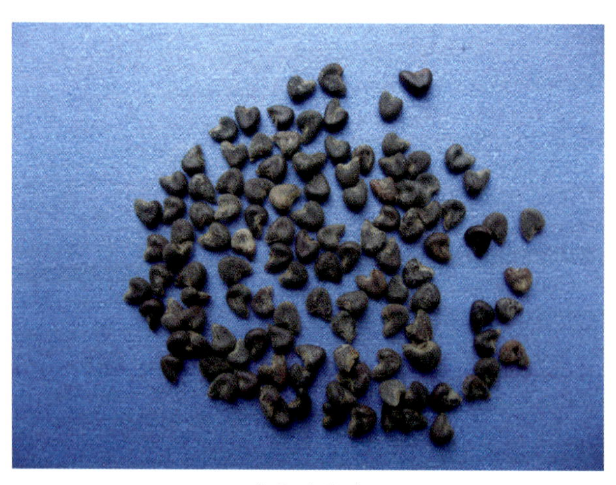
冬葵子饮片

冬　葵　子

【来　　源】本品为锦葵科植物苘麻 *Abutilon theophrastii* Medic.的干燥成熟种子。

【性味归经】苦，平。归大肠、小肠、膀胱经。

【功能主治】清热利湿，解毒，退翳。用于赤白痢疾，淋病涩痛，痈肿，目翳。

【性状鉴别】本品呈三角状肾

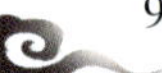

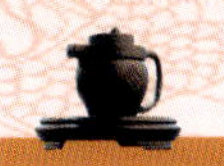

形，长 3.5~6 mm，宽 2.5~4.5 mm，厚 1~2 mm。表面灰黑色或暗褐色，有白色稀疏茸毛，凹陷处有类椭圆状种脐，淡棕色，四周有放射状细纹。种皮坚硬，子叶 2，重叠折曲，富油性。气微，味淡。

灯　心　草

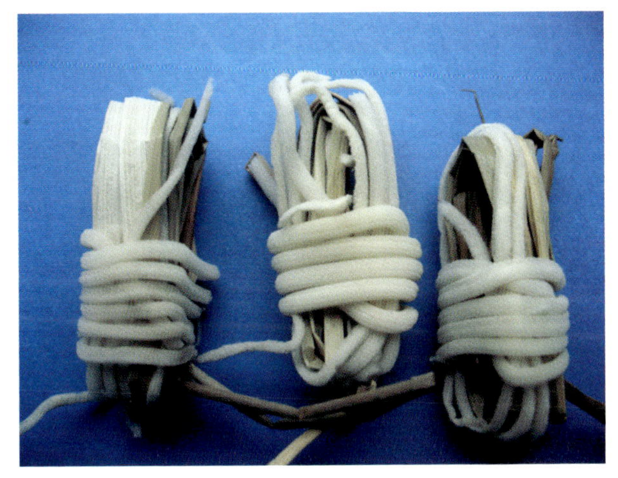

灯心草饮片

【来　　源】本品为灯心草科植物灯心草 *Juncus effusus* L.的干燥茎髓。

【性味归经】甘、淡，微寒。归心、肺、小肠经。

【功能主治】清心火，利小便。用于心烦失眠，尿少涩痛，口舌生疮。

【性状鉴别】本品呈细圆柱形，长达 90 cm，直径 0.1~0.3 cm。表面白色或淡黄白色，有细纵纹。体轻，质软，略有弹性，易拉断，断面白色。气微，无味。

萆　　薢

【来　　源】本品为薯蓣科植物绵萆薢 *Dioscorea septemloba* Thunb.或福州薯蓣 *Dioscorea futschauensis* Uline ex R. Kunth 的干燥根茎。

【性味归经】苦，平。归肾、胃经。

【功能主治】利湿去浊，祛风通痹。用于淋病白浊，白带过多，湿热疮毒，腰膝痹痛。

【性状鉴别】本品为不规则的斜切片，边缘不整齐，大小不一，厚 2~5 mm。外皮黄棕色至黄褐色，有稀疏的须根残基，呈圆锥状突起。质疏松，略呈海绵状，切面灰白色至浅灰棕色，黄棕色点状维管束散在。气微，味微苦。

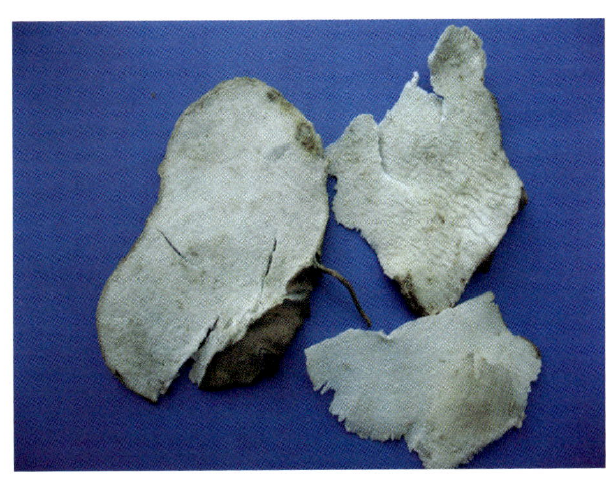

萆薢饮片

第三节 利湿退黄药

茵 陈

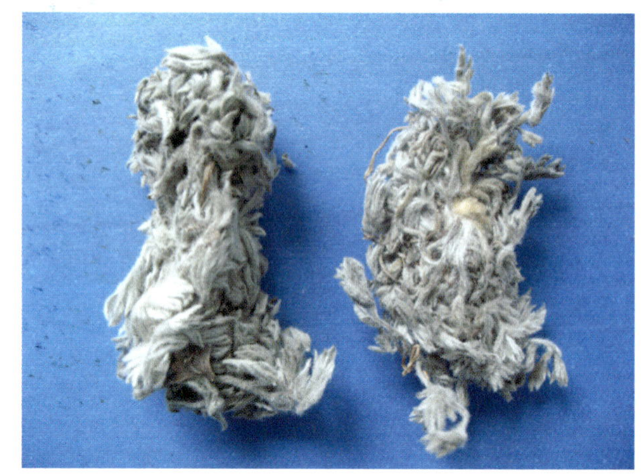
茵陈饮片（绵茵陈）

【来 源】本品为菊科植物滨蒿 *Artemisia scoparia* Waldst. et Kit. 或茵陈蒿 *Artemisia capillaris* Thunb. 的干燥地上部分。春季采收的习称“绵茵陈”，秋季采割的称“茵陈蒿”。

【性味归经】苦、辛，微寒。归脾、胃、肝、胆经。

【功能主治】清湿热，退黄疸。用于黄疸尿少，湿疮瘙痒；传染性黄疸型肝炎。

【性状鉴别】

1. 绵茵陈　多卷曲成团状，灰白色或灰绿色，全体密被白色茸毛，绵软如绒。茎细小，长 1.5~2.5 cm，直径 0.1~0.2 cm，除去表面白色茸毛后可见明显纵纹；质脆，易折断。叶具柄；展平后叶片呈 1~3 回羽状分裂，叶片长 1~3 cm，宽约 1 cm；小裂片卵形或稍呈倒披针形、条形，先端锐尖。气清香，味微苦。

2. 茵陈蒿　茎呈圆柱形，多分枝，长 30~100 cm，直径 2~8 mm；表面淡紫色或紫色，有纵条纹，被短柔毛；体轻，质脆，断面类白色。叶密集，或多脱落；下部叶 2~3 回羽状深裂，裂片条形或细条形，两面密被白色柔毛；茎生叶 1~2 回羽状全裂，基部抱茎，裂片细丝状。头状花序卵形，多数集成圆锥状，长 1.2~1.5 mm，直径 1~1.2 mm，有短梗；总苞片 3~4 层，卵形，苞片 3 裂；外层雌花 6~10 个，可多达 15 个，内层两性花 2~10 个。瘦果长圆形，黄棕色。气芳香，味微苦。

虎 杖

【来 源】本品为蓼科植物虎杖 *Polygonum cuspidatum* Sieb. et Zucc.的干燥根茎及根。

【性味归经】微苦，微寒。归肝、胆、肺经。

【功能主治】祛风利湿，散瘀定痛，止咳化痰。用于关节痹痛，湿热黄疸，经闭，癥瘕，水火烫伤，跌仆损伤，痈肿疮毒，咳嗽痰多。

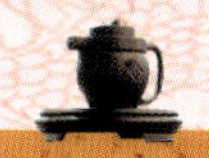

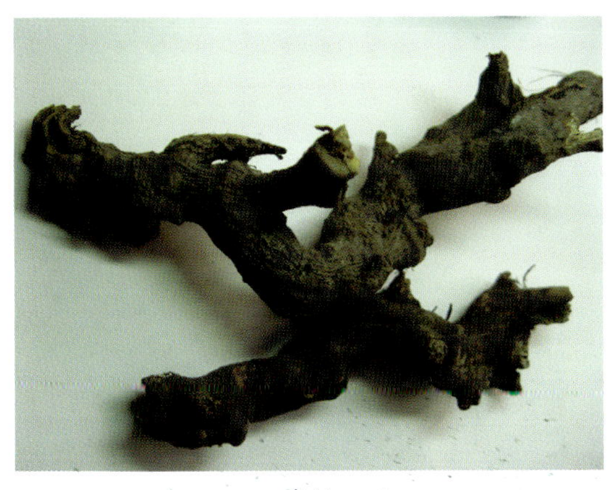

虎杖

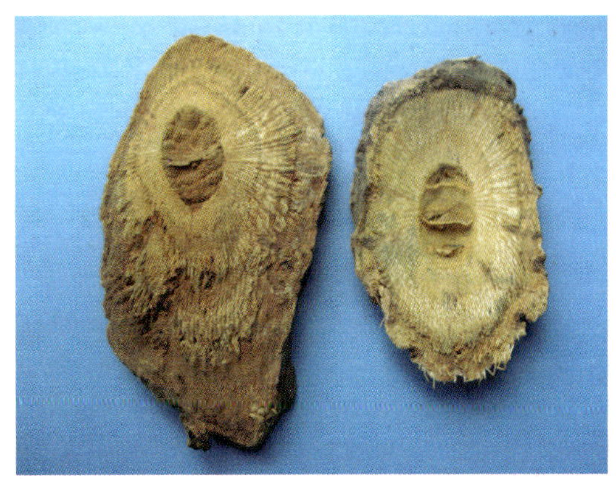

虎杖饮片

【性状鉴别】本品多为圆柱形短段或不规则厚片，长 1~7 cm，直径 0.5~2.5 cm。外皮棕褐色，有纵皱纹及须根痕，切面皮部较薄，木部宽广，棕黄色，射线放射状，皮部与木部较易分离。根茎髓中有隔或呈空洞状。质坚硬。气微，味微苦、涩。

地 耳 草

【来　　源】本品为藤黄科植物地耳草 *Hypericum japonicum* Thunb. ex Murray 的干燥全草。

【性味归经】甘、微苦，微寒。归肝、脾经。

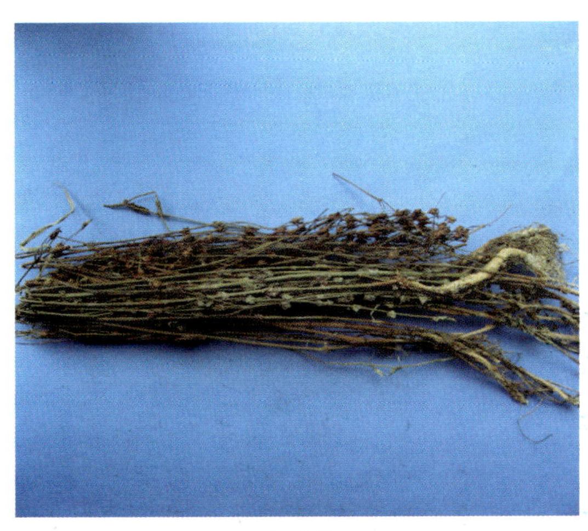

地耳草

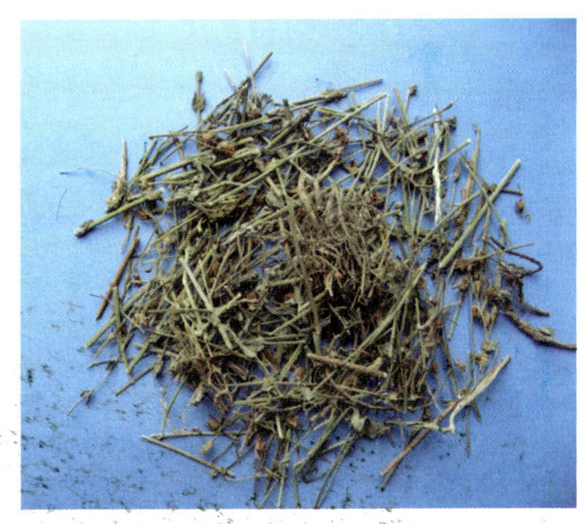

地耳草饮片

【功能主治】清热利湿，散瘀解毒。用于湿热黄疸，泄泻痢疾，毒蛇咬伤，疮疔痈肿。外伤积瘀肿痛。

【性状鉴别】本品长 20~40 cm。根须状，表面黄褐色。茎单一或基部分枝，表面黄绿色或黄棕色；质脆，易折断，断面中空。叶对生，多皱缩，完整叶片展平后呈卵形或卵圆形，长 0.4~1.6 cm。全缘，具腺点。基出脉 3~5 条。无柄。聚伞花序顶生，花小，橙黄色，萼片、花瓣均为 5 片。气微，味微苦。

垂 盆 草

【来　　源】本品为景天科植物垂盆草 *Sedum sarmentosum* Bunge 的新鲜或干燥全草。

【性味归经】甘、淡，凉。归肝、胆、小肠经。

【功能主治】清利湿热，解毒。用于湿热黄疸，小便不利，痈肿疮疡；急、慢性肝炎。

【性状鉴别】本品茎纤细，长可达 20 cm 以上，部分节上可见纤细的不定根。3 叶轮生，叶片倒披针形至矩圆形，绿色，肉质，长 1.5~2.8 cm，宽 0.3~0.7 cm，先端近急尖，基部急狭，有距。气微，味微苦。

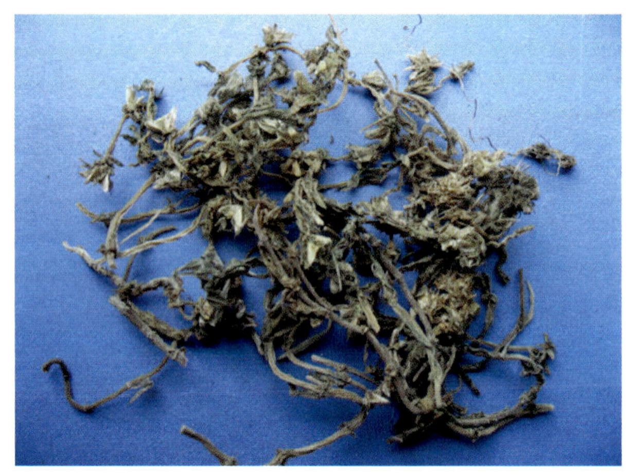
垂盆草饮片

积 雪 草

【来　　源】本品为伞形科植物积雪草 *Centella asiatica* (L.) Urb.的干燥全草。

【性味归经】苦、辛，寒。归肝、脾、肾经。

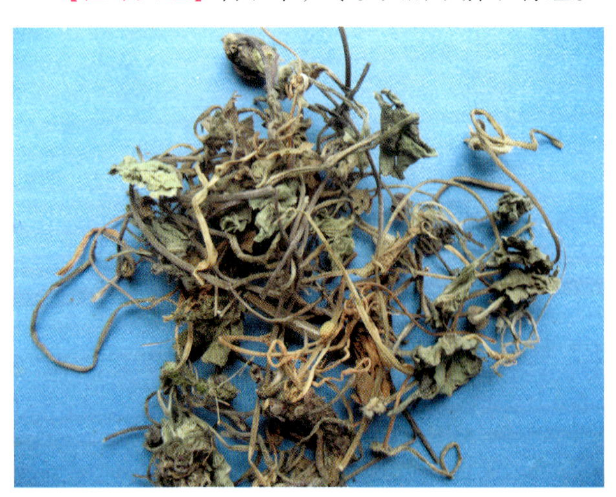
积雪草饮片

【功能主治】清热利湿，解毒消肿。用于湿热黄疸，中暑腹泻，砂淋、血淋，痈肿疮毒，跌仆损伤。

【性状鉴别】本品常卷缩呈团状。根圆柱形，长 2~4 cm，直径 1~1.5 mm；表面浅黄色或灰黄色。茎细长弯曲，黄棕色，有细纵皱纹，节上常着生须状根。叶片多皱缩、破碎，完整者展平后呈近圆形或肾形，直径 1~4 cm；灰绿色，边缘有粗钝齿；叶柄长 3~6 cm，扭曲。伞形花序腋生，短小。双悬果扁圆形，

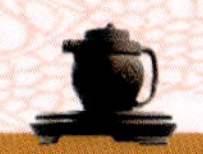

有明显隆起的纵棱及细网纹，果梗甚短。气微，味淡。

溪 黄 草

【来　　源】本品为唇形科植物线纹香茶菜 *Isodon lophanthoides* (Buch. –Ham. ex D. Don) H. Hara 的干燥全草。

【性味归经】苦，寒。归肝、胆经。

【功能主治】清热利湿，退黄，凉血散瘀。用于湿热黄疸，湿热泻痢，跌打瘀肿。

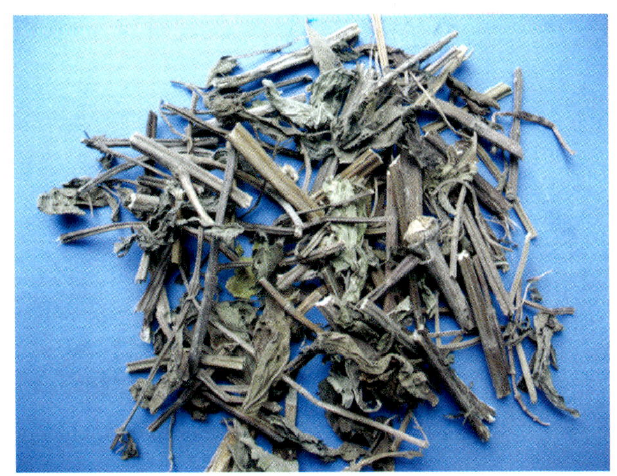

溪黄草饮片

【性状鉴别】本品茎呈方柱形，有对生分枝，长 15~50 cm，直径 0.2~0.7 cm；表面棕褐色，具柔毛及腺点；质脆，断面黄白色，髓部有时中空；叶对生，多皱缩，纸质，易破碎，完整者展平后呈卵圆形或阔卵形，长 3~8 cm，宽 2~5 cm；顶端尖，基部楔形，边缘有粗锯齿。上下表面灰绿色被短毛及红褐色腺点；有柄。水浸后以手揉之，手指可被染成黄色。老株常见枝顶有圆锥花序。气微，味微甘、微苦。

第七章 温 里 药

附 子

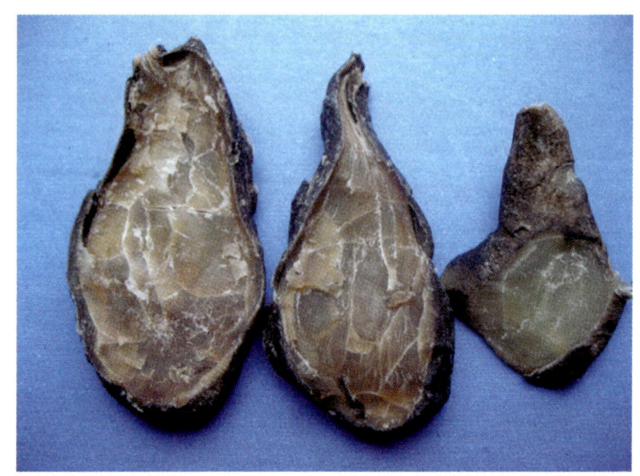
附子饮片（黑顺片）

【来　　源】本品为毛茛科植物乌头 *Aconitum carmichaeli* Debx.的子根的加工品。

【性味归经】辛、甘，大热；有毒。归心、肾、脾经。

【功能主治】回阳救逆，补火助阳，逐风寒湿邪。用于亡阳虚脱，肢冷脉微，阳痿，宫冷，心腹冷痛，虚寒吐泻，阴寒水肿，阳虚外感，寒湿痹痛。

【性状鉴别】

1. 盐附子　呈圆锥形，长 4~7 cm，直径 3~5 cm。表面灰黑色，被盐霜，顶端有凹陷的芽痕，周围有瘤状突起的支根或支根痕。体重，横切面灰褐色，可见充满盐霜的小空隙及多角形形成层环纹，环纹内侧导管束排列不整齐。气微，味咸而麻，刺舌。

2. 黑顺片　为纵切片，上宽下窄，长 1.7~5 cm，宽 0.9~3 cm，厚 0.2~0.5 cm。外皮黑褐色，切面暗黄色，油润具光泽，半透明状，并有纵向导管束。质硬而脆，断面角质样。气微，味淡。

3. 白附片　无外皮，黄白色，半透明，厚约 0.3 cm。

肉 桂

【来　　源】本品为樟科植物肉桂 *Cinnamomum cassia* Presl 的干燥树皮。

【性味归经】辛、甘，大热。归肾、脾、心、肝经。

【功能主治】补火助阳，引火归源，散寒止痛，活血通经。用于阳痿，宫冷，腰膝冷痛，肾虚作喘，阳虚眩晕，目赤咽痛，心腹冷痛，虚寒吐泻，寒疝，奔豚，经闭，痛经。

【性状鉴别】本品呈槽状或卷筒状，长 30~40 cm，宽或直径 3~10 cm，厚 0.2~0.8 cm。

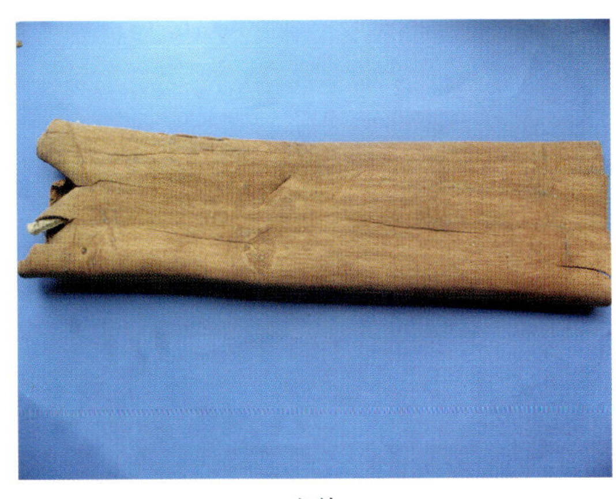

肉桂

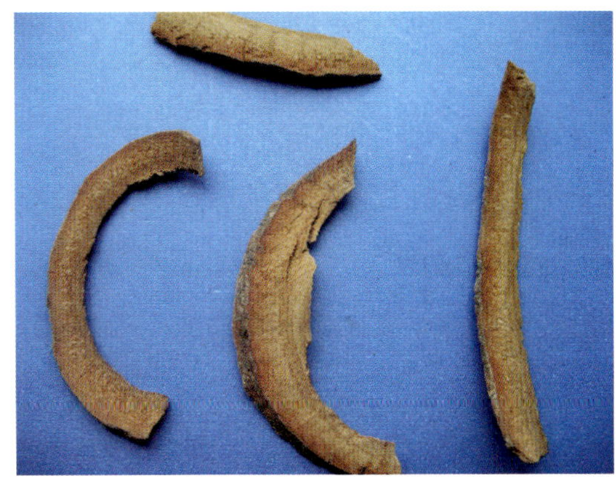

肉桂饮片

外表面灰棕色，稍粗糙，有不规则的细皱纹及横向突起的皮孔，有的可见灰白色的斑纹；内表面红棕色，略平坦，有细纵纹，划之显油痕。质硬而脆，易折断，断面不平坦，外层棕色而较粗糙，内层红棕色而油润，两层间有 1 条黄棕色的线纹。气香浓烈，味甜、辣。

干　姜

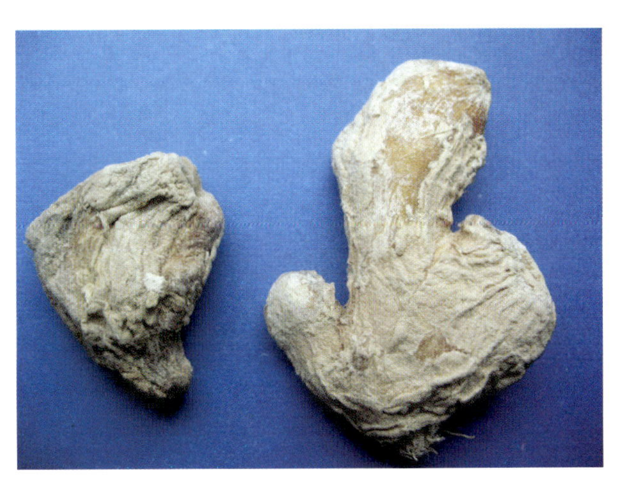

干姜饮片

【来　　源】本品为姜科植物姜 *Zingiber officinale* Rosc.的干燥根茎。

【性味归经】辛、热。归脾、胃、肾、心、肺经。

【功能主治】温中散寒，回阳通脉，燥湿消痰。用于脘腹冷痛，呕吐泄泻，肢冷脉微，痰饮喘咳。

【性状鉴别】

1. 干姜　呈扁平块状，具指状分枝，长 3~7 cm，厚 1~2 cm。表面灰黄色或浅灰棕色，粗糙，具纵皱纹及明显的环节。分枝处常有鳞叶残存，分枝顶端有茎痕或芽。质坚实，断面黄白色或灰白色，粉性或颗粒性，内皮层环纹明显，维管束及黄色油点散在。气香、特异，味辛辣。

2. 干姜片　为不规则纵切片或斜切片，具指状分枝，长 1~6 cm，宽 1~2 cm，厚 0.2~0.4 cm。外皮灰黄色或浅黄棕色，粗糙，具纵皱纹及明显的环节，切面灰黄色或灰白色，略显粉性，可见较多的纵向纤维，有的呈毛状。质坚实，断面纤维性。气香、特异，味辛辣。

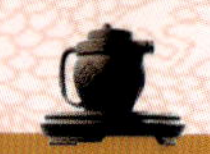

吴茱萸

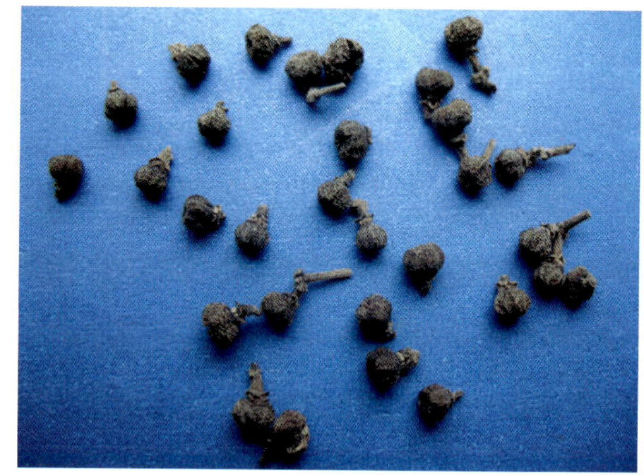
吴茱萸饮片

【来　　源】本品为芸香科植物吴茱萸 *Evodia rutaecarpa* (Juss.) Benth.、石虎 *Evodia rutaecarpa* (Juss.) Benth. var. *officinalis* (Dode) Huang 或疏毛吴茱萸 *Evodia rutaecarpa* (Juss.) Benth. var. *bodinieri* (Dode) Huang 的干燥近成熟果实。

【性味归经】辛、苦，热；有小毒。归肝、脾、胃、肾经。

【功能主治】散寒止痛，降逆止呕，助阳止泻。用于厥阴头痛，寒疝腹痛，寒湿脚气，经行腹痛，脘腹胀痛，呕吐吞酸，五更泄泻；外治口疮，高血压。

【性状鉴别】本品呈球形或略呈五角状扁球形，直径 2~5 mm。表面暗黄绿色至褐色，粗糙，有多数点状突起或凹下的油点。顶端有五角星状的裂隙，基部残留被有黄色茸毛的果梗。质硬而脆，横切面可见子房 5 室，每室有淡黄色种子 1 粒。气芳香浓郁，味辛辣而苦。

丁　香

【来　　源】本品为桃金娘科植物丁香 *Eugenia caryophyllata* Thunb.的干燥花蕾。

【性味归经】辛，温。归脾、胃、肺、肾经。

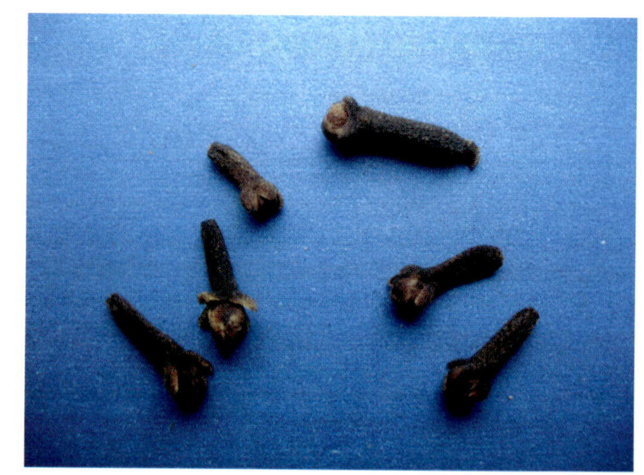
丁香饮片

【功能主治】温中降逆，补肾助阳。用于脾胃虚寒，呃逆呕吐，食少吐泻，心腹冷痛，肾虚阳痿。

【性状鉴别】本品略呈研棒状，长 1~2 cm。花冠圆球形，直径 0.3~0.5 cm，花瓣 4，复瓦状抱合，棕褐色至褐黄色，花瓣内为雄蕊和花柱，搓碎后可见众多黄色细粒状的花药。萼筒圆柱状，略扁，有的稍弯曲，长 0.7~1.4 cm，直径 0.3~0.6 cm，红

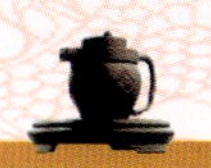

棕色或棕褐色，上部有 4 枚三角状的萼片，十字状分开。质坚实，富油性。气芳香浓烈，味辛辣、有麻舌感。

小茴香

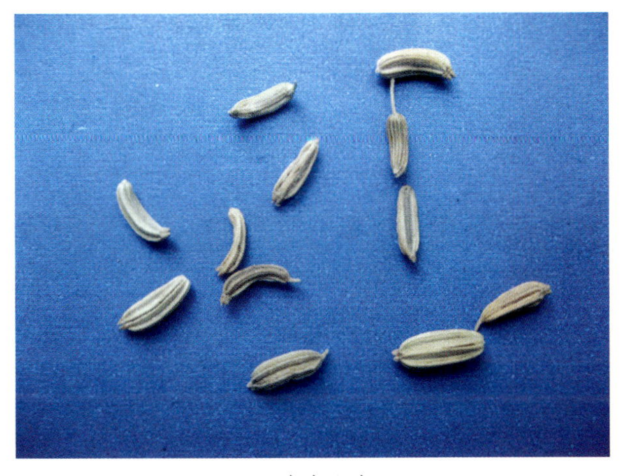

小茴香饮片

【来　　源】本品为伞形科植物茴香 *Foeniculum vulgare* Mill.的干燥成熟果实。

【性味归经】辛，温。归肝、肾、脾、胃经。

【功能主治】散寒止痛，理气和胃。用于寒疝腹痛，睾丸偏坠，痛经，少腹冷痛，脘腹胀痛，食少吐泻，睾丸鞘膜积液。盐小茴香暖肾散寒止痛。用于寒疝腹痛，睾丸偏坠，经寒腹痛。

【性状鉴别】本品为双悬果，呈圆柱形，有的稍弯曲，长 4~8 mm，直径 1.5~2.5 mm。表面黄绿色或淡黄色，两端略尖，顶端残留有黄棕色突起的柱基，基部有时有细小的果梗。分果呈长椭圆形，背面有纵棱 5 条，接合面平坦而较宽。横切面略呈五边形，背面的四边约等长。有特异香气，味微甜、辛。

八角茴香

【来　　源】本品为木兰科植物八角茴香 *Illicium verum* Hook. f.的干燥成熟果实。

【性味归经】辛，温。归肝、肾、脾、胃经。

【功能主治】温阳散寒，理气止痛。用于寒疝腹痛，肾虚腰痛，胃寒呕吐，脘腹冷痛。

【性状鉴别】本品为聚合果，多由 8 个蓇葖果组成，放射状排列于中轴上。蓇葖果长 1~2 cm，宽 0.3~0.5 cm，高 0.6~1 cm；外表面红棕色，有不规则皱纹，顶端呈鸟喙状，上侧多开裂；内表面淡棕色，平滑，有光泽；质硬而脆。果梗长 3~4 cm，

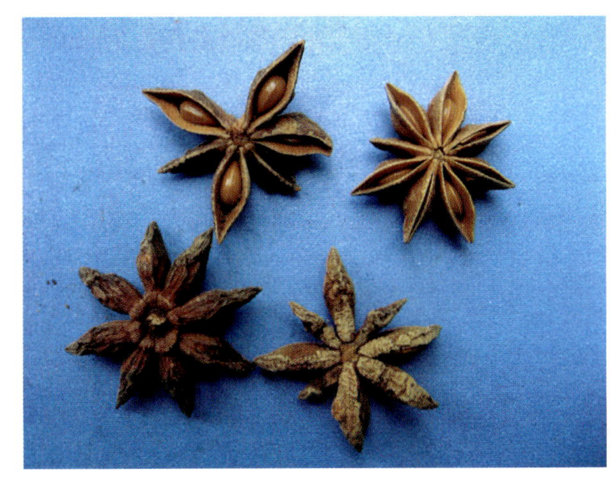

八角茴香

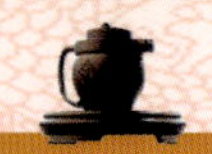

连于果实基部中央，弯曲，常脱落。每个蓇葖果含种子1粒，扁卵圆形，长约6mm，红棕色或黄棕色，光亮，尖端有种脐；胚乳白色，富油性。气芳香，味辛、甜。

花　椒

【来　　源】本品为芸香科植物青椒 *Zanthoxylum schinifolium* Sieb. et Zucc.或花椒 *Zanthoxylum bungeanum* Maxim.的干燥成熟果皮。

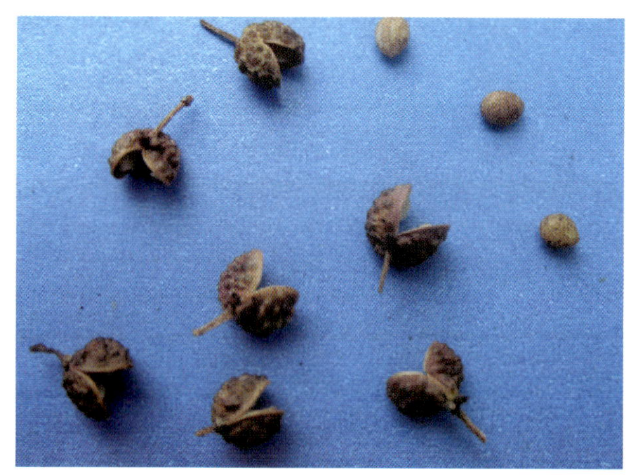
花椒饮片

【性味归经】辛，温。归脾、胃、肾经。

【功能主治】温中止痛，杀虫止痒。用于脘腹冷痛，呕吐泄泻，虫积腹痛，蛔虫症；外治湿疹瘙痒。

【性状鉴别】

1. 青椒　多为2~3个上部离生的小蓇葖果，集生于小果梗上，蓇葖果球形，沿腹缝线开裂，直径3~4mm。外表面灰绿色或暗绿色，散有多数油点及细密的网状隆起皱纹；内表面类白色，光滑。内果皮常由基部与外果皮分离。残存种子呈卵形，长3~4mm，直径2~3mm，表面黑色，有光泽。气香，味微甜而辛。

2. 花椒　蓇葖果多单生，直径4~5mm。外表面紫红色或棕红色，散有多数疣状突起的油点，直径0.5~1mm，对光观察半透明；内表面淡黄色。香气浓，味麻辣而持久。

高　良　姜

【来　　源】本品为姜科植物高良姜 *Alpinia officinarum* Hance 的干燥根茎。

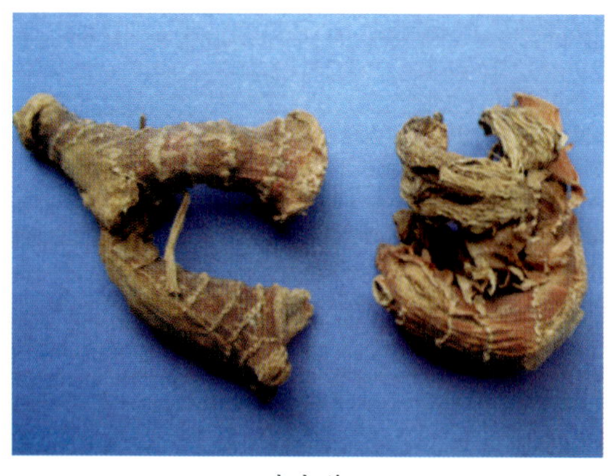
高良姜

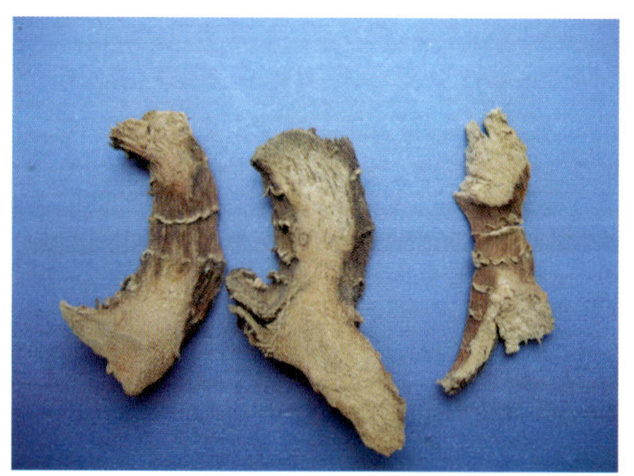
高良姜饮片

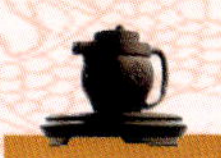

【性味归经】辛，热。归脾、胃经。

【功能主治】温胃散寒，消食止痛。用于脘腹冷痛，胃寒呕吐，嗳气吞酸。

【性状鉴别】本品呈圆柱形，多弯曲，有分枝，长 5~9 cm，直径 1~1.5 cm。表面棕红色至暗褐色，有细密的纵皱纹及灰棕色的波状环节，节间长 0.2~1 cm，一面有圆形的根痕。质坚韧，不易折断，断面灰棕色或红棕色，纤维性，中柱约占 1/3。气香，味辛辣。

胡　椒

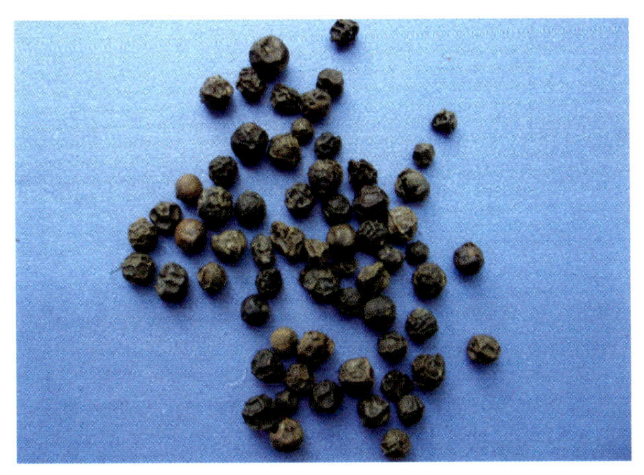

胡椒（黑胡椒）

【来　　源】本品为胡椒科植物胡椒 *Piper nigrum* L.的干燥近成熟或成熟果实。

【性味归经】辛，热。归胃、大肠经。

【功能主治】温中散寒，下气，消痰。用于胃寒呕吐，腹痛泄泻，食欲不振，癫痫痰多。

【性状鉴别】

1. 黑胡椒　呈球形，直径 3.5~5 mm。表面黑褐色，具隆起网状皱纹，顶端有细小花柱残迹，基部有自果轴脱落的疤痕。质硬，外果皮可剥离，内果皮灰白色或淡黄色。断面黄白色，粉性，中有小空隙。气芳香，味辛辣。

2. 白胡椒　表面灰白色或淡黄白色，平滑，顶端与基部间有多数浅色线状条纹。

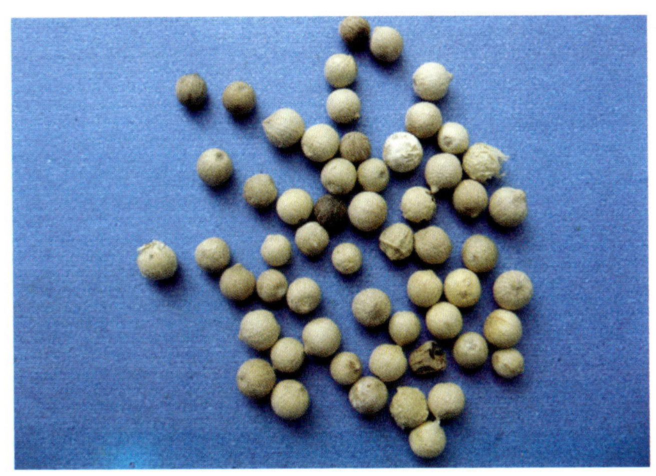

胡椒（白胡椒）

荜　　茇

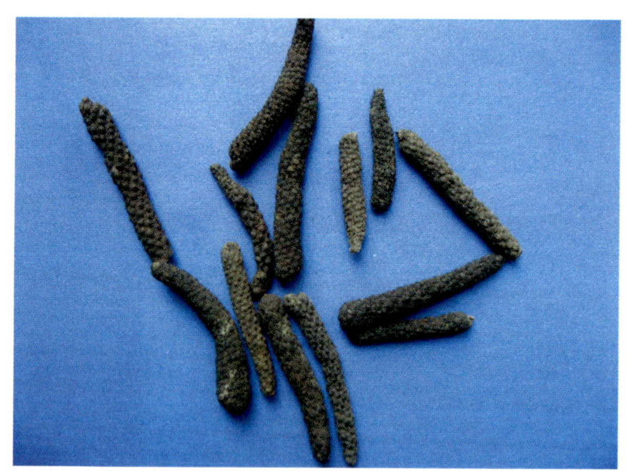
荜茇饮片

【来　　源】本品为胡椒科植物荜茇 *Piper longum* L.的干燥近成熟或成熟果穗。

【性味归经】辛，热。归胃、大肠经。

【功能主治】温中散寒，下气止痛。用于脘腹冷痛，呕吐，泄泻，偏头痛；外治牙痛。

【性状鉴别】本品呈圆柱形，稍弯曲，由多数小浆果集合而成，长1.5~3.5 cm，直径0.3~0.5 cm。表面黑褐色或棕色，有斜向排列整齐的小突起，基部有果穗梗残存或脱落。质硬而脆，易折断，断面不整齐，颗粒状。小浆果球形，直径约0.1 cm。有特异香气，味辛辣。

山　　柰

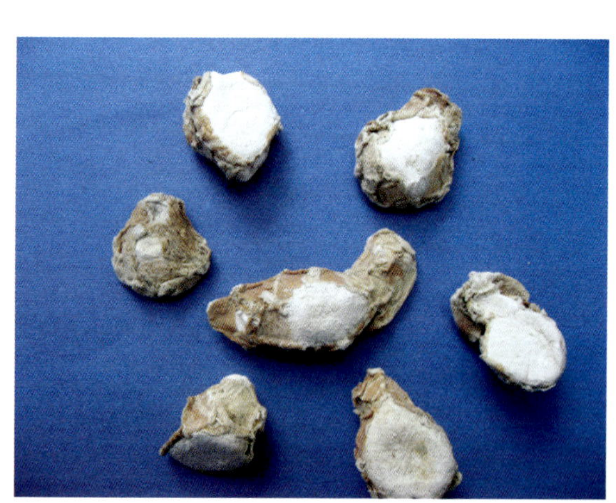
山柰饮片

【来　　源】本品为姜科植物山柰 *Kaempferia galanga* L.的干燥根茎。

【性味归经】辛，温。归胃经。

【功能主治】行气温中，消食，止痛。用于胸膈胀满，脘腹冷痛，饮食不消。

【性状鉴别】本品多为圆形或近圆形的横切片，直径1~2 cm，厚0.3~0.5 cm。外皮浅褐色或黄褐色，皱缩，有的有根痕或残存须根；切面类白色，粉性，常鼓凸。质脆，易折断。气香特异，味辛辣。

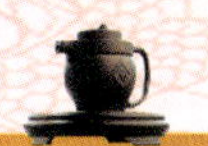

第八章　理　气　药

陈　　皮

【来　　源】本品为芸香科植物橘 *Citrus reticulata* Blanco 及其栽培变种的干燥成熟果皮。药材分为“陈皮”和“广陈皮”。

【性味归经】苦、辛，温。归肺、脾经。

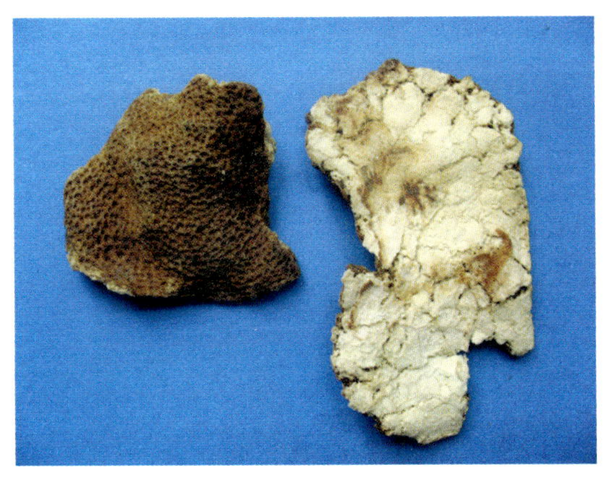

陈皮

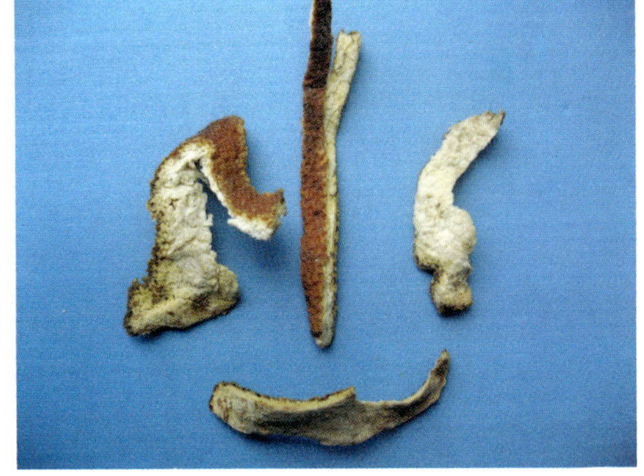

陈皮饮片

【功能主治】理气健脾，燥湿化痰。用于胸脘胀满，食少吐泻，咳嗽痰多。

【性状鉴别】

1. 陈皮　常剥成数瓣，基部相连，有的呈不规则的片状，厚 1~4 mm。外表面橙红色或红棕色，有细皱纹及凹下的点状油室；内表面浅黄白色，粗糙，附黄白色或黄棕色筋络状维管束。质稍硬而脆。气香，味辛、苦。

2. 广陈皮　常 3 瓣相连，形状整齐，厚度均匀，约 1 mm。点状油室较大，对光照视，透明清晰。质较柔软。

橘　　核

【来　　源】本品为芸香科植物橘 *Citrus reticulata* Blanco 及其栽培变种的干燥成熟种子。

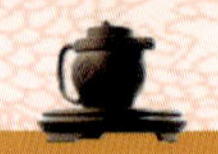

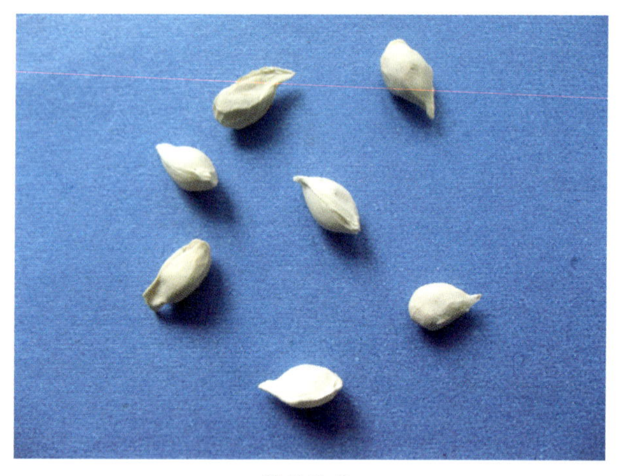

橘核饮片

【性味归经】苦，平。归肝、肾经。

【功能主治】理气，散结，止痛。用于小肠疝气，睾丸肿痛，乳痈肿痛。

【性状鉴别】本品略呈卵形，长0.8~1.2 cm，直径0.4~0.6 cm。表面淡黄白色或淡灰白色，光滑，一侧有种脊棱线，一端钝圆，另端渐尖成小柄状。外种皮薄而韧，内种皮菲薄，淡棕色，子叶2，黄绿色，有油性。气微，味苦。

化　橘　红

【来　　源】本品为芸香科植物化州柚 *Citrus grandis* 'Tomentosa' 或柚 *Citrus grandis* (L.) Osbeck 的未成熟或近成熟的干燥外层果皮。前者习称"毛橘红"，后者习称"光七爪"、"光五爪"。

【性味归经】辛、苦，温。归肺、脾经。

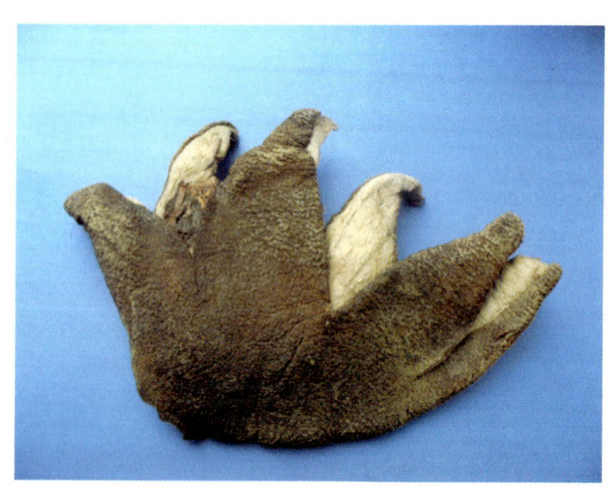

化橘红

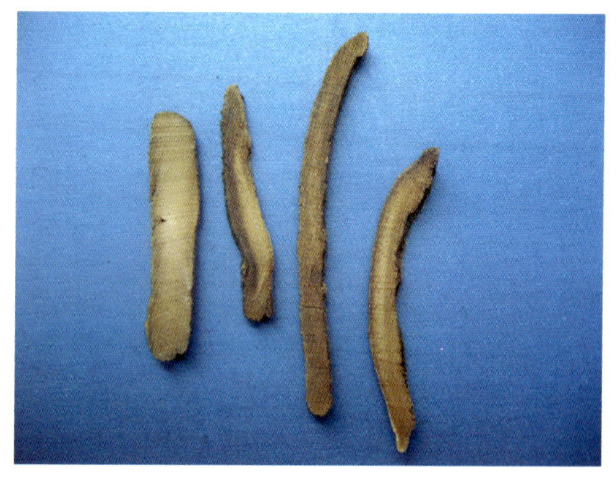

化橘红饮片

【功能主治】散寒，燥湿，利气，消痰。用于风寒咳嗽，喉痒痰多，食积伤酒，呕恶痞闷。

【性状鉴别】

1. 化州柚　呈对折的七角或展平的五角星状，单片呈柳叶形。完整者展平后直径15~28 cm，厚0.2~0.5 cm。外表面黄绿色，密布茸毛，有皱纹及小油室；内表面黄白色或淡黄棕色，有脉络纹。质脆，易折断，断面不整齐，外缘有 1 列不整齐的下凹的油室，内侧稍柔而有弹性。气芳香，味苦、微辛。

2. 柚　外表面黄绿色至黄棕色，无毛。

青　　皮

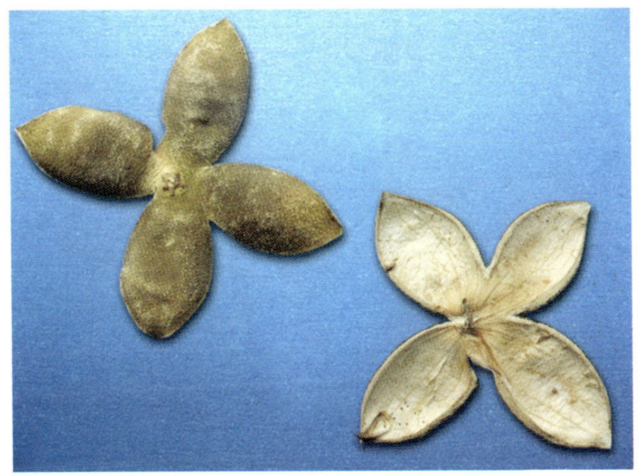

青皮（四花青皮）

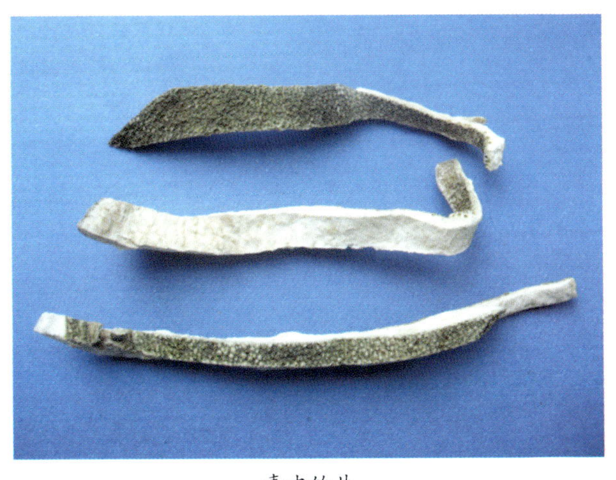

青皮饮片

【来　　源】本品为芸香科植物橘 *Citrus reticulata* Blanco 及其栽培变种的干燥幼果或未成熟果实的果皮。

【性味归经】苦、辛，温。归肝、胆、胃经。

【功能主治】疏肝破气，消积化滞。用于胸胁胀痛，疝气，乳核，乳痈，食积腹痛。

【性状鉴别】

1. 四花青皮　果皮剖成 4 裂片，裂片长椭圆形，长 4~6 cm，厚 0.1~0.2 cm。外表面灰绿色或黑绿色，密生多列油室；内表面类白色或黄白色，粗糙，附黄白色或黄棕色小筋络。质稍硬，易折断，断面外缘有油室 1~2 列。气香，味苦、辛。

2. 个青皮　呈类球形，直径 0.5~2 cm。表面灰绿色或黑绿色，微粗糙，有细密凹下的油室，顶端有稍突起的柱基，基部有圆形果梗痕。质硬，断面果皮黄白色或淡黄棕色，厚 0.1~0.2 cm，外缘有油室 1~2 列。瓤囊 8~10 瓣，淡棕色。气清香，味酸、苦、辛。

枳　　实

【来　　源】本品为芸香科植物酸橙 *Citrus aurantium* L.及其栽培变种或甜橙 *Citrus sinensis* Osbeck 的干燥幼果。

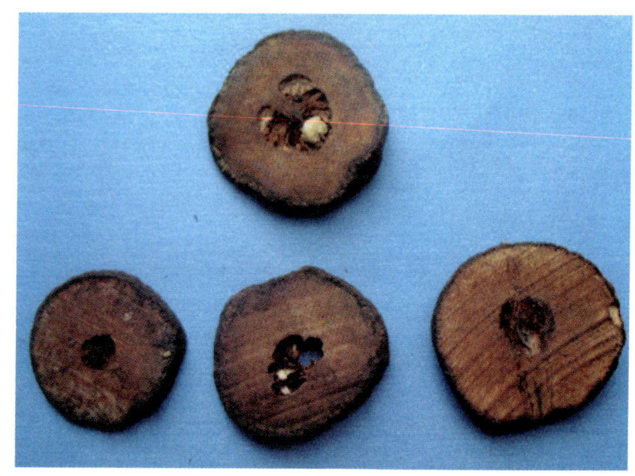
枳实饮片

【性味归经】苦、辛、酸，温。归脾、胃经。

【功能主治】破气消积，化痰散痞。用于积滞内停，痞满胀痛，泻痢后重，大便不通，痰滞气阻胸痹，结胸；胃下垂，脱肛，子宫脱垂。

【性状鉴别】本品呈半球形，少数为球形，直径 0.5~2.5 cm。外果皮黑绿色或暗棕绿色，具颗粒状突起和皱纹，有明显的花柱残迹或果梗痕。切面中果皮略隆起，厚 0.3~1.2 cm，黄白色或黄褐色，边缘有1~2 列油室，瓤囊棕褐色。质坚硬。气清香，味苦、微酸。

枳　　壳

【来　　源】本品为芸香科植物酸橙 *Citrus aurantium* L.及其栽培变种的干燥未成熟果实。

【性味归经】苦、辛、酸，温。归脾、胃经。

【功能主治】理气宽中，行滞消胀。用于胸胁气滞，胀满疼痛，食积不化，痰饮内停；胃下垂，脱肛，子宫脱垂。

【性状鉴别】本品呈半球形，直径 3~5 cm。外果皮棕褐色至褐色，有颗粒状突起，突起的顶端有凹点状油室；有明显的花柱残迹或果梗痕。切面中果皮黄白色，光滑而稍隆起，厚 0.4~1.3 cm，边缘散有 1~2 列油室，瓤囊 7~12 瓣，少数至 15 瓣，汁囊干缩呈棕色至棕褐色，内藏种子。质坚硬，不易折断。气清香，味苦、微酸。

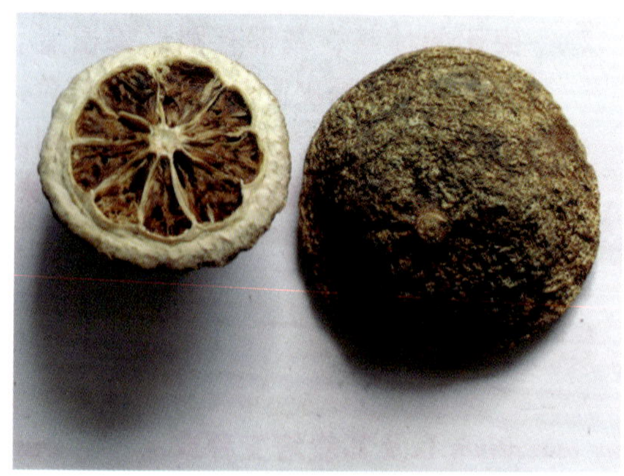
枳壳

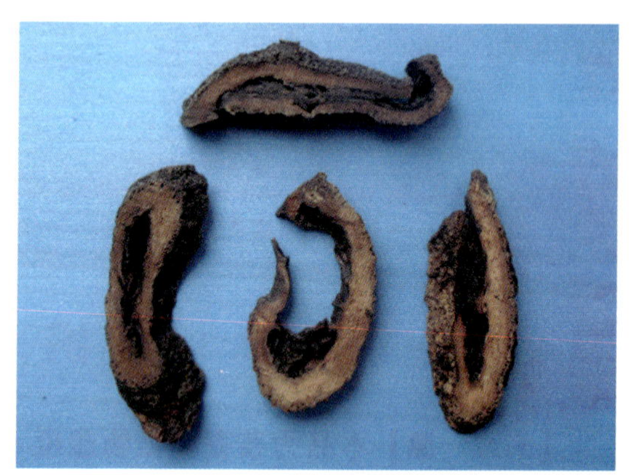
枳壳饮片

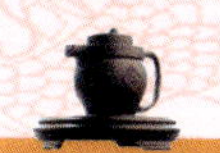

木　　香

【来　　源】本品为菊科植物木香 *Aucklandia lappa* Decne.的干燥根。

【性味归经】辛、苦，温。归脾、胃、大肠、三焦、胆经。

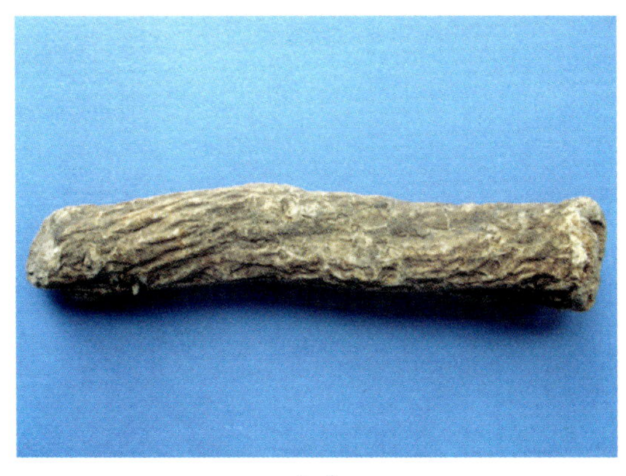

木香

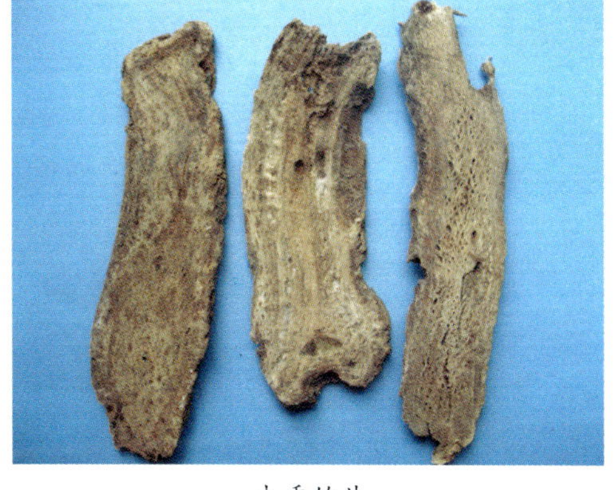

木香饮片

【功能主治】行气止痛，健脾消食。用于胸脘胀痛，泻痢后重，食积不消，不思饮食。煨木香实肠止泻，用于泄泻腹痛。

【性状鉴别】本品呈圆柱形或半圆柱形，长 5~10 cm，直径 0.5~5 cm。表面黄棕色至灰褐色，有明显的皱纹、纵沟及侧根痕。质坚，不易折断，断面灰褐色至暗褐色，周边灰黄色或浅棕黄色，形成层环棕色，有放射状纹理及散在的褐色点状油室。气香特异，味微苦。

香　　附

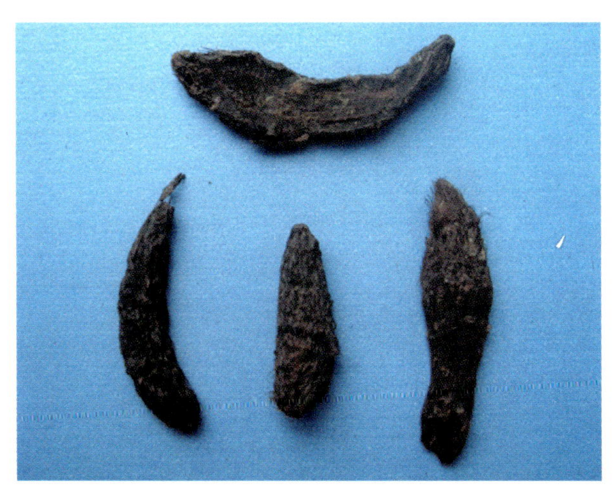

香附饮片

【来　　源】本品为莎草科植物莎草 *Cyperus rotundus* L.的干燥根茎。

【性味归经】辛、微苦、微甘，平。归肝、脾、三焦经。

【功能主治】行气解郁，调经止痛。用于肝郁气滞，胸、胁、脘腹胀痛，消化不良，胸脘痞闷，寒疝腹痛，乳房胀痛，月经不调，经闭痛经。

【性状鉴别】本品多呈纺锤形，有的略弯曲，长 2~3.5 cm，直径

0.5~1 cm。表面棕褐色或黑褐色，有纵皱纹，并有 6~10 个略隆起的环节，节上有未除净的棕色毛须及须根断痕。去净毛须者较光滑，环节不明显。质硬，经蒸煮者断面黄棕色或红棕色，角质样；生晒者断面色白而显粉性，内皮层环纹明显，中柱色较深，点状维管束散在。气香，味微苦。

乌　药

【来　　源】本品为樟科植物乌药 *Lindera aggregata* (Sims) Kosterm.的干燥块根。

【性味归经】辛，温。归肺、脾、肾、膀胱经。

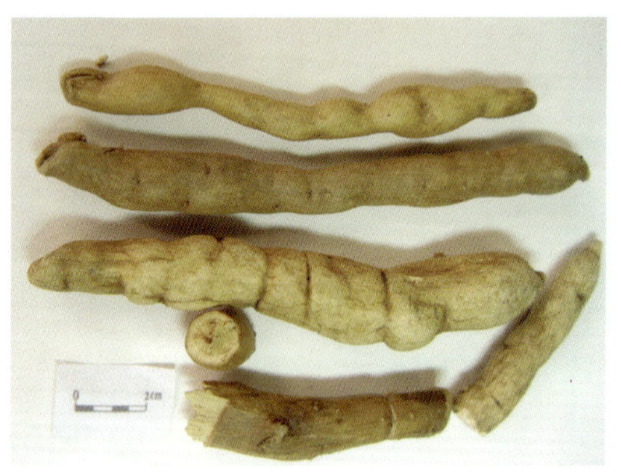

乌药

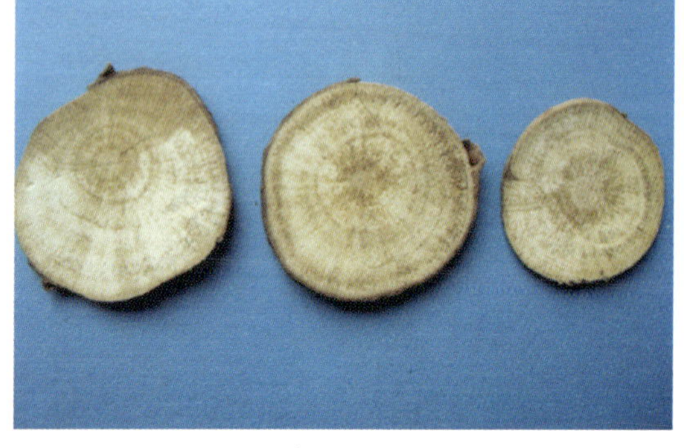

乌药饮片

【功能主治】顺气止痛，温肾散寒。用于胸腹胀痛，气逆喘急，膀胱虚冷，遗尿尿频，疝气，痛经。

【性状鉴别】本品多呈纺锤状，略弯曲，有的中部收缩成连珠状，长 6~15 cm，直径 1~3 cm。表面黄棕色或黄褐色，有纵皱纹及稀疏的细根痕。质坚硬。切片厚 0.2~2 mm，切面黄白色或淡黄棕色，射线放射状，可见年轮环纹，中心颜色较深。气香，味微苦、辛，有清凉感。

沉　香

【来　　源】本品为瑞香科植物白木香 *Aquilaria sinensis* (Lour.) Gilg 含有树脂的木材。

【性味归经】辛、苦，微温。归脾、胃、肾经。

【功能主治】行气止痛，温中止

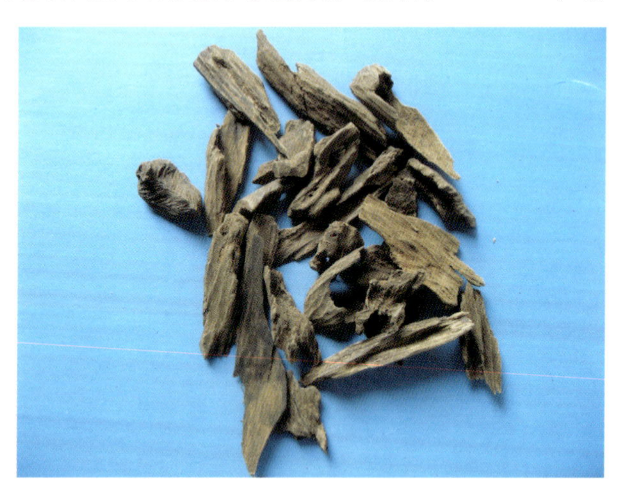

沉香饮片

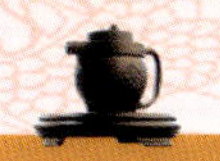

呕，纳气平喘。用于胸腹胀闷疼痛，胃寒呕吐呃逆，肾虚气逆喘急。

【性状鉴别】本品呈不规则块、片状或盔帽状，有的为小碎块。表面凹凸不平，有刀痕，偶有孔洞，可见黑褐色树脂与黄白色木部相间的斑纹，孔洞及凹窝表面多呈朽木状。质较坚实，断面刺状。气芳香，味苦。

檀　香

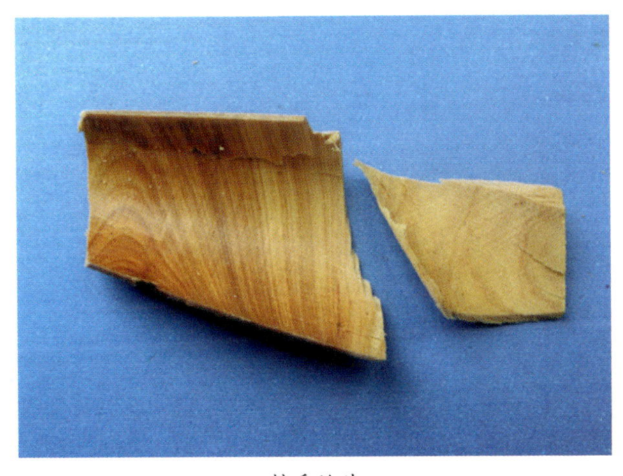
檀香饮片

【来　　源】本品为檀香科植物檀香 *Santalum album* L.树干的心材。

【性味归经】辛，温。归脾、胃、心、肺经。

【功能主治】行气温中，开胃止痛。用于寒凝气滞，胸痛，腹痛，胃痛食少；冠心病，心绞痛。

【性状鉴别】本品为长短不一的圆柱形木段，有的略弯曲，一般长约1m，直径10~30cm。外表面灰黄色或黄褐色，光滑细腻，有的具疤节或纵裂，横截面呈棕黄色，显油迹。棕色年轮明显或不明显，纵向劈开纹理顺直。质坚实，不易折断。气清香，燃烧时香气更浓。味淡，嚼之微有辛辣感。

川　楝　子

【来　　源】本品为楝科植物川楝 *Melia toosendan* Sieb. et Zucc.的干燥成熟果实。

【性味归经】苦，寒；有小毒。归肝、小肠、膀胱经。

【功能主治】舒肝行气止痛，驱虫。用于胸胁、脘腹胀痛，疝痛，虫积腹痛。

【性状鉴别】本品呈类球形，直径2~3.2cm。表面金黄色至棕黄色，微有光泽，少数凹陷或皱缩，具深棕色小点。顶端有花柱残痕，基部

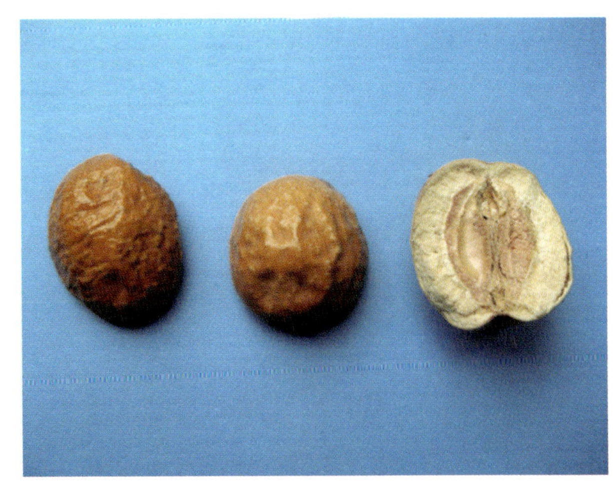
川楝子饮片

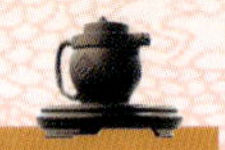

凹陷，有果梗痕。外果皮革质，与果肉间常成空隙。果肉松软，淡黄色，遇水润湿显黏性。果核球形或卵圆形，质坚硬，两端平截，有6~8条纵棱，内分6~8室，每室含黑棕色长圆形的种子1粒。气特异，味酸、苦。

荔　枝　核

【来　　源】本品为无患子科植物荔枝 *Litchi chinensis* Sonn.的干燥成熟种子。

【性味归经】甘、微苦，温。归肝、肾经。

【功能主治】行气散结，祛寒止痛。用于寒疝腹痛，睾丸肿痛。

【性状鉴别】本品呈长圆形或卵圆形，略扁，长1.5~2.2 cm，直径1~1.5 cm。表面棕红色或紫棕色，平滑，有光泽，略有凹陷及细波纹。一端有类圆形黄棕色的种脐，直径约7 mm。质硬，子叶2，棕黄色。气微，味微甘、苦、涩。

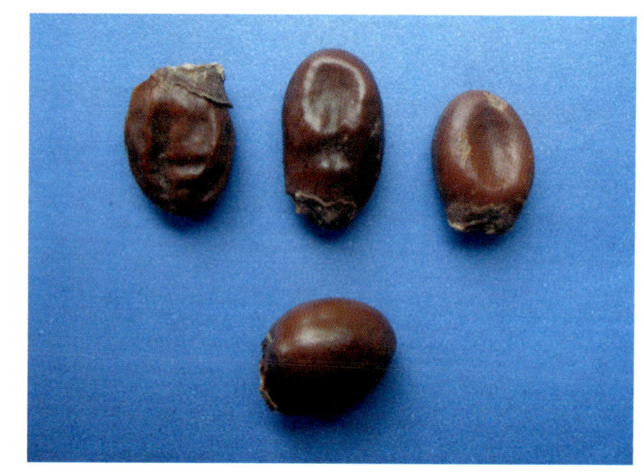
荔枝核饮片

佛　　手

【来　　源】本品为芸香科植物佛手 *Citrus medica* L.var.*sarcodactylis* Swingle 的干燥果实。

【性味归经】辛、苦、酸，温。归肝、脾、肺经。

【功能主治】舒肝理气，和胃止痛。用于肝胃气滞，胸胁胀痛，胃脘痞满，食少呕吐。

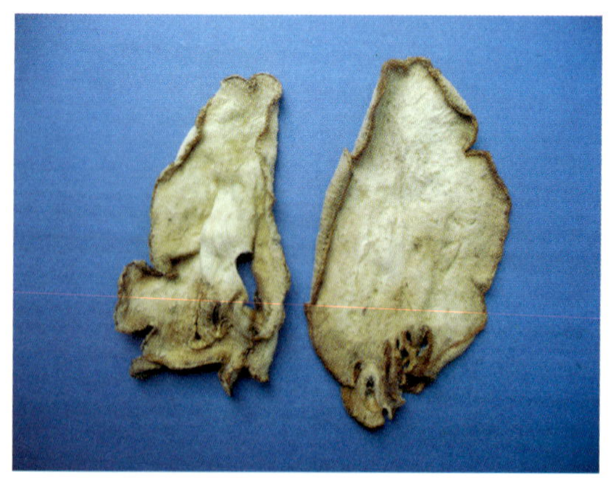
佛手饮片

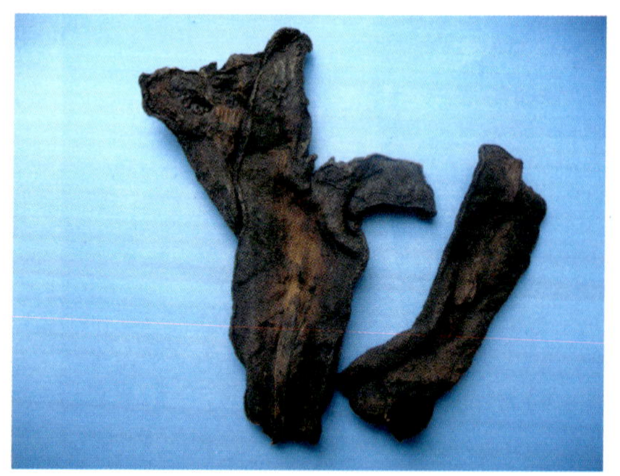
制佛手饮片

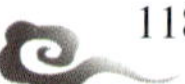

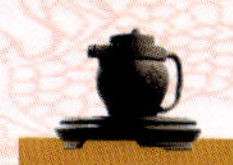

【性状鉴别】本品为类椭圆形或卵圆形的薄片，常皱缩或卷曲，长 6~10 cm，宽 3~7 cm，厚 0.2~0.4 cm。顶端稍宽，常有 3~5 个手指状的裂瓣，基部略窄，有的可见果梗痕。外皮黄绿色或橙黄色，有皱纹及油点。果肉浅黄白色，散有凹凸不平的线状或点状维管束。质硬而脆，受潮后柔韧。气香，味微甜后苦。

香　橼

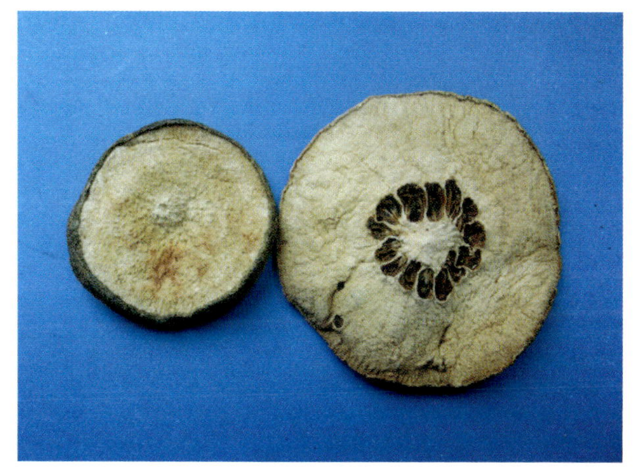

香橼饮片

【来　　源】本品为芸香科植物枸橼 *Citrus medica* L.或香圆 *Citrus wilsonii* Tanaka 的干燥成熟果实。

【性味归经】辛、苦、酸，温。归肝、脾、肺经。

【功能主治】舒肝理气，宽中，化痰。用于肝胃气滞，胸胁胀痛，脘腹痞满，呕吐噫气，痰多咳嗽。

【性状鉴别】

1. 枸橼　为圆形或长圆形片，直径 4~10 cm，厚 0.2~0.5 cm。横切片外果皮黄色或黄绿色，边缘呈波状，散有凹入的油点；中果皮厚 1~3 cm，黄白色，有不规则的网状突起的维管束；瓤囊 10~17 室。纵切片中心柱较粗壮。质柔韧。气清香，味微甜而苦辛。

2. 香圆　为类球形、半球形或圆片，直径 4~7 cm。表面黑绿色或黄棕色，密被凹陷的小油点及网状隆起的粗皱纹，顶端有花柱残痕及隆起的环圈，基部有果梗残基。质坚硬。剖面或横切薄片边缘油点明显；中果皮厚约 0.5 cm；瓤囊 9~11 室，棕色或淡红棕色，间或有黄白色种子。气香，味酸而苦。

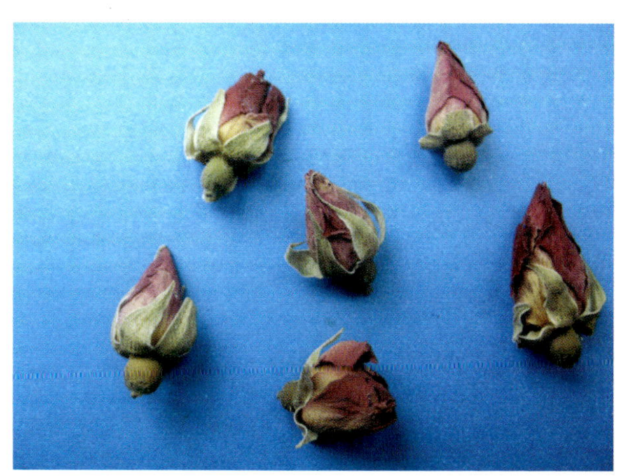

玫瑰花饮片

玫 瑰 花

【来　　源】本品为蔷薇科植物玫瑰 *Rosa rugosa* Thunb.的干燥花蕾。

【性味归经】甘、微苦，温。归肝、脾经。

【功能主治】行气解郁，和血，止痛。用于肝胃气痛，食少呕恶，月经不调，跌打伤痛。

【性状鉴别】本品略呈半球形或不规则团状，直径0.7~1.5cm。残留花梗上被细柔毛，花托半球形，与花萼基部合生；萼片5，披针形，黄绿色或棕绿色，被有细柔毛；花瓣多皱缩，展平后宽卵形，呈覆瓦状排列，紫红色，有的黄棕色；雄蕊多数，黄褐色；花柱多数，柱头在花托口集成头状，略突出，短于雄蕊。体轻，质脆。气芳香浓郁，味微苦涩。

薤　白

【来　　源】本品为百合科植物小根蒜 *Allium macrostemon* Bge.或薤 *Allium chinensis* G.Don 的干燥鳞茎。

【性味归经】辛、苦，温。归肺、胃、大肠经。

【功能主治】通阳散结，行气导滞。用于胸痹疼痛，痰饮咳喘，泄痢后重。

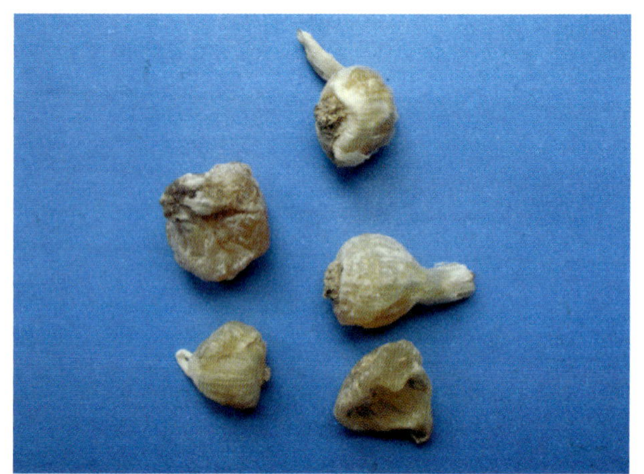
薤白饮片

【性状鉴别】

1. 小根蒜　呈不规则卵圆形，高0.5~1.5cm，直径0.5~1.8cm。表面黄白色或淡黄棕色，皱缩，半透明，有类白色膜质鳞片包被，底部有突起的鳞茎盘。质硬，角质样。有蒜臭，味微辣。

2. 薤　呈略扁的长卵形，高1~3cm，直径0.3~1.2cm。表面淡黄棕色或棕褐色，具浅纵皱纹。质较软，断面可见鳞叶2~3层，嚼之黏牙。

大　腹　皮

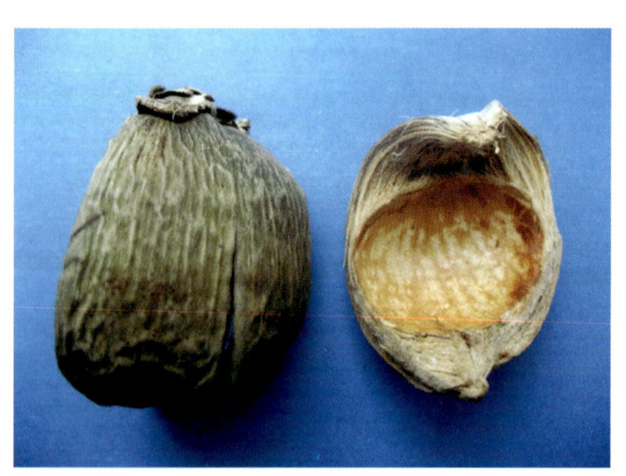
大腹皮饮片

【来　　源】本品为棕榈科植物槟榔 *Areca catechu* L.的干燥果皮。

【性味归经】辛，微温。归脾、胃、大肠、小肠经。

【功能主治】下气宽中，行水消肿。用于湿阻气滞，脘腹胀闷，大便不爽，水肿胀满，脚气浮肿，小便不利。

【性状鉴别】本品略呈椭圆形或长卵形瓢状，长4~7cm，宽2~3.5cm，厚0.2~0.5cm。外果皮深棕色至近黑

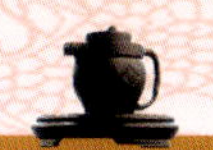

色，具不规则的纵皱纹及隆起的横纹，顶端有花柱残痕，基部有果梗及残存萼片。内果皮凹陷，褐色或深棕色，光滑呈硬壳状。体轻，质硬，纵向撕裂后可见中果皮纤维。气微，味微涩。

柿　蒂

【来　　源】本品为柿树科植物柿 *Diospyros kaki* Thunb.的干燥宿萼。

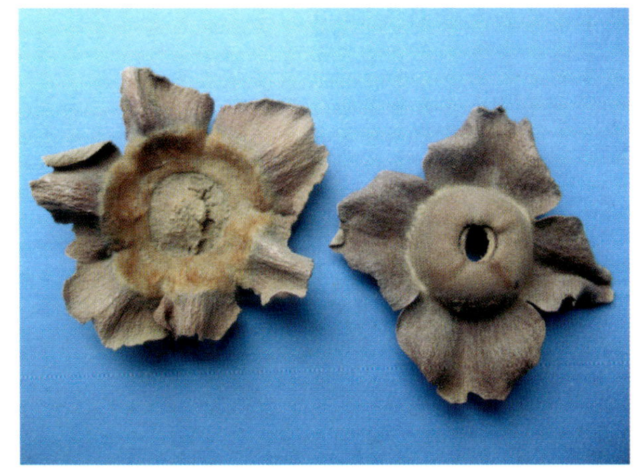

柿蒂饮片

【性味归经】苦、涩，平。归胃经。

【功能主治】降逆下气。用于呃逆。

【性状鉴别】本品呈扁圆形，直径 1.5~2.5 cm。中央较厚，微隆起，有果实脱落后的圆形疤痕，边缘较薄，4 裂，裂片多反卷，易碎；基部有果梗或圆孔状的果梗痕。外表面黄褐色或红棕色，内表面黄棕色，密被细茸毛。质硬而脆。气微，味涩。

刀　豆

【来　　源】本品为豆科植物刀豆 *Canavalia gladiata* (Jacq.) DC.的干燥成熟种子。

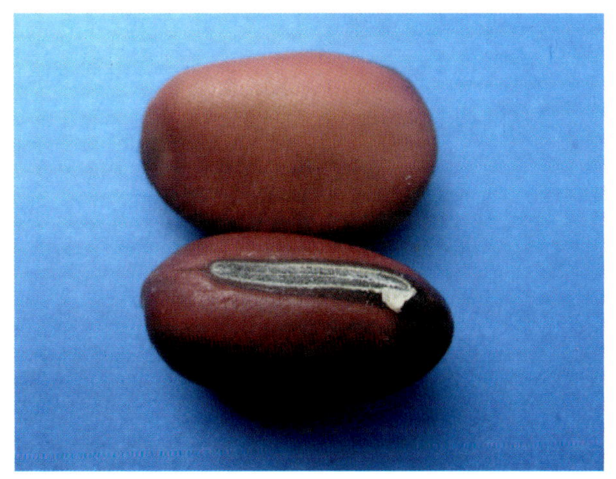

刀豆饮片

【性味归经】甘，温。归胃、肾经。

【功能主治】温中，下气，止呃。用于虚寒呃逆，呕吐。

【性状鉴别】本品呈扁卵形或扁肾形，长 2~3.5 cm，宽 1~2 cm，厚 0.5~1.2 cm。表面淡红色至红紫色，微皱缩，略有光泽。边缘具眉状黑色种脐，长约 2 cm，上有白色细纹 3 条。质硬，难破碎。种皮革质，内表面棕绿色而光亮；子叶 2，黄白色，油润。气微，味淡，嚼之有豆腥味。

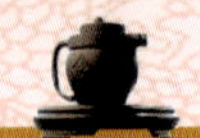

甘　松

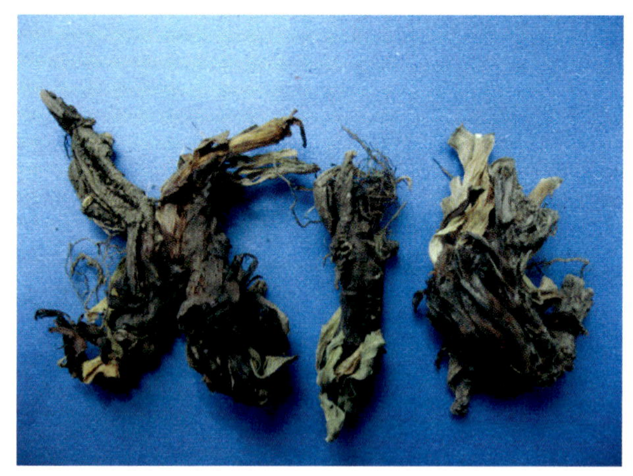

甘松饮片

【来　　源】本品为败酱科植物甘松 *Nardostachys chinensis* Batal.或匙叶甘松 *Nardostachys jatamansi* DC.的干燥根及根茎。

【性味归经】辛、甘，温。归脾、胃经。

【功能主治】理气止痛，开郁醒脾。用于脘腹胀满，食欲不振，呕吐；外治牙痛，脚肿。

【性状鉴别】本品略呈圆锥形，多弯曲，长5~18 cm。根茎短小，上端有茎、叶残基，呈狭长的膜质片状或纤维状。外层黑棕色，内层棕色或黄色。根单一或数条交结、分枝或并列，直径0.3~1 cm。表面棕褐色，皱缩，有细根及须根。质松脆，易折断，断面粗糙，皮部深棕色，常成裂片状，木部黄白色。气特异，味苦而辛，有清凉感。

九　香　虫

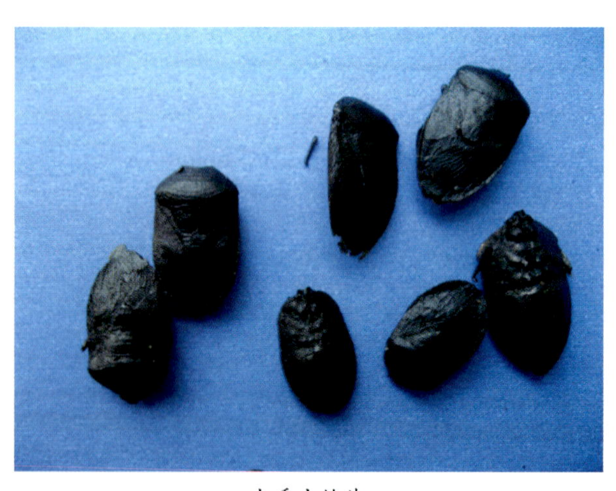

九香虫饮片

【来　　源】本品为蝽科昆虫九香虫 *Aspongopus chinensis* Dallas 的干燥体。

【性味归经】咸，温。归肝、脾、肾经。

【功能主治】理气止痛，温中助阳。用于胃寒胀痛，肝胃气痛，肾虚阳痿，腰膝酸痛。

【性状鉴别】本品略呈六角状扁椭圆形，长1.6~2 cm，宽约1 cm。表面棕褐色或棕黑色，略有光泽。头部小，与胸部略呈三角形，复眼突出，卵圆状，单眼1对，触角1对各5节，多已脱落。背部有翅2对，外面的1对基部较硬，内部1对为膜质，透明。胸部有足3对，多已脱落。腹部棕红色至棕黑色，每节近边缘处有突起的小点。质脆，折断后腹内有浅棕色的内含物。气特异，味微咸。

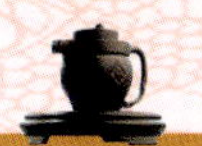

第九章　消　食　药

山　楂

【来　　源】本品为蔷薇科植物山里红 *Crataegus pinnatifida* Bge. var. *major* N.E.Br.或山楂 *Crataegus pinnatifida* Bge.的干燥成熟果实。

【性味归经】酸、甘，微温。归脾、胃、肝经。

【功能主治】消食健胃，行气散瘀。用于肉食积滞，胃脘胀满，泻痢腹痛，瘀血经闭，产后瘀阻，心腹刺痛，疝气疼痛；高脂血症。焦山楂消食导滞作用增强，用于肉食积滞，泻痢不爽。

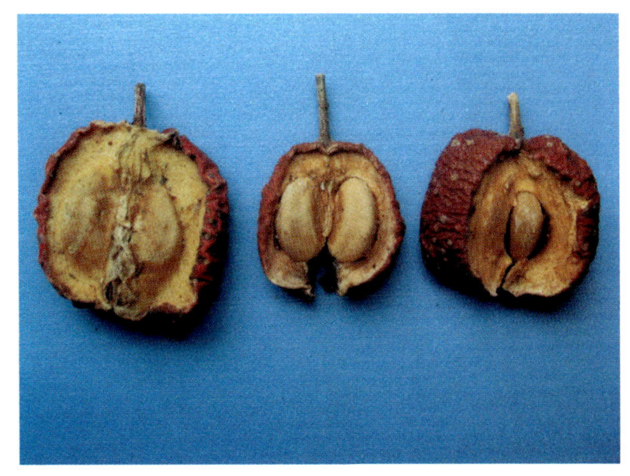

山楂饮片

【性状鉴别】本品为圆形片，皱缩不平，直径 1~2.5 cm，厚 0.2~0.4 cm。外皮红色，具皱纹，有灰白色小斑点。果肉深黄色至浅棕色。中部横切片具 5 粒浅黄色果核，但核多脱落而中空，有的片上可见短而细的果梗或花萼残迹。气微清香，味酸、微甜。

神　曲

【来　　源】本品为辣蓼、青蒿、杏仁等药加入面粉或麸皮混合后，经发酵而成的曲剂。

【性味归经】甘，辛，温。归脾、胃经。

【功能主治】健脾和胃，消食调中。用于饮食停滞，胸痞腹胀，呕吐泄痢，产后瘀血腹痛，小儿腹大坚积。

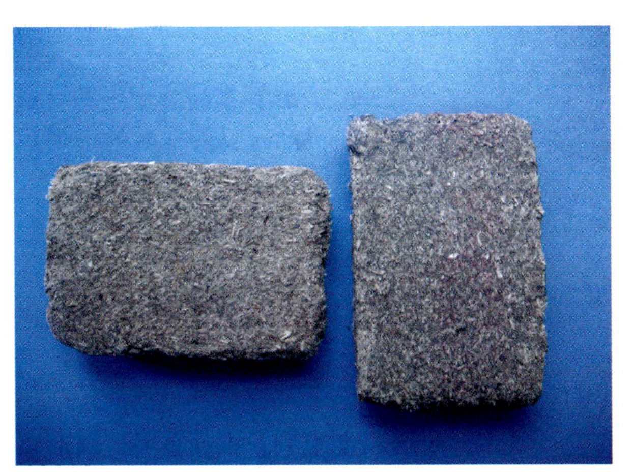

神曲饮片

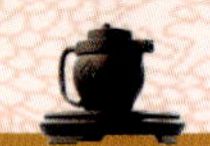

【性状鉴别】本品呈方形或长方形的块状，宽约3cm，厚约1cm，外表土黄色，粗糙；质硬脆易断，断面不平，类白色，可见未被粉碎的褐色残渣及发酵后的空洞。有陈腐气，味苦。

麦　芽

【来　　源】本品为禾本科植物大麦 *Hordeum vulgare* L.的成熟果实经发芽干燥而得。

【性味归经】甘，平。归脾、胃经。

【功能主治】行气消食，健脾开胃，退乳消胀。用于食积不消，脘腹胀痛，脾虚食少，乳汁郁积，乳房胀痛，妇女断乳。生麦芽健脾和胃，疏肝行气。用于脾虚食少，乳汁郁积。炒麦芽行气消食回乳。用于食积不消，妇女断乳。焦麦芽消食化滞。用于食积不消，脘腹胀痛。

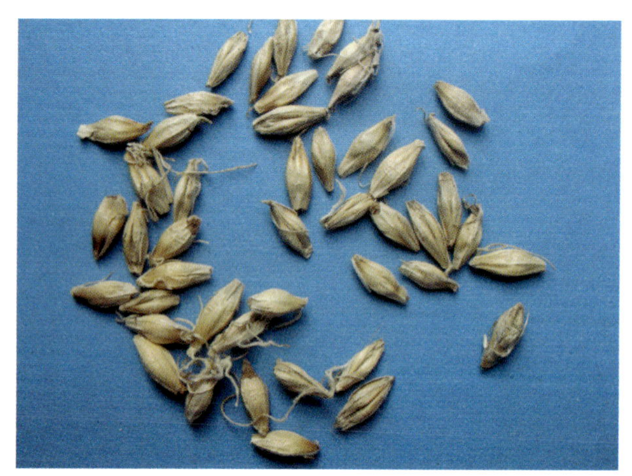
麦芽饮片

【性状鉴别】本品呈梭形，长8~12mm，直径3~4mm。表面淡黄色，背面为外稃包围，具5脉；腹面为内稃包围。除去内外稃后，腹面有1条纵沟；基部胚根处生出幼芽及须根，幼芽长披针状条形，长约0.5cm。须根数条，纤细而弯曲。质硬，断面白色，粉性。无臭，味微甘。

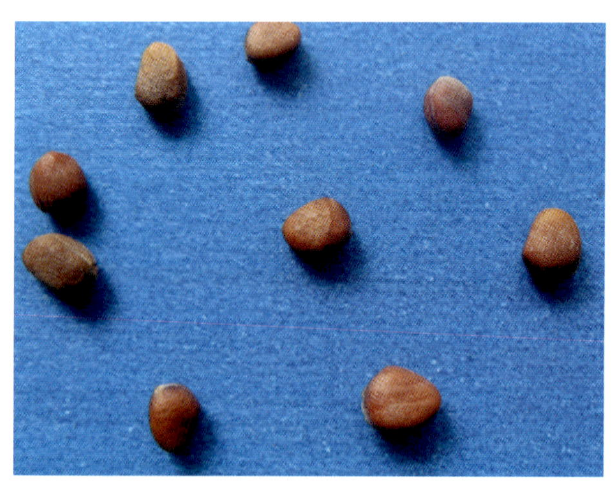
莱菔子饮片

莱　菔　子

【来　　源】本品为十字花科植物萝卜 *Raphanus sativus* L.的干燥成熟种子。

【性味归经】辛、甘，平。归肺、脾、胃经。

【功能主治】消食除胀，降气化痰。用于饮食停滞，脘腹胀痛，大便秘结，积滞泻痢，痰壅喘咳。

【性状鉴别】本品呈类卵圆形或椭圆形，稍扁，长2.5~4mm，宽2~

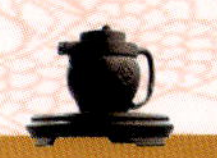

3 mm。表面黄棕色、红棕色或灰棕色。一端有深棕色圆形种脐，一侧有数条纵沟。种皮薄而脆，子叶 2，黄白色，有油性。气微，味淡，微苦辛。

鸡　内　金

【来　　源】本品为雉科动物家鸡 *Gallus gallus domesticus* Brisson 的干燥沙囊内壁。

【性味归经】甘，平。归脾、胃、小肠、膀胱经。

【功能主治】健胃消食，涩精止遗。用于食积不消，呕吐泻痢，小儿疳积，遗尿，遗精。

【性状鉴别】本品为不规则卷片，厚约 2 mm。表面黄色、黄绿色或黄褐色，薄而半透明，具明显的条状皱纹。质脆，易碎，断面角质样，有光泽。气微腥，味微苦。

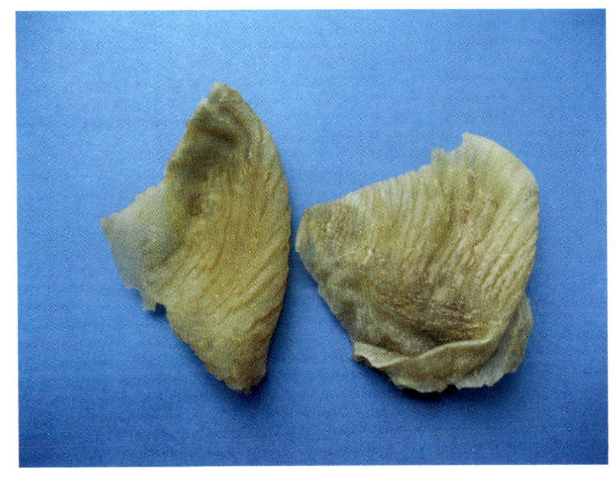

鸡内金饮片

鸡　矢　藤

【来　　源】本品为茜草科植物鸡矢藤 *Paederia scandens* (Lour.) Merr.的干燥全草。

【性味归经】甘、酸，微寒。归肝、脾、胃经。

【功能主治】清热解毒，祛湿消滞，祛风止痛，活血散瘀。用于湿热泄泻，风湿痹痛，食滞不消，热滞腹痛，瘰疬，肠痈。外用治无名肿毒，跌打损伤，毒蛇咬伤。

【性状鉴别】本品藤茎呈圆柱形，稍扁或微扭曲，多切成长 3~4 cm 段，直径 2~6 mm，少数粗达 1~1.5 cm，表面青灰色至灰褐色，间有不规则浅沟。质坚实，折断面稍具纤维性，灰白色，粗茎可见放射状纹。叶对生，卵形至长卵形，长 4~6 cm，宽 2.5~3 cm，绿褐色，多已破碎，亦有去除叶片者。具鸡屎样臭气，味微苦涩。

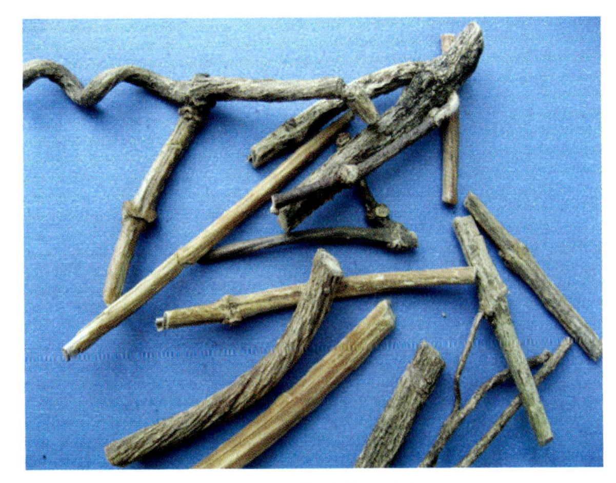

鸡矢藤（茎部分）

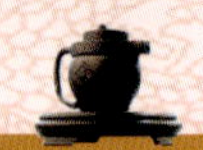

第十章　驱　虫　药

使　君　子

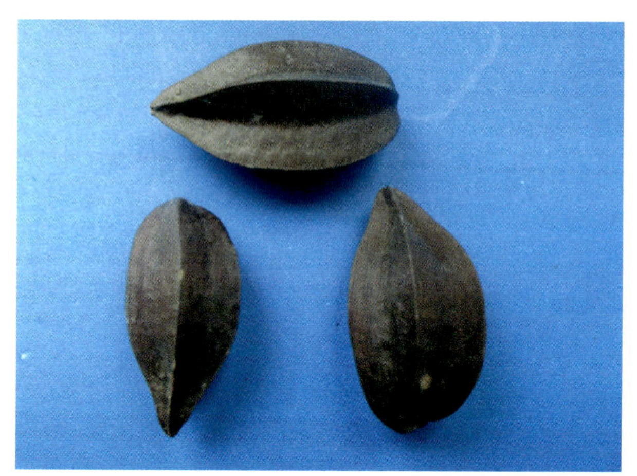
使君子饮片

【来　　源】本品为使君子科植物使君子 *Quisqualis indica* L. 的干燥成熟果实。

【性味归经】甘，温。归脾、胃经。

【功能主治】杀虫消积。用于蛔虫、蛲虫病，虫积腹痛，小儿疳积。

【性状鉴别】本品呈椭圆形或卵圆形，具 5 条纵棱，偶有 4~9 棱，长 2.5~4 cm，直径约 2 cm 。表面黑褐色至紫黑色，平滑，微具光泽。顶端狭尖，基部钝圆，有明显圆形的果梗痕。质坚硬，横切面多呈五角星形，棱角处壳较厚，中间呈类圆形空腔。种子长椭圆形或纺锤形，长约 2 cm，直径约 1 cm；表面棕褐色或黑褐色，有多数纵皱纹；种皮薄，易剥离；子叶 2，黄白色，有油性，断面有裂纹。气微香，味微甜。

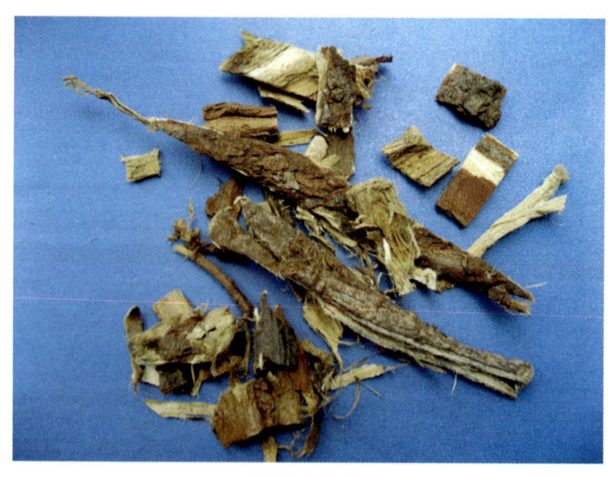
苦楝皮饮片

苦　楝　皮

【来　　源】本品为楝科植物川楝 *Melia toosendan* Sieb. et Zucc.或楝 Melia azedarach L.的干燥树皮及根皮。

【性味归经】苦，寒；有毒。归肝、脾、胃经。

【功能主治】驱虫，疗癣。用于蛔蛲虫病，虫积腹痛；外治疥癣瘙痒。

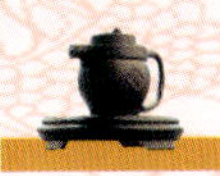

【性状鉴别】本品呈不规则板片状、槽状或半卷筒状，长宽不一，厚2~6mm。外表面灰棕色或灰褐色，粗糙，有交织的纵皱纹及点状灰棕色皮孔，除去粗皮者淡黄色；内表面类白色或淡黄色。质韧，不易折断，断面纤维性，呈层片状，易剥离。气微，味苦。

槟　榔

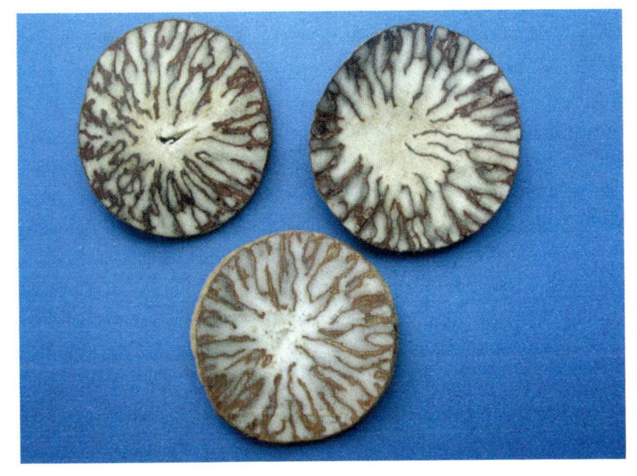

槟榔饮片

【来　　源】本品为棕榈科植物槟榔 *Areca catechu* L. 的干燥成熟种子。

【性味归经】苦、辛，温。归胃、大肠经。

【功能主治】杀虫消积，降气，行水，截疟。用于绦虫、蛔虫、姜片虫病，虫积腹痛，积滞泻痢，里急后重，水肿脚气，疟疾。

【性状鉴别】本品呈扁球形或圆锥形，高1.5~3.5cm，底部直径1.5~3cm。表面淡黄棕色或淡红棕色，具稍凹下的网状沟纹，底部中心有圆形凹陷的珠孔，其旁有一明显疤痕状种脐。质坚硬，不易破碎，断面可见棕色种皮与白色胚乳相间的大理石样花纹。气微，味涩、微苦。

南　瓜　子

【来　　源】本品为葫芦科植物南瓜 *Cucurbita moschata* Duch.的种子。

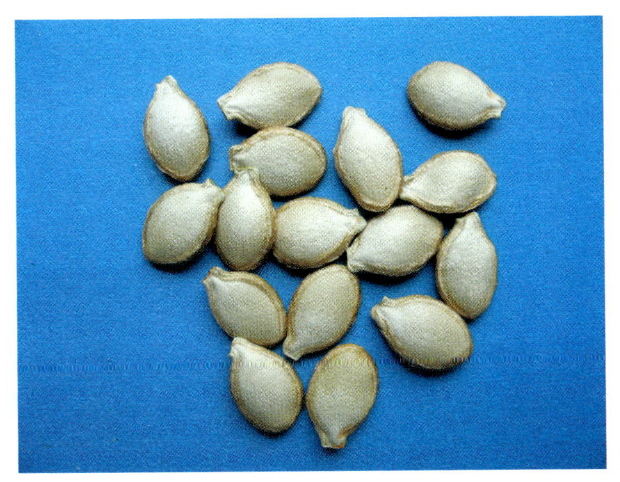

南瓜子

【性味归经】甘，平。归胃、大肠经。

【功能主治】驱虫。用于绦虫病，蛔虫病，血吸虫病。

【性状鉴别】本品呈扁椭圆形，一端略尖，外表黄白色，边缘稍有棱，长约1.2~2cm，宽约0.7~1.2cm，表面带有茸毛，边缘较多。种皮较厚，种脐位于尖的一端。除去种皮，可见绿色菲薄的胚乳，内有2枚黄色肥厚的子叶。子叶内含脂肪油，胚根小。气香，味微甘。

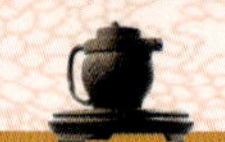

雷　　丸

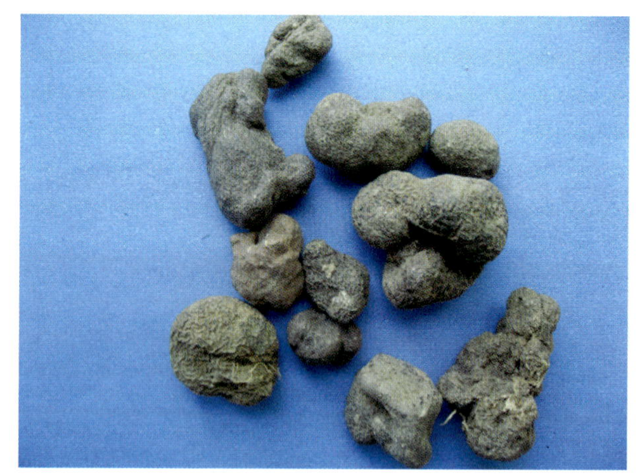

雷丸

【来　　源】本品为白蘑科真菌雷丸 *Omphalia lapidescens* Schroet.的干燥菌核。

【性味归经】微苦，寒。归胃、大肠经。

【功能主治】杀虫消积。用于绦虫、钩虫、蛔虫病，虫积腹痛，小儿疳积。

【性状鉴别】本品为类球形或不规则团块，直径1~3 cm。表面黑褐色或灰褐色，有略隆起的网状细纹。质坚实，不易破裂，断面不平坦，白色或浅灰黄色，似粉状或颗粒状，常有黄棕色大理石样纹理。气微，味微苦，嚼之有颗粒感，微带黏性，久嚼无渣。

榧　　子

【来　　源】本品为红豆杉科植物榧 *Torreya grandis* Fort.的干燥成熟种子。

【性味归经】甘，平。归肺、胃、大肠经。

【功能主治】杀虫消积，润燥通便。用于钩虫、蛔虫、绦虫病，虫积腹痛，小儿疳积，大便秘结。

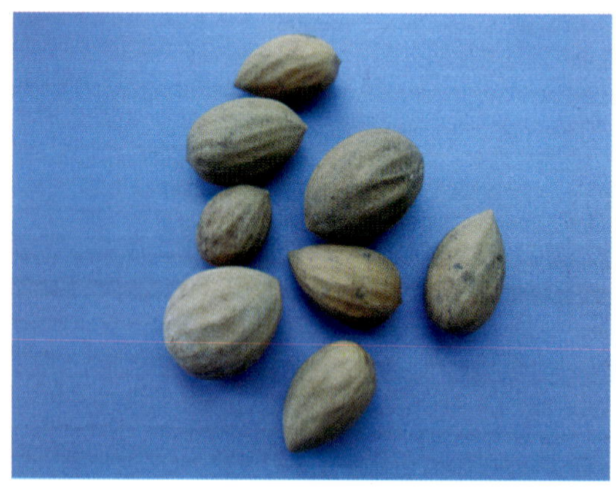

榧子

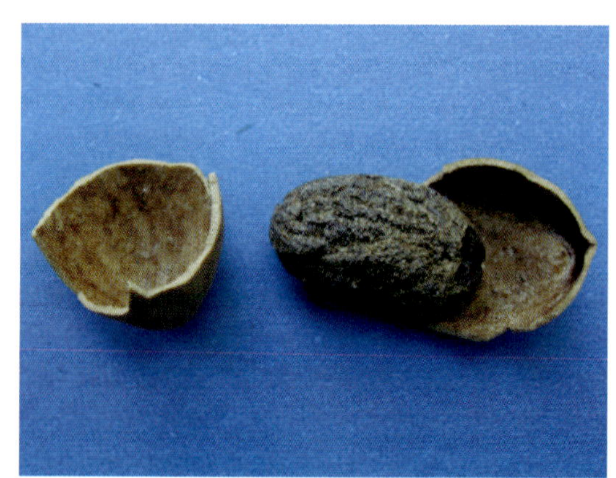

榧子饮片

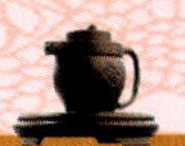

【性状鉴别】本品呈卵圆形或长卵圆形，长 2~3.5 cm，直径 1.3~2 cm。表面灰黄色或淡黄棕色，有纵皱纹，一端钝圆，可见椭圆形的种脐，另端稍尖。种皮质硬，厚约 1 mm。种仁表面皱缩，外胚乳灰褐色，膜质；内胚乳黄白色，肥大，富油性。气微，味微甜而涩。

第十一章 止　血　药

第一节　凉血止血药

大　蓟

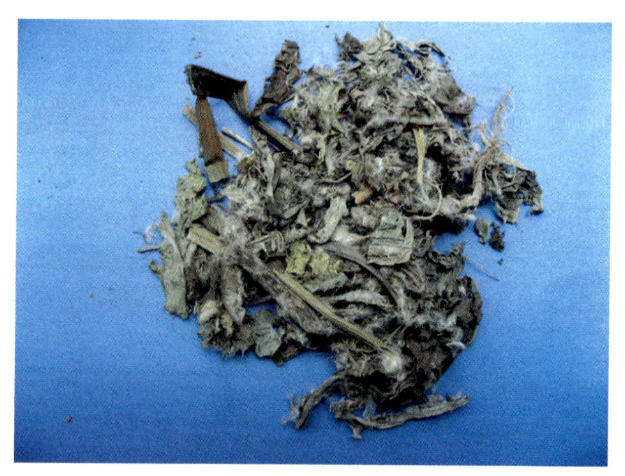
大蓟饮片

【来　　源】本品为菊科植物蓟 *Cirsium japonicum* Fisch. ex DC.的干燥地上部分。

【性味归经】甘、苦，凉。归心、肝经。

【功能主治】凉血止血，祛瘀消肿。用于衄血，吐血，尿血，便血，崩漏下血，外伤出血，痈肿疮毒。

【性状鉴别】本品茎呈圆柱形，基部直径可达1.2cm。表面绿褐色或棕褐色，有数条纵棱，被丝状毛；断面灰白色，髓部疏松或中空。叶皱缩，多破碎，完整叶片展平后呈倒披针形或倒卵状椭圆形，羽状深裂，边缘具不等长的针刺；上表面灰绿色或黄棕色，下表面色较浅，两面均具灰白色丝状毛。头状花序顶生，球形或椭圆形，总苞黄褐色，羽状冠毛灰白色。气微，味淡。

小　蓟

【来　　源】本品为菊科植物刺儿菜 *Cirsium setosum* (Willd.) MB.的干燥地上部分。

【性味归经】甘、苦，凉。归心、肝经。

【功能主治】凉血止血，祛瘀消肿。用于衄血，吐血，尿血，便血，崩漏下血，外伤出血，痈肿疮毒。

【性状鉴别】本品茎呈圆柱形，有的上部分枝，长5~30cm，直径0.2~0.5cm。表面灰

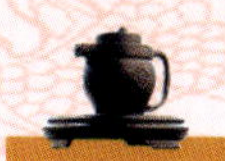

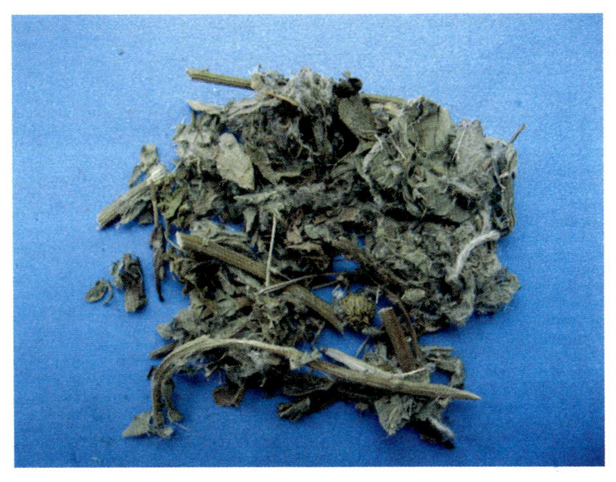

小蓟饮片

绿色或带紫色，具纵棱及白色柔毛。质脆，易折断，断面中空。叶互生，无柄或有短柄；叶片皱缩或破碎，完整者展平后呈长椭圆形或长圆状披针形，长 3~12 cm，宽 0.5~3 cm；全缘或微齿裂至羽状深裂，齿尖具针刺；上表面绿褐色，下表面灰绿色，两面均具白色柔毛。头状花序单个或数个顶生；总苞钟状，苞片 5~8 层，黄绿色；花紫红色。气微，味微苦。

地　榆

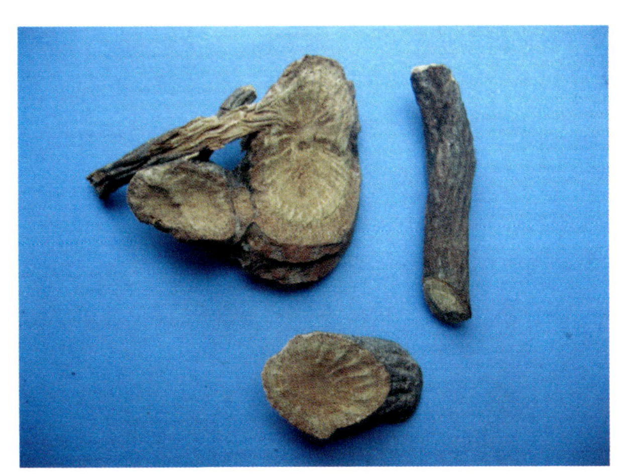

地榆饮片

【来　源】本品为蔷薇科植物地榆 *Sanguisorba officinalis* L. 或长叶地榆 *Sanguisorba officinalis* L. var. *longifolia* (Bert.) Yü et Li 的干燥根。后者习称“绵地榆”。

【性味归经】苦、酸、涩，微寒。归肝、大肠经。

【功能主治】凉血止血，解毒敛疮。用于便血，痔血，血痢，崩漏，水火烫伤，痈肿疮毒。

【性状鉴别】

1. 地榆　本品呈不规则纺锤形或圆柱形，稍弯曲，长 5~25 cm，直径 0.5~2 cm。表面灰褐色至暗棕色，粗糙，有纵纹。质硬，断面较平坦，粉红色或淡黄色，木部略呈放射状排列。气微，味微苦涩。

2. 绵地榆　本品呈长圆柱形，稍弯曲，着生于短粗的根茎上，表面红棕色或棕紫色，有细纵纹。质坚韧，断面黄棕色或红棕色，皮部有多数黄白色或黄棕色绵状纤维。气微，味微苦涩。

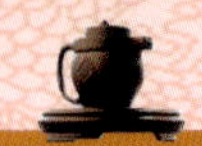

槐　　花

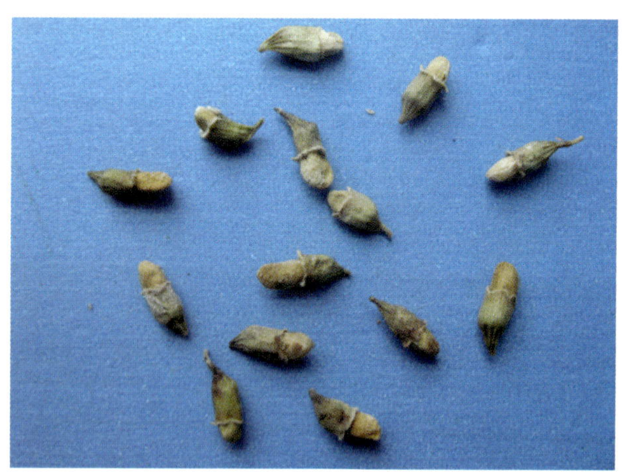
槐花饮片（槐米）

【来　　源】本品为豆科植物槐 *Sophora japonica* L.的干燥花及花蕾。前者习称“槐花”，后者习称“槐米”。

【性味归经】苦，微寒。归肝、大肠经。

【功能主治】凉血止血，清肝泻火。用于便血，痔血，血痢，崩漏，吐血，衄血，肝热目赤，头痛眩晕。

【性状鉴别】

1. 槐花　皱缩而卷曲，花瓣多散落。完整者花萼钟状，黄绿色，先端5浅裂；花瓣5，黄色或黄白色，1片较大，近圆形，先端微凹，其余4片长圆形。雄蕊10，其中9个基部连合，花丝细长。雌蕊圆柱形，弯曲。体轻。气微，味微苦。

2. 槐米　呈卵形或椭圆形，长2~6mm，直径约2mm。花萼下部有数条纵纹，萼的上方为黄白色未开放的花瓣，花梗细小。体轻，手捻即碎。气微，味微苦涩。

侧　柏　叶

【来　　源】本品为柏科植物侧柏 *Platycladus orientalis* (L.) Franco 的干燥枝梢及叶。

【性味归经】苦、涩，寒。归肺、肝、脾经。

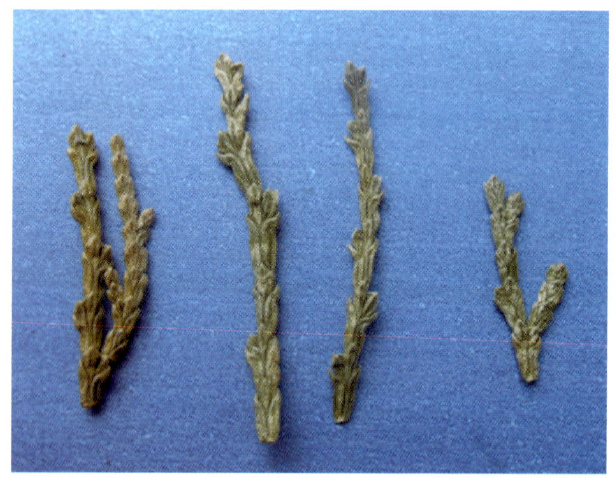
侧柏叶饮片

【功能主治】凉血止血，生发乌发。用于吐血衄血，咯血，便血，崩漏下血，血热脱发，须发早白。

【性状鉴别】本品多分枝，小枝扁平。叶细小鳞片状，交互对生，贴伏于枝上，深绿色或黄绿色。质脆，易折断。气清香，味苦涩、微辛。

白　茅　根

【来　　源】本品为禾本科植物白茅 *Imperata cylindrica* Beauv. var. *major* (Nees) C. E. Hubb.的干燥根茎。

【性味归经】甘，寒。归肺、胃、膀胱经。

【功能主治】凉血止血，清热利尿。用于血热吐血，衄血，尿血，热病烦渴，黄疸，水肿，热淋涩痛；急性肾炎水肿。

【性状鉴别】本品呈长圆柱形，长 30~60 cm，直径 0.2~0.4 cm。表面黄白色或淡黄色，微有光泽，具纵皱纹，节明显，稍突起，节间长短不等，通常长 1.5~3 cm。体轻，质略脆，断面皮部白色，多有裂隙，放射状排列，中柱淡黄色，易与皮部剥离。气微，味微甜。

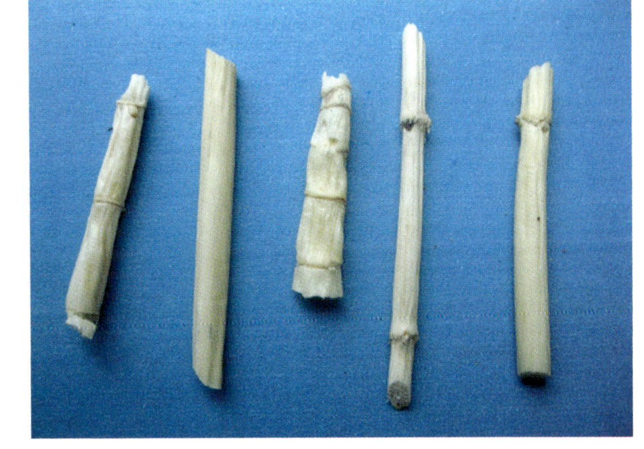

白茅根饮片

苎　麻　根

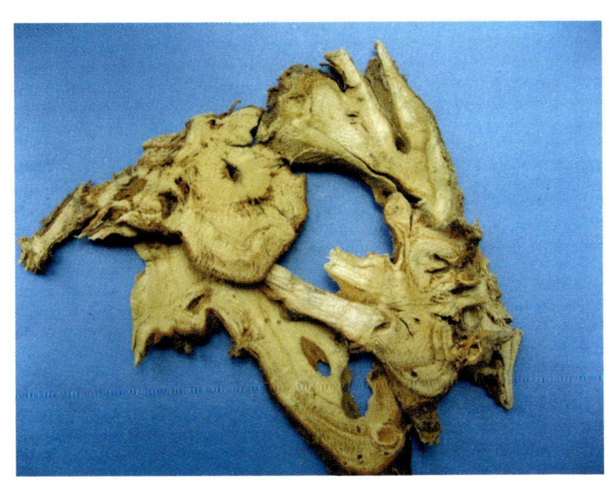

苎麻根饮片

【来　　源】本品为荨麻科植物苎麻 *Boehmeria nivea* (L.) Gaud.的根和根茎。

【性味归经】甘、苦，凉。归心、肝经。

【功能主治】清热利尿，安胎止血。用于五淋血尿，水肿，小便不利，孕妇水肿，出血性疾病（消化道出血、功能性子宫出血、月经过多、紫癜、齿龈出血等），胎动不安。

【性状鉴别】本品根茎呈圆柱

形，略弯曲，长短不一，直径0.4~5cm。表面灰棕色，有纵皱纹及多数皮孔，并有疣状突起或残留须根。质坚硬，断面纤维性，中央有髓或中空。根略呈纺锤形，长约10cm，直径1~1.3cm；表面灰棕色，有纵皱纹及横长皮孔；断面粉性。气微，味淡，有黏性。

荠　菜

【来　源】本品为十字花科植物荠菜 *Capsella bursa-pastoris* (L.) Medic.的干燥带根全草。

【性味归经】甘、淡，微寒。归肝、胃经。

【功能主治】凉血止血，清热利尿，降血压。用于血热尿血、崩漏、月经过多、流产出血，外感咳嗽，水肿，泄泻。近有用于肺结核咯血，肾结核尿血，高血压病，肾炎水肿，泌尿系感染或结石，乳糜尿，肠炎。

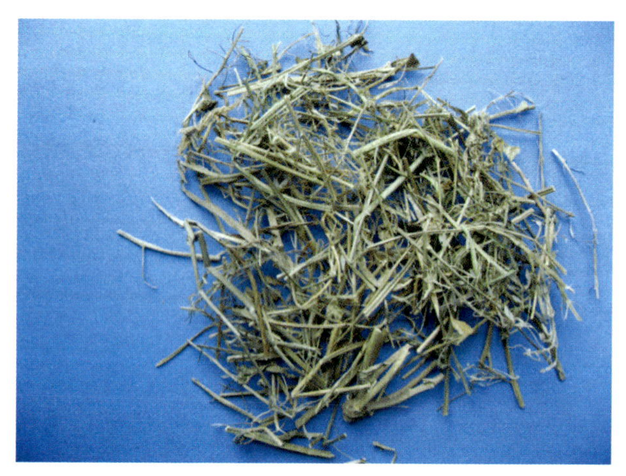
荠菜饮片

【性状鉴别】本品长25~50cm，根须状。茎圆柱形，有分枝，主基直径约2mm，黄绿色，质脆易折断，折断面中空。基生叶丛生，多已残碎，完整叶片展平后呈大头羽状分裂，叶长8~10cm，先端裂片较大，侧生裂片较小；茎生叶长披针形至狭披针形，长约2cm，边缘有细锯齿或缺刻，叶基抱茎。花或果顶生、腋生均有，花白色，多已脱落，果枝为药材的主要部分，果实多数，排列成总状，呈倒三角形，较扁平，黄白色，形似榄豉或菱角状，小果柄较长，可达1.5~2cm。气微，味淡。

第二节　化瘀止血药

三　七

【来　源】本品为五加科植物三七 *Panax notoginseng* (Burk.) F.H.Chen 的干燥根及根茎。

【性味归经】甘、微苦、温。归肝、胃经。

【功能主治】散瘀止血，消肿定痛。用于咯血，吐血，衄血，便血，崩漏，外伤出血，胸腹刺痛，跌扑肿痛。

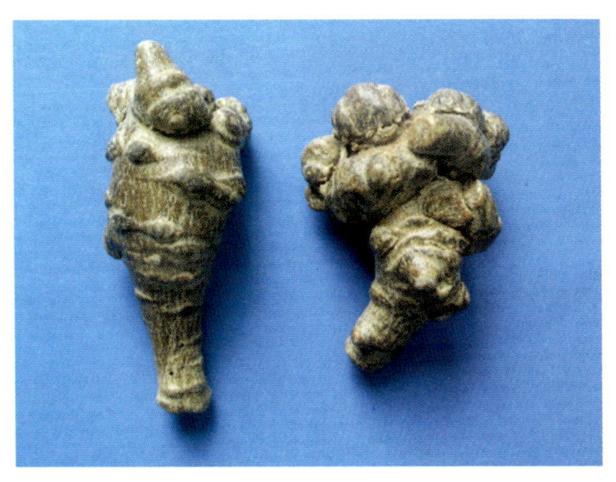
三七

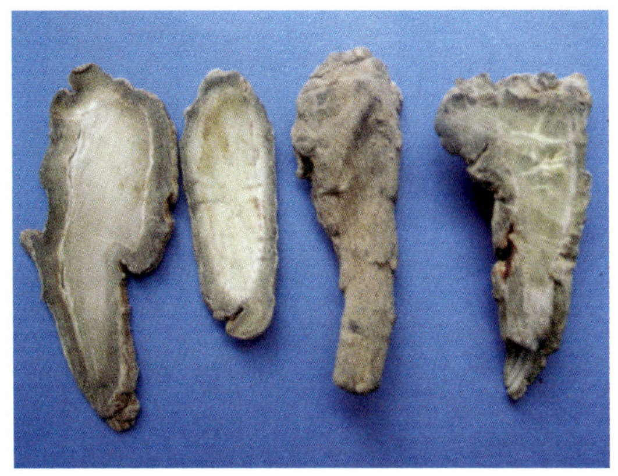
三七饮片

【性状鉴别】主根呈圆锥形或类圆柱形，长 1~6 cm，直径 1~4 cm。表面灰褐色或灰黄色，有断续的纵皱纹及支根痕。顶端有茎痕，周围有瘤状突起。体重，质坚实，断面灰绿色、黄绿色或灰白色，木部微呈放射状排列。气微，味苦回甜。

茜 草

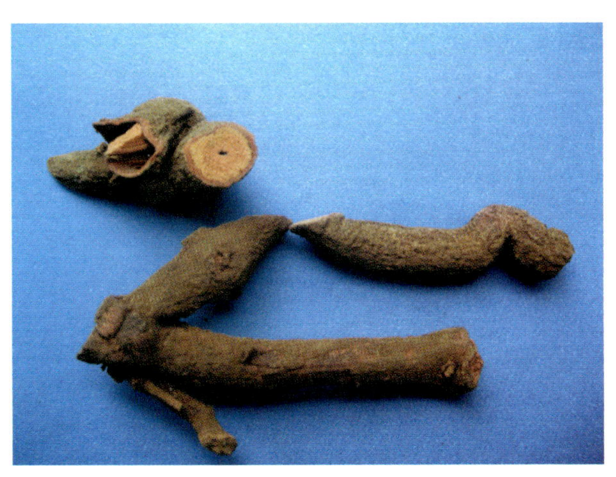
茜草饮片

【来 源】本品为茜草科植物茜草 *Rubia cordifolia* L.的干燥根及根茎。

【性味归经】苦，寒。归肝经。

【功能主治】凉血，止血，祛瘀，通经。用于吐血，衄血，崩漏，外伤出血，经闭瘀阻，关节痹痛，跌仆肿痛。

【性状鉴别】本品根茎呈结节状，丛生粗细不等的根。根呈圆柱形，略弯曲，长 10~25 cm，直径 0.2~1 cm。表面红棕色或暗棕色，具细纵皱纹及少数细根痕，皮部脱落处呈黄红色。质脆，易折断，断面平坦，皮部狭，紫红色，木部宽广，浅黄红色，导管孔多数。气微，味微苦，久嚼刺舌。

蒲 黄

【来 源】本品为香蒲科植物水烛香蒲 *Typha angustifolia* L.、东方香蒲 *Typha orientalis* Presl 或同属植物的干燥花粉。

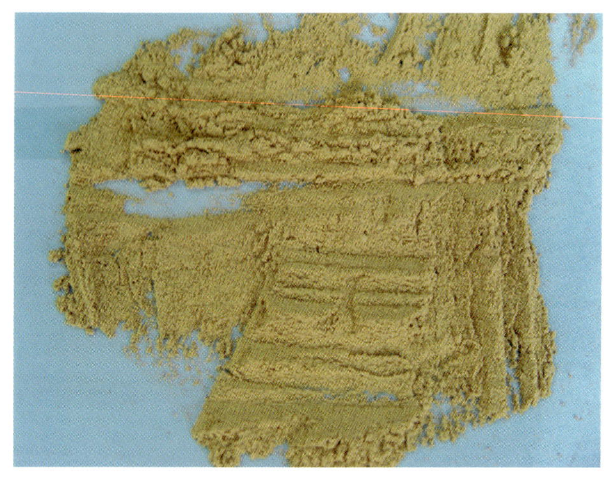
蒲黄饮片

【性味归经】甘，平。归肝、心包经。

【功能主治】止血，化瘀，通淋。用于吐血，衄血，咯血，崩漏，外伤出血，经闭痛经，脘腹刺痛，跌仆肿痛，血淋涩痛。

【性状鉴别】本品为黄色粉末。体轻，放水中则飘浮水面。手捻有滑腻感，易附着手指上。气微，味淡。

五灵脂

【来　　源】本品为鼯鼠科动物复齿鼯鼠 *Trogopterus xanthipes* Milne-Edwards 的干燥粪便。按形状分为两种：成块者称为“糖灵脂”；散粒者称为“灵脂米”。

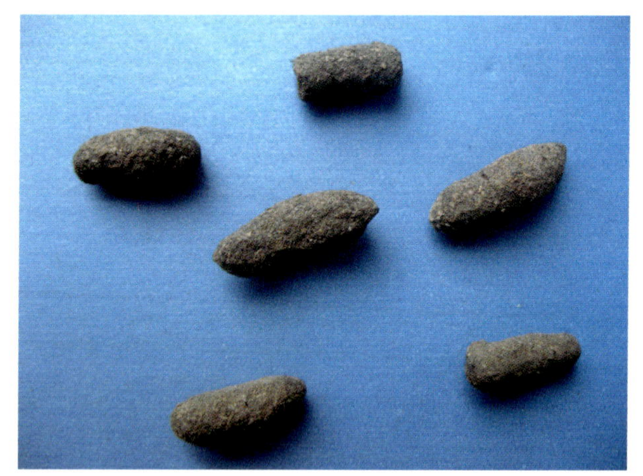
五灵脂饮片（灵脂米）

【性味归经】咸、甘，温。归肝经。

【功能主治】活血止痛，化瘀止血。用于痛经、经闭、产后瘀阻腹痛，以及胸脘疼痛，妇女崩漏、经多色紫多块者，蛇虫咬伤。

【性状鉴别】

1. 糖灵脂　由多数粪粒凝结成的不规则块状，黑棕色、黄棕色、灰棕色或红棕色，凹凸不平，有油润性光泽。黏附的粪粒长椭圆形，表面常裂碎，呈纤维性。体轻，质较硬，断面不平坦，隐约可见粪粒形状，间或有黄棕色树脂状物质。气腥臭，并带松柏种子油质香气，味苦。

2. 灵脂米　粪粒呈长椭圆柱形，两端钝圆，长 0.5~1.5 cm，直径 3~6 mm，表面较平滑或微粗糙，棕色或黑棕色，常可见浅色斑点，有的微具光泽。质轻松，易折断，断面黄绿色或黑棕色，纤维性。气微，味微苦、咸。

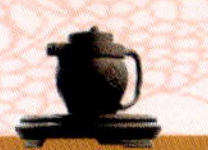

降　　香

【来　　源】本品为豆科植物降香檀 *Dalbergia odorifera* T. Chen 树干和根的干燥心材。

【性味归经】辛，温。归肝、脾经。

【功能主治】行气活血，止痛，止血。用于脘腹疼痛，肝郁胁痛，胸痹刺痛，跌仆损伤，外伤出血。

【性状鉴别】本品呈类圆柱形或不规则块状，表面紫红色或红褐色，切面有致密的纹理。质硬，有油性。气微香，味微苦。

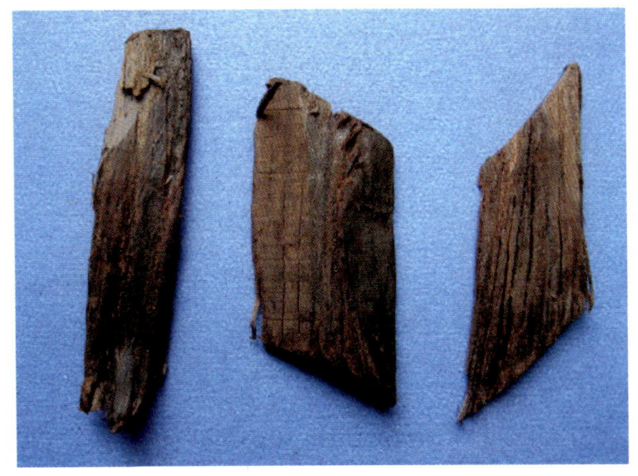

降香饮片

花　蕊　石

【来　　源】本品为变质岩类岩石蛇纹大理岩。

【性味归经】酸、涩，平。归肝经。

【功能主治】化瘀止血。用于咯血，吐血，外伤出血，跌仆伤痛。

【性状鉴别】本品为粒状和致密块状的集合体，呈不规则的块状，具棱角，但不锋利。白色或浅灰白色，其中夹有点状或条状的蛇纹石，呈浅绿色或淡黄色，习称“彩晕”，对光观察有闪星状光泽。体重，质硬，不易破碎。气微，味淡。

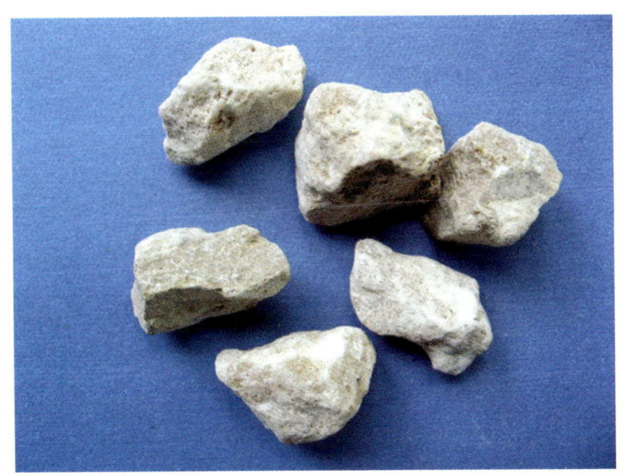

花蕊石

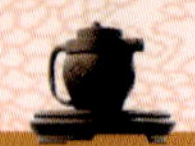

第三节　收敛止血药

白　　及

【来　　源】本品为兰科植物白及 *Bletilla striata* (Thunb.) Reichb.f.的干燥块茎。

【性味归经】苦、甘、涩，微寒。归肺、肝、胃经。

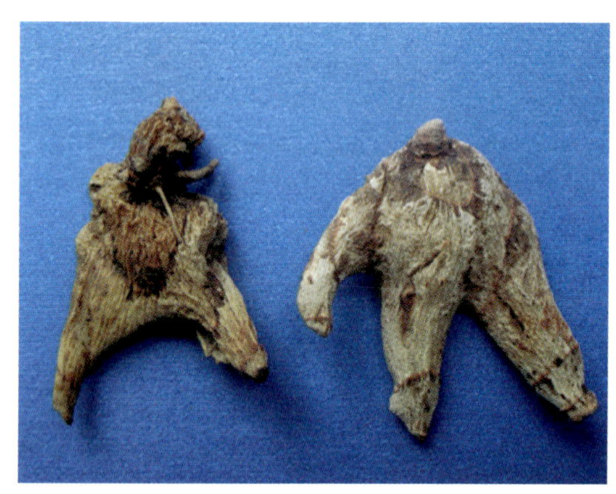
白及

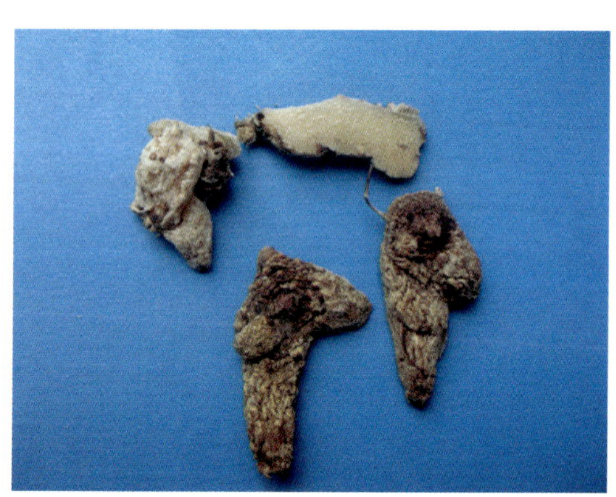
白及饮片

【功能主治】收敛止血，消肿生肌。用于咯血吐血，外伤出血，疮疡肿毒，皮肤皲裂；肺结核咯血，溃疡病出血。

【性状鉴别】本品呈不规则扁圆形，多有 2~3 个爪状分枝，长 1.5~5 cm，厚 0.5~1.5 cm。表面灰白色或黄白色，有数圈同心环和棕色点状须根痕，上面有突起的茎痕，下面有连接另一块茎的痕迹。质坚硬，不易折断，断面类白色，角质样。气微，味苦，嚼之有黏性。

仙　鹤　草

【来　　源】本品为蔷薇科植物龙牙草 *Agrimonia pilosa* Ledeb.的干燥地上部分。

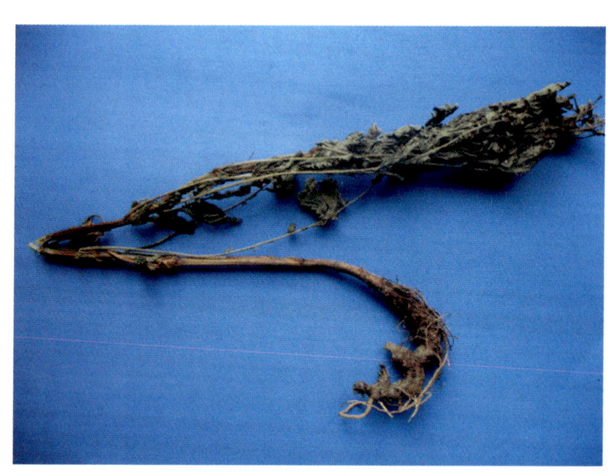
仙鹤草

【性味归经】苦、涩，平。归心、肝经。

【功能主治】收敛止血，截疟，止痢，解毒。用于咯血，吐血，崩漏下血，疟疾，血痢，脱力劳伤，痈肿疮毒，阴痒带下。

【性状鉴别】本品长 50~100 cm，全体被白色柔毛，茎下部圆柱形，直径 4~6 mm，红棕色，上部方柱形，四面略凹陷，绿褐色，有纵沟及棱线，有节；体轻，质硬，易折断，断面中空。单数羽状复叶互生，暗绿色，皱缩卷曲，质脆，易碎。叶片有大小 2 种，相间生于叶轴上，顶端小叶较大，完整小叶片展平后呈卵形或长椭圆形，先端尖，基部楔形，边缘有锯齿；托叶 2，抱茎，斜卵形。总状花序细长，花萼下部呈筒状，萼筒上部有钩刺，先端 5 裂，花瓣黄色。气微，味微苦。

紫　珠

【来　源】本品为马鞭草科植物杜虹花 *Callicarpa formosana* Rolfe（*C. pedunculata* R. Br.）或华紫珠 *C. cathayana* H. T. Chang 的干燥茎叶。

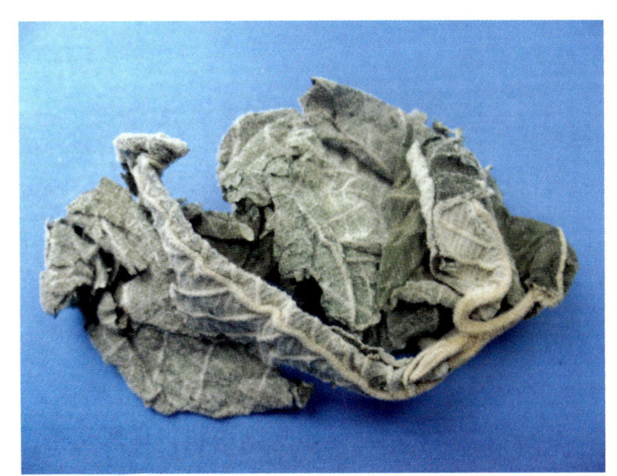

紫珠饮片

【性味归经】苦、涩，微寒。归肝、脾经。

【功能主治】收敛止血，解毒疗疮。用于多种出血证如吐血、衄血、咯血、尿血、便血、崩漏、牙龈出血、子宫出血、肠胃溃疡出血，咽喉肿痛。近有用于子宫颈炎，阴道炎，急性传染性肝炎。外用治外伤出血，烧伤，跌打瘀积，痈疮肿毒。

【性状鉴别】

1. 杜虹花　小枝长短不一，被黄色星状毛。叶片皱缩、卷曲，展平后呈卵圆形或椭圆形，长 4~15 cm，宽 3~8 cm，先端渐尖，基部楔形或钝圆，边缘有细锯齿，近基部全缘，叶面灰绿色，被粗短毛，叶背浅黄绿色或浅棕绿色，被棕黄色柔毛和黄色微透明腺点；侧脉突起，小脉伸至齿端；叶柄长 0.5~1.5 cm。气微，味微苦涩。

2. 华紫珠　小枝有不明显的圆形灰白色皮孔。叶片皱缩、卷曲，展平后呈卵状披针形，长 4~6 cm，宽 1.5~2.5 cm，先端尖锐，基部楔形，边缘有密细锯齿，两面无毛，仅脉上有毛，叶背有红色腺点，叶柄长约 4 mm，间见叶腋间有聚伞形花序或果实。气微，味苦。

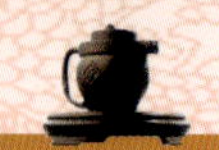

棕　榈　炭

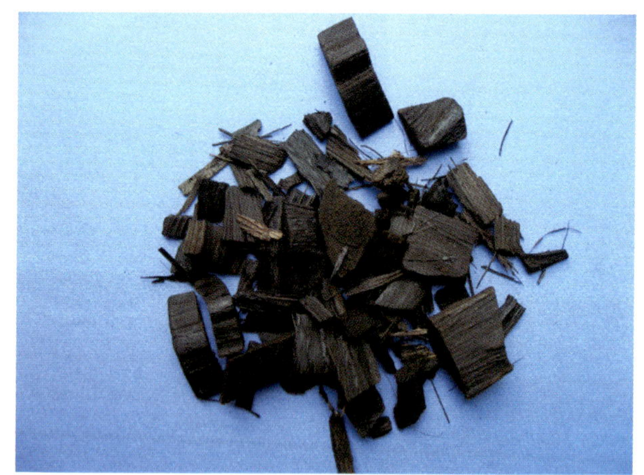
棕榈炭饮片

【来　　源】本品为棕榈科植物棕榈 *Trachycarpus fortunei* (Hook. f.) H. Wendl.的干燥叶柄焖煅成炭。

【性味归经】苦、涩，平。归肺、肝、大肠经。

【功能主治】收涩止血。用于吐血，衄血，尿血，便血，崩漏下血。

【性状鉴别】本品呈块状，黑褐色或黑色，有光泽。质酥脆，味苦涩。

血　余　炭

【来　　源】本品为人发制成的炭化物。

【性味归经】苦，平。归肝、胃经。

【功能主治】止血，化瘀。用于吐血，咯血，衄血，尿血，崩漏下血，外伤出血。

【性状鉴别】本品呈不规则块状，乌黑光亮，有多数细孔。体轻，质脆。用火烧之有焦发气味，味苦。

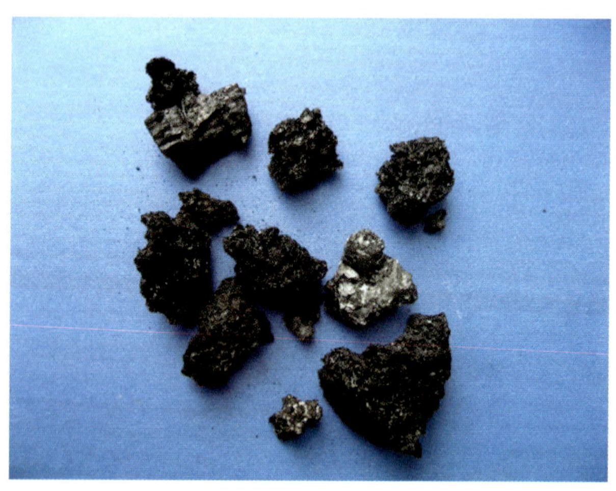
血余炭饮片

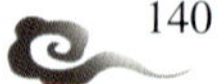

藕　节

【来　源】本品为睡莲科植物莲 *Nelumbo nucifera* Gaertn.的干燥根茎节部。

【性味归经】甘、涩，平。归肝、肺、胃经。

【功能主治】止血，消瘀。用于吐血，咯血，衄血，尿血，崩漏。

【性状鉴别】本品呈短圆柱形，中部稍膨大，长 2~4 cm，直径约 2 cm。表面灰黄色至灰棕色，有残存的须根及须根痕，偶见暗红棕色的鳞叶残基。两端有残留的藕，表面皱缩有纵纹。质硬，断面有多数类圆形的孔。气微，味微甘、涩。

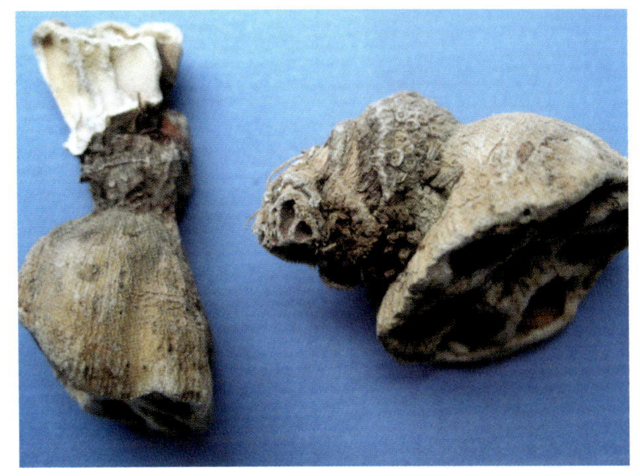

藕节饮片

鸡　冠　花

【来　源】本品为苋科植物鸡冠花 *Celosia cristata* L.的干燥花序。

【性味归经】甘、涩，凉。归肝、大肠经。

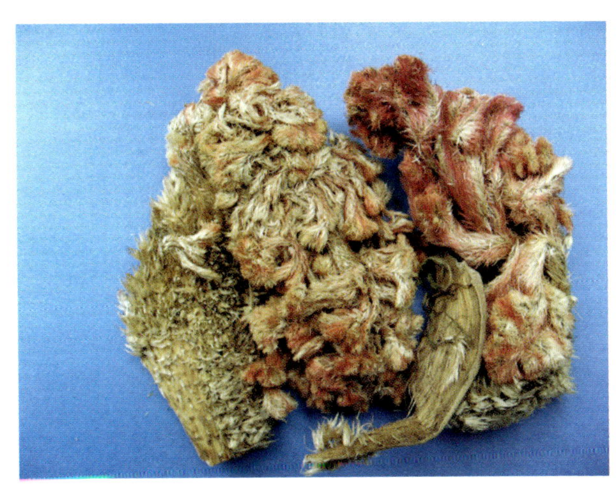

鸡冠花饮片

【功能主治】收敛止血，止带，止痢。用于吐血，崩漏，便血，痔血，赤白带下，久痢不止。

【性状鉴别】本品为穗状花序，多扁平而肥厚，呈鸡冠状，长 8~25 cm，宽 5~20 cm，上缘宽，具皱褶，密生线状鳞片，下端渐窄，常残留扁平的茎。表面红色、紫红色或黄白色。中部以下密生多数小花，每花宿存的苞片及花被片均呈膜质。果实盖裂，种子扁圆肾形，黑色，有光泽。体轻，质柔韧。气微，味淡。

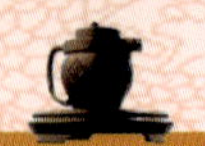

第四节　温经止血药

艾　　叶

【来　　源】本品为菊科植物艾 *Artemisia argyi* Levl.et Vant.的干燥叶。

【性味归经】辛、苦，温；有小毒。归肝、脾、肾经。

【功能主治】散寒止痛，温经止血。用于少腹冷痛，经寒不调，宫冷不孕，吐血，衄血，崩漏经多，妊娠下血；外治皮肤瘙痒。醋艾炭温经止血。用于虚寒性出血。

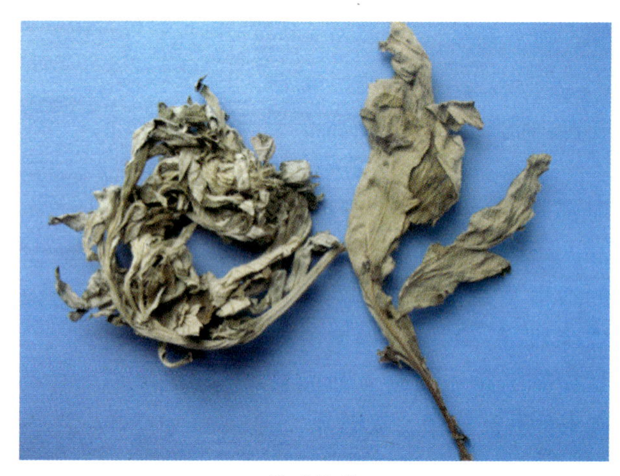
艾叶饮片

【性状鉴别】本品多皱缩、破碎，有短柄。完整叶片展平后呈卵状椭圆形，羽状深裂，裂片椭圆状披针形，边缘有不规则的粗锯齿。上表面灰绿色或深黄绿色，有稀疏的柔毛及腺点；下表面密生灰白色绒毛。质柔软。气清香，味苦。

炮　　姜

【来　　源】本品为干姜的炮制加工品。

【性味归经】辛、热。归脾、胃、肾、心、肺经。

【功能主治】温中散寒，温经止血。用于脾胃虚寒，腹痛吐泻，吐衄崩漏，阳虚失血。

【性状鉴别】本品呈不规则膨胀的块状，具指状分枝。表面棕黑色或棕褐色。质轻泡，断面边缘处显棕黑色，中心棕黄色，细颗粒性，维管束散在。气香、特异，味微辛、辣。

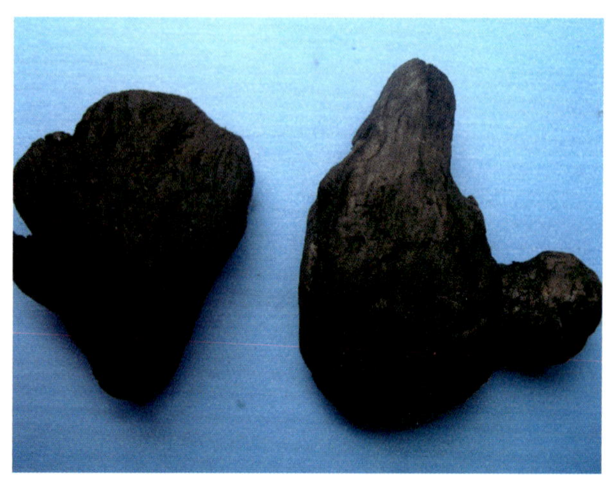
炮姜饮片

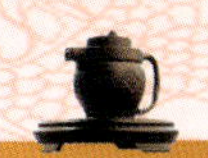

灶　心　土

【来　　源】本品为久经草木燃烧熏烤的土灶灶底中心的土块。

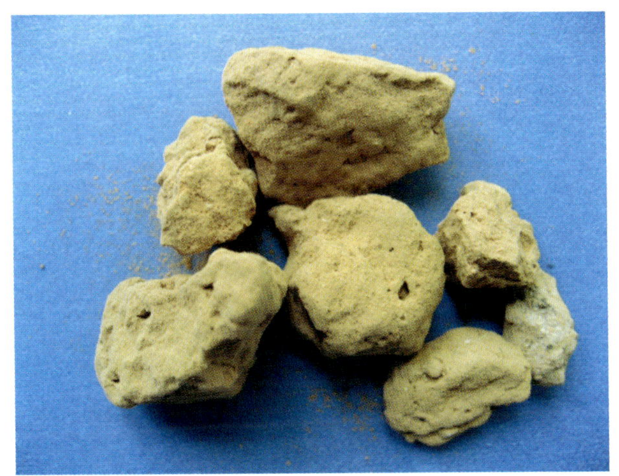

灶心土

【性味归经】辛，微温。归脾、胃经。

【功能主治】温中止血，和胃止呕，温脾止泻。用于脾气虚寒不能统血所致的吐血、便血、崩漏、赤白带下，中焦虚寒、胃失和降所致的呕吐，妊娠恶阻呕吐，脾虚久泻不止。

【性状鉴别】本品呈不规则团块，大小不一。全体红褐色或黄褐色，有的具蜂窝状孔洞。质硬实，捣碎时内外色基本相同。具烧焦样土气，味淡。

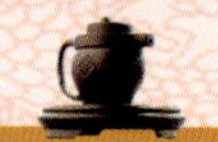

第十二章　活血化瘀药

川　芎

【来　　源】本品为伞形科植物川芎 *Ligusticum chuanxiong* Hort.的干燥根茎。

【性味归经】辛，温。归肝、胆、心包经。

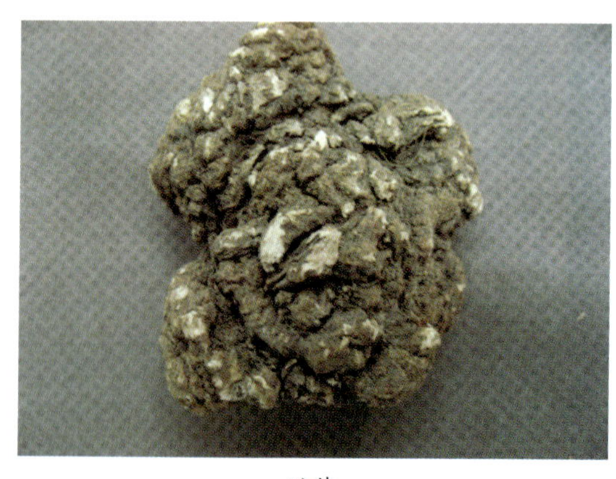
川芎

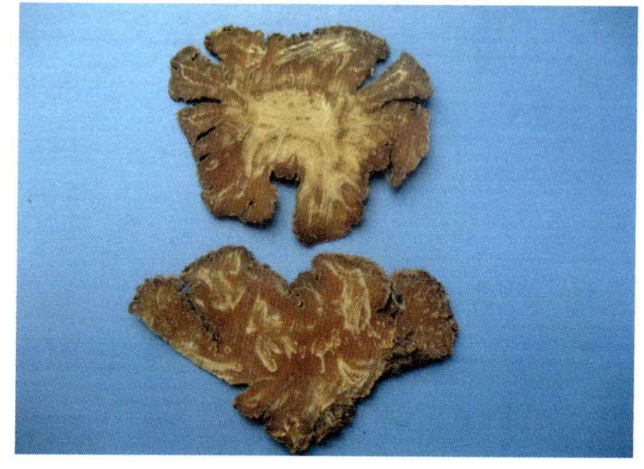
川芎饮片

【功能主治】活血行气，祛风止痛。用于月经不调，经闭痛经，癥瘕腹痛，胸胁刺痛，跌仆肿痛，头痛，风湿痹痛。

【性状鉴别】本品为不规则结节状拳形团块，直径 2~7 cm。表面黄褐色，粗糙皱缩，有多数平行隆起的轮节，顶端有凹陷的类圆形茎痕，下侧及轮节上有多数小瘤状根痕。质坚实，不易折断，断面黄白色或灰黄色，散有黄棕色的油室，形成层环呈波状。气浓香，味苦、辛，稍有麻舌感，微回甜。

延　胡　索

【来　　源】本品为罂粟科植物延胡索 *Corydalis yanhusuo* W.T.Wang 的干燥块茎。

【性味归经】辛、苦，温。归肝、脾经。

【功能主治】活血，利气，止痛。用于胸胁、脘腹疼痛，经闭痛经，产后瘀阻，跌扑肿痛。

【性状鉴别】本品呈不规则的扁球形，直径 0.5~1.5 cm。表面黄色或黄褐色，有不规则

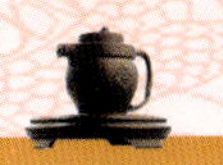

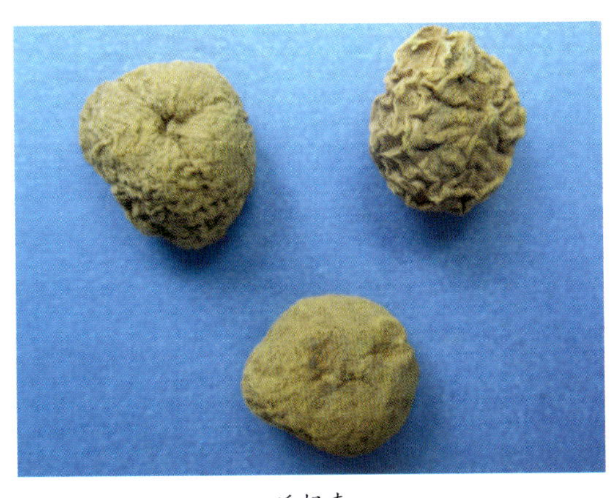

延胡索

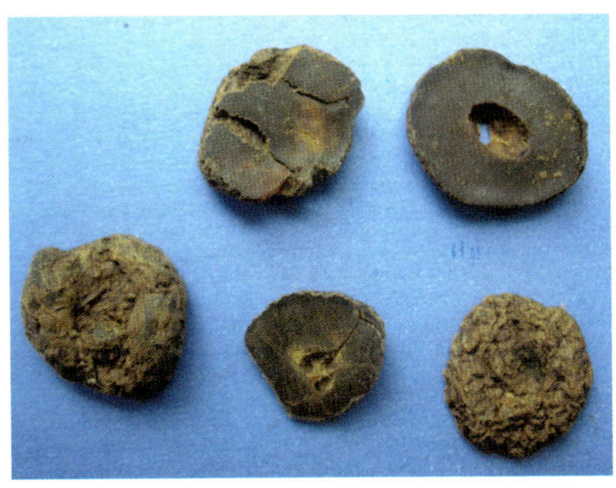

延胡索饮片

网状皱纹。顶端有略凹陷的茎痕，底部常有疙瘩状突起。质硬而脆，断面黄色，角质样，有蜡样光泽。气微，味苦。

郁　　金

【来　　源】本品为姜科植物温郁金 *Curcuma wenyujin* Y.H.Chen et C.Ling、姜黄 *Curcuma longa* L.、广西莪术 *Curcuma kwangsiensis* S.G.Lee et C.F.Liang 或蓬莪术 *Curcuma phaeocaulis* Val.的干燥块根。前两者分别习称“温郁金”和“黄丝郁金”，其余按性状不同习称“桂郁金”或“绿丝郁金”。

【性味归经】辛、苦，寒。归肝、心、肺经。

【功能主治】行气化瘀，清心解郁，利胆退黄。用于经闭痛经，胸腹胀痛、刺痛，热病神昏，癫痫发狂，黄疸尿赤。

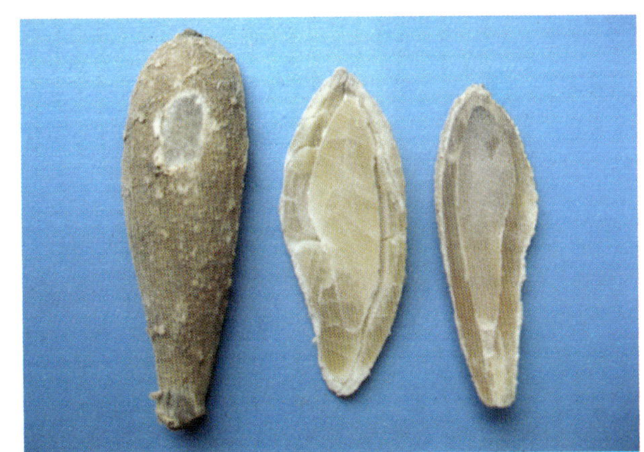

郁金饮片（温郁金）

【性状鉴别】

1. 温郁金　呈长圆形或卵圆形，稍扁，有的微弯曲，两端渐尖，长 3.5~7 cm，直径 1.2~2.5 cm。表面灰褐色或灰棕色，具不规则的纵皱纹，纵纹隆起处色较浅。质坚实，断面灰棕色，角质样，内皮层环明显。气微香，味微苦。

2. 黄丝郁金　呈纺锤形，有的一端细长，长 2.5~4.5 cm，直径 1~1.5 cm。表面棕灰色或灰黄色，具细皱纹，断面橙黄色，外周棕黄色至棕红色。气芳香，味辛辣。

3. 桂郁金　呈长圆锥形或长圆形，长 2~6.5 cm，直径 1~1.8 cm。表面具疏浅纵纹或较粗糙网状皱纹。气微，味微辛苦。

4. 绿丝郁金　呈长椭圆形，较粗壮，长1.5~3.5cm，直径1~1.2cm。气微，味淡。

姜　黄

【来　　源】本品为姜科植物姜黄 *Curcuma longa* L.的干燥根茎。

【性味归经】辛、苦，温。归脾、肝经。

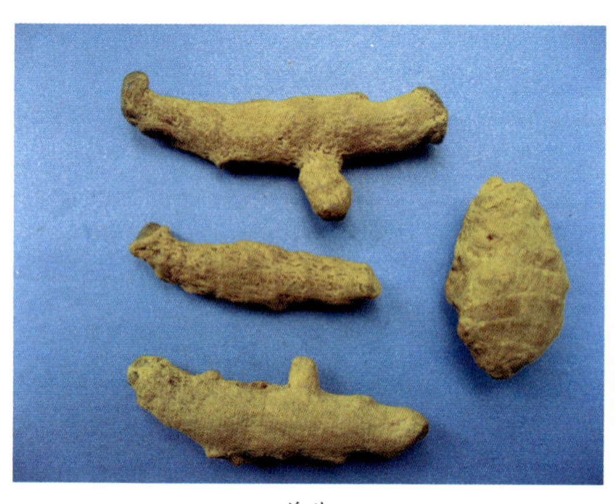

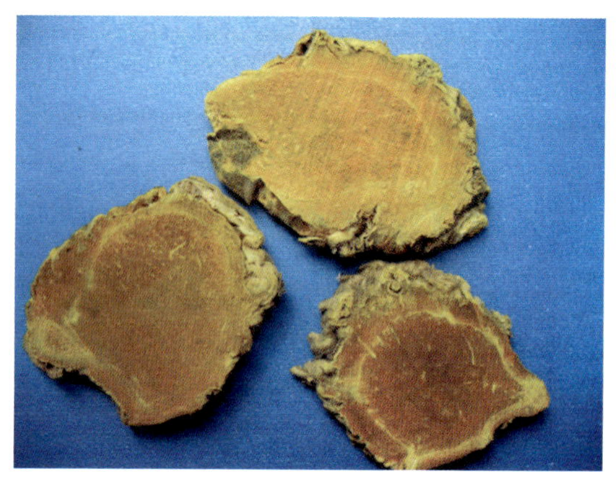
姜黄饮片

【功能主治】破血行气，通经止痛。用于胸胁刺痛，闭经，癥瘕，风湿肩臂疼痛，跌仆肿痛。

【性状鉴别】本品呈不规则卵圆形、圆柱形或纺锤形，常弯曲，有的具短叉状分枝，长2~5cm，直径1~3cm。表面深黄色，粗糙，有皱缩纹理和明显环节，并有圆形分枝痕及须根痕。质坚实，不易折断，断面棕黄色至金黄色，角质样，有蜡样光泽，内皮层环纹明显，维管束呈点状散在。气香特异，味苦、辛。

乳　香

【来　　源】本品为橄榄科植物卡氏乳香树 *Boswellia carterii* Birdw.及其同属植物树干切伤后渗出的油胶树脂经干燥而成。

【性味归经】辛、苦，温。归心、肝、脾经。

【功能主治】活血止痛，消肿生肌。用于气血凝滞，心腹疼痛，痈疽，产后瘀血刺痛，痈疮肿毒。外

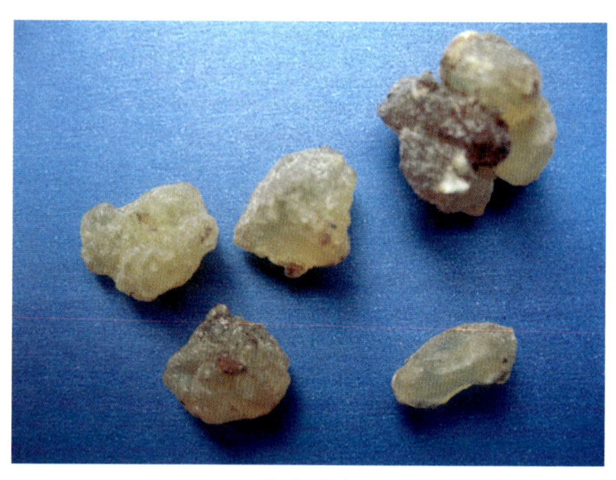
乳香饮片

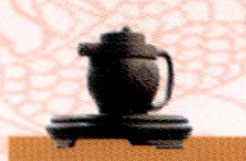

用治跌打损伤，瘀滞肿痛，疮疡溃破久不收口。

【性状鉴别】本品外形呈乳头状、泪滴颗粒状或由无数粒状组成团块，常混有树皮碎屑或砂粒。表面黄色或淡黄白色，半透明，有光泽，常附有类白色尘粉。质坚脆，破碎面呈蜡样或玻璃样光泽。气微香，味微苦。嚼之迅即软化成胶块，黏附牙齿，吐出液呈乳白色，加水研磨成白色或黄白色乳状液。

没　　药

【来　　源】本品为橄榄科植物没药树 *Commiphora myrrha* Engl.及同属植物树干皮部渗出的树脂。

【性味归经】苦，平。归肝经。

【功能主治】散血去瘀，消肿定痛。用于痈疽肿痛，跌打损伤积瘀，金疮，筋骨、心腹诸痛，癥瘕，经闭，痔漏，目障。

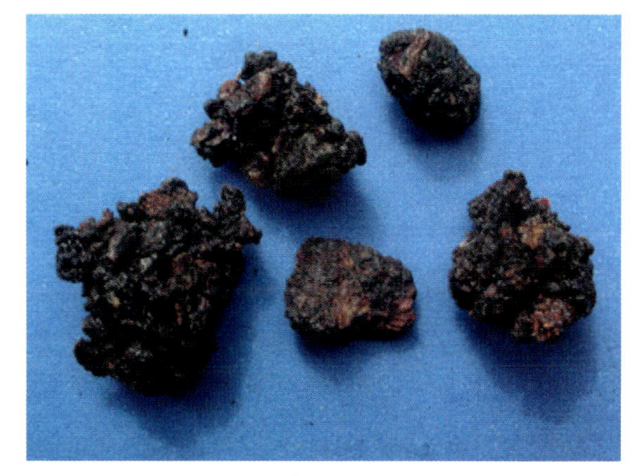

没药饮片

【性状鉴别】本品呈不规则颗粒状或黏结成团块状，间夹有树皮碎屑或砂粒。表面黄棕色或红棕色，间见紫黑色，粗糙。质坚稍韧。破碎面不平，微呈颗粒状，稍有油样光泽。与水共研成黄色乳液。气特殊而芳香，有银桧样香气，味苦而微辛。

丹　　参

【来　　源】本品为唇形科植物丹参 *Salvia miltiorrhiza* Bge.的干燥根及根茎。

【性味归经】苦，微寒。归心、肝经。

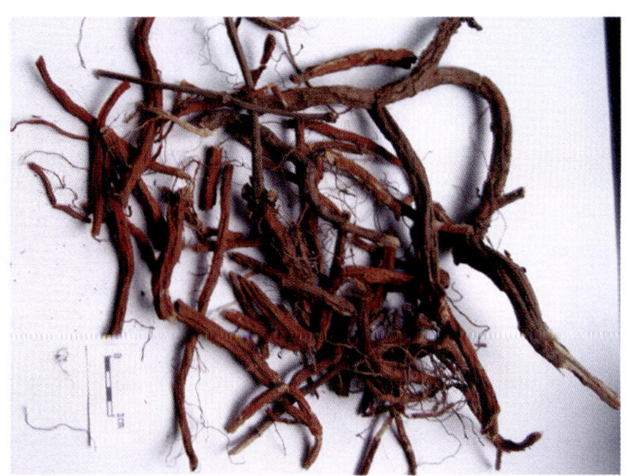

丹参

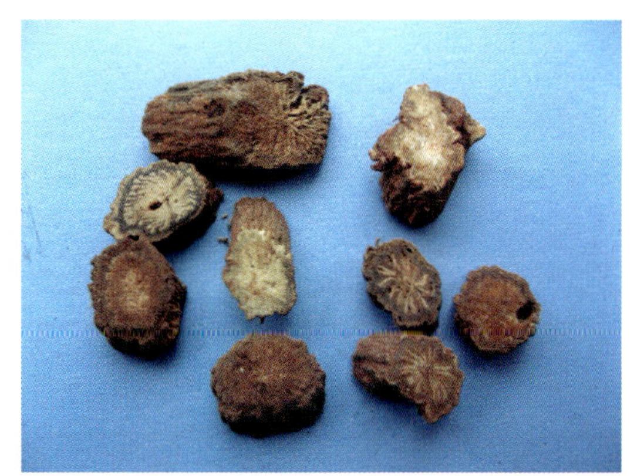

丹参饮片

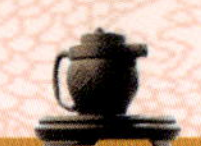

【功能主治】祛瘀止痛，活血通经，清心除烦。用于月经不调，癥瘕积聚，胸腹刺痛，热痹疼痛，疮疡肿痛，心烦不眠；肝脾肿大，心绞痛。

【性状鉴别】本品根茎短粗，顶端有时残留茎基。根数条，长圆柱形，略弯曲，有的分枝并具须状细根，长10~20cm，直径0.3~1cm。表面棕红色或暗棕红色，粗糙，具纵皱纹。老根外皮疏松，多显紫棕色，常呈鳞片状剥落。质硬而脆，断面疏松，有裂隙或略平整而致密，皮部棕红色，木部灰黄色或紫褐色，导管束黄白色，呈放射状排列。气微，味微苦涩。

红　　花

【来　　源】本品为菊科植物红花 *Carthamus tinctorius* L.的干燥花。

【性味归经】辛，温。归心、肝经。

【功能主治】活血通经，散瘀止痛。用于经闭，痛经，恶露不行，癥瘕痞块，跌仆损伤，疮疡肿痛。

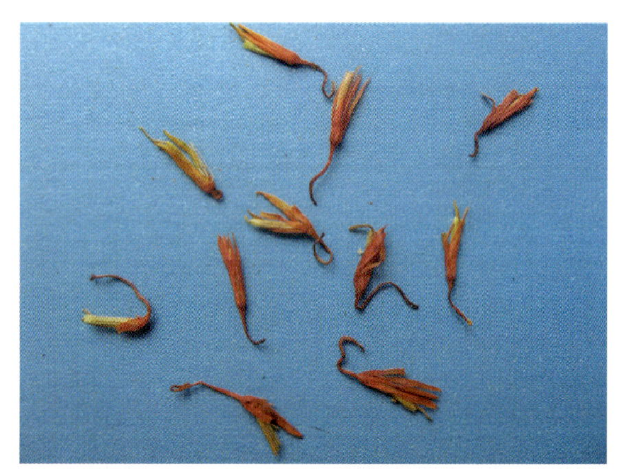

红花饮片

【性状鉴别】本品为不带子房的管状花，长1~2cm。表面红黄色或红色。花冠筒细长，先端5裂，裂片呈狭条形，长5~8mm；雄蕊5，花药聚合成筒状，黄白色。柱头长圆柱形，顶端微分叉。质柔软。气微香，味微苦。

桃　　仁

【来　　源】本品为蔷薇科植物桃 *Prunus persica* (L.) Batsch 或山桃 *Prunus davidiana*

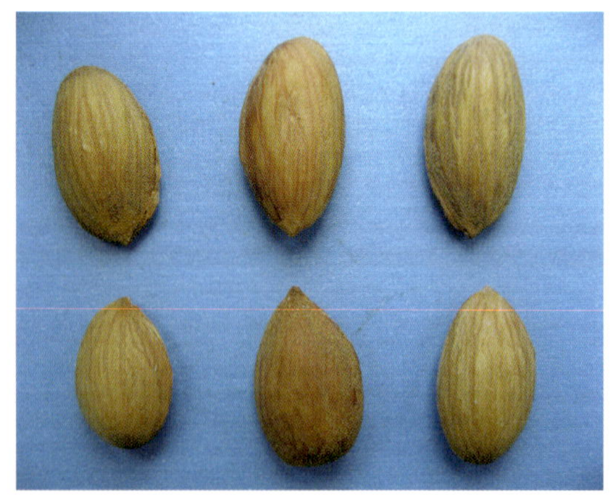

桃仁

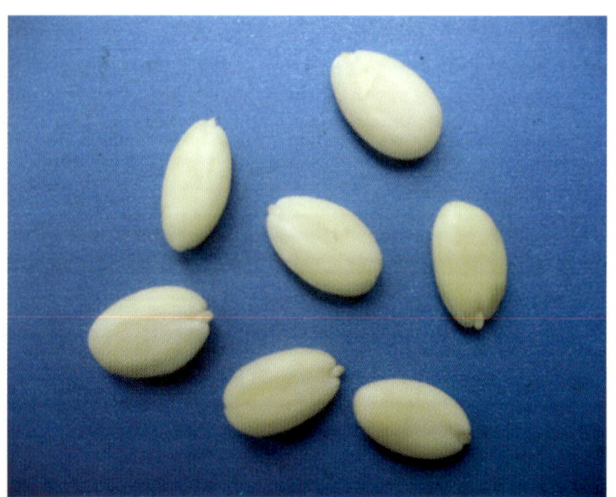

桃仁饮片

(Carr.) Franch.的干燥成熟种子。

【性味归经】苦、甘，平。归心、肝、大肠经。

【功能主治】活血祛瘀，润肠通便。用于经闭，痛经，癥瘕痞块，跌仆损伤，肠燥便秘。

【性状鉴别】

1. 桃仁　呈扁长卵形，长1.2~1.8cm，宽0.8~1.2cm，厚0.2~0.4cm。表面黄棕色至红棕色，密布颗粒状突起。一端尖，中部膨大，另端钝圆稍偏斜，边缘较薄。尖端一侧有短线形种脐，圆端有颜色略深不甚明显的合点，自合点处散出多数纵向维管束。种皮薄，子叶2，类白色，富油性。气微，味微苦。

2. 山桃仁　呈类卵圆形，较小而肥厚，长约0.9cm，宽约0.7cm，厚约0.5cm。

益　母　草

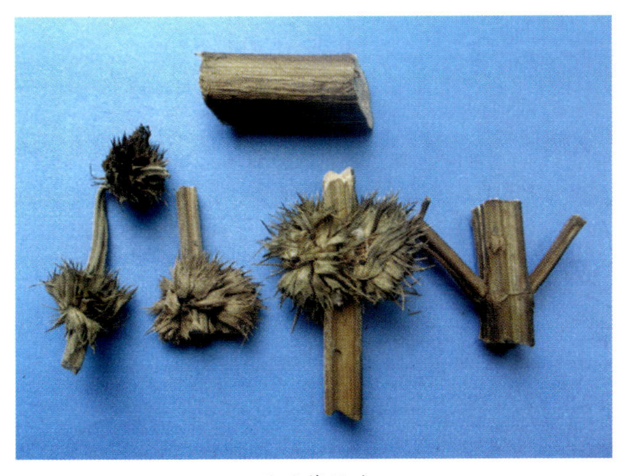

益母草饮片

【来　　源】本品为唇形科植物益母草 *Leonurus japonicus* Houtt.的干燥地上部分。

【性味归经】苦、辛，微寒。归肝、心包经。

【功能主治】活血调经，利尿消肿。用于月经不调，痛经，经闭，恶露不尽，水肿尿少；急性肾炎水肿。

【性状鉴别】本品茎呈方柱形，长30~60cm，直径0.2~0.5cm，表面灰绿色或黄绿色；体轻，质韧，断面中部有髓。叶片灰绿色，多皱缩、破碎，易脱落。轮伞花序腋生，小花淡紫色，花萼筒状，花冠二唇形。切段者长约2cm。

泽　　兰

【来　　源】本品为唇形科植物毛叶地瓜儿苗 *Lycopus lucidus* Turcz. var. *hirtus* Regel 的干燥地上部分。

【性味归经】苦、辛，微温。归肝、脾经。

【功能主治】活血化瘀，行水消肿。用于月经不调，经闭，痛经，产后瘀血腹痛，水肿。

【性状鉴别】本品茎呈方柱形，少分枝，四面均有浅纵沟，长50~100cm，直径0.2~

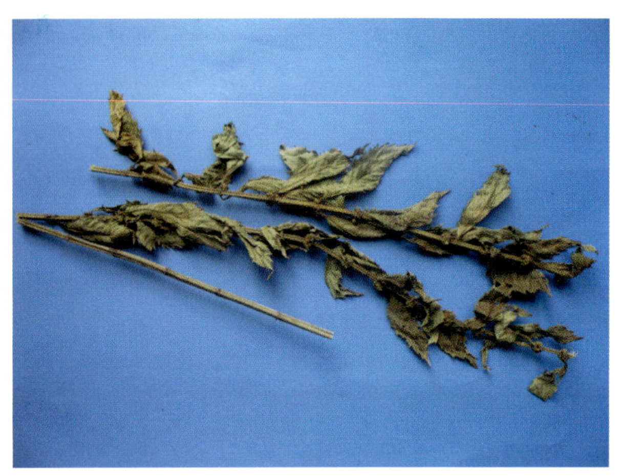
泽兰

0.6 cm。表面黄绿色或带紫色，节处紫色明显，有白色茸毛。质脆，断面黄白色，髓部中空。叶对生，有短柄，叶片多皱缩，展平后呈披针形或长圆形，长 5~10 cm，上表面黑绿色，下表面灰绿色，密具腺点，两面均有短毛，先端尖，边缘有锯齿。花簇生叶腋成轮状，花冠多脱落，苞片及花萼宿存，黄褐色。气微，味淡。

牛　　膝

【来　　源】本品为苋科植物牛膝 *Achyranthes bidentata* Bl.的干燥根。

【性味归经】苦、酸，平。归肝、肾经。

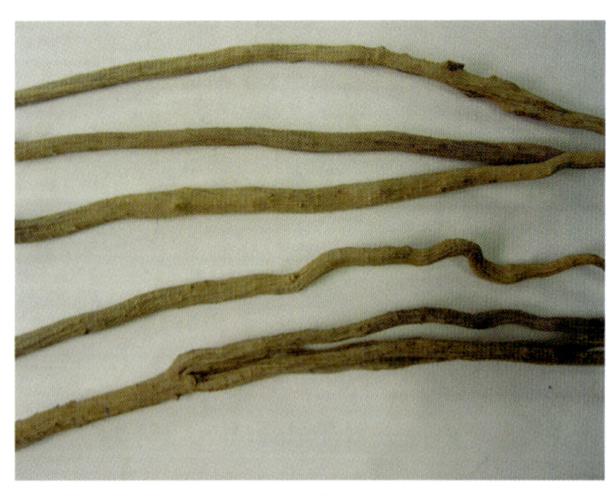
牛膝

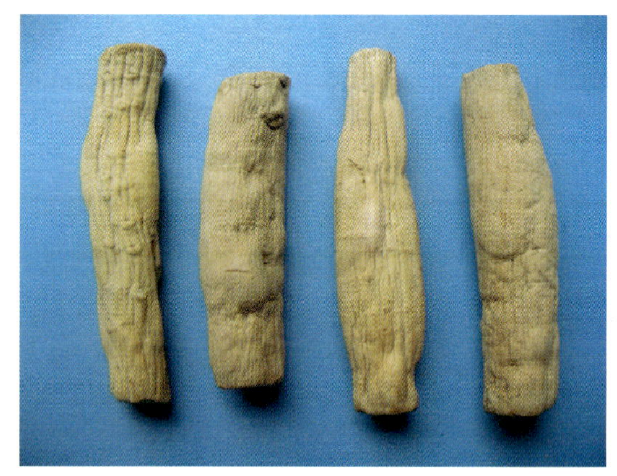
牛膝饮片

【功能主治】补肝肾，强筋骨，逐瘀通经，引血下行。用于腰膝酸痛，筋骨无力，经闭癥瘕，肝阳眩晕。

【性状鉴别】本品呈细长圆柱形，挺直或稍弯曲，长 15~70 cm，直径 0.4~1 cm。表面灰黄色或淡棕色，有微扭曲的细纵皱纹、排列稀疏的侧根痕和横长皮孔样的突起。质硬脆，易折断，受潮后变软，断面平坦，淡棕色，略呈角质样而油润，中心维管束木质部较大，黄白色，其外围散有多数黄白色点状维管束，断续排列成 2~4 轮。气微，味微甜而稍苦涩。

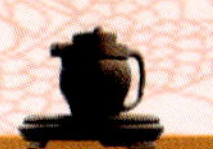

鸡　血　藤

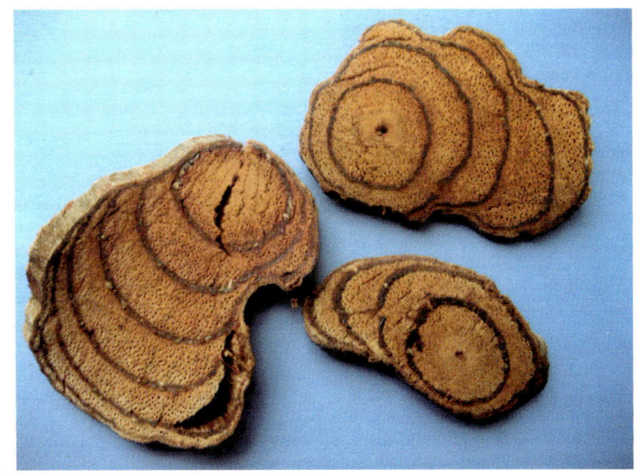
鸡血藤饮片

【来　　源】本品为豆科植物密花豆 *Spatholobus suberectus* Dunn 的干燥藤茎。

【性味归经】苦、甘，温。归肝、肾经。

【功能主治】补血，活血，通络。用于月经不调，血虚萎黄，麻木瘫痪，风湿痹痛。

【性状鉴别】本品为椭圆形、长矩圆形或不规则的斜切片，厚 0.3~1 cm。栓皮灰棕色，有的可见灰白色斑，栓皮脱落处显红棕色。质坚硬。切面木部红棕色或棕色，导管孔多数；韧皮部有树脂状分泌物呈红棕色至黑棕色，与木部相间排列呈 3~8 个偏心性半圆形环；髓部偏向一侧。气微，味涩。

王 不 留 行

【来　　源】本品为石竹科植物麦蓝菜 *Vaccaria segetalis* (Neck.) Garcke 的干燥成熟种子。

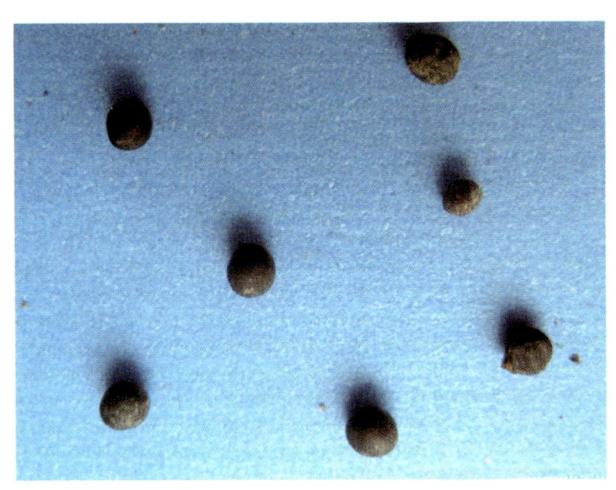
王不留行

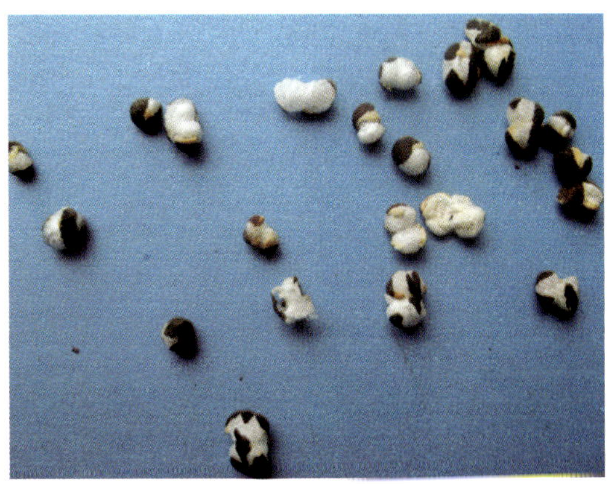
王不留行（炒制品）

【性味归经】苦，平。归肝、胃经。

【功能主治】活血通经，下乳消肿。用于乳汁不下，经闭，痛经，乳痈肿痛。

【性状鉴别】本品呈球形，直径约2mm。表面黑色，少数红棕色，略有光泽，有细密颗粒状突起，一侧有1凹陷的纵沟。质硬。胚乳白色，胚弯曲成环，子叶2。气微，味微涩、苦。

月季花

【来　　源】本品为蔷薇科植物月季 *Rosa chinensis* Jacq.的干燥花。

【性味归经】甘，温。归肝经。

【功能主治】活血调经。用于月经不调，痛经。

【性状鉴别】本品呈类球形，直径1.5~2.5cm。花托长圆形，萼片5，暗绿色，先端尾尖；花瓣呈覆瓦状排列，有的散落，长圆形，紫红色或淡紫红色；雄蕊多数，黄色。体轻，质脆。气清香，味淡、微苦。

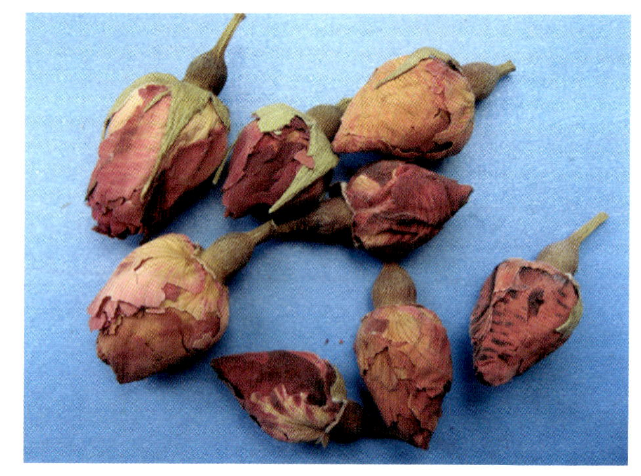
月季花

凌霄花

【来　　源】本品为紫葳科植物凌霄 *Campsis grandiflora* (Thunb.) K. Schum.或美洲凌霄 *Campsis radicans* (L.) Seem.的干燥花。

【性味归经】甘、酸，寒。归肝、心包经。

【功能主治】凉血，化瘀，祛风。用于月经不调，经闭癥瘕，产后乳肿，风疹发红，皮肤瘙痒，痤疮。

【性状鉴别】

1. 凌霄　多皱缩卷曲，黄褐色至棕褐色，完整花朵长4~5cm。萼筒钟状，长2~2.5cm，裂片5，裂至中部，萼筒基部至萼齿尖有5条纵棱。花冠先端5裂，裂片半圆形，下部联合呈漏斗状，表面可见细脉纹，内表面较明显。雄蕊4，着生在花冠上，2长2短，花药个字形，花柱1，柱头扁平。气清香，味微苦、酸。

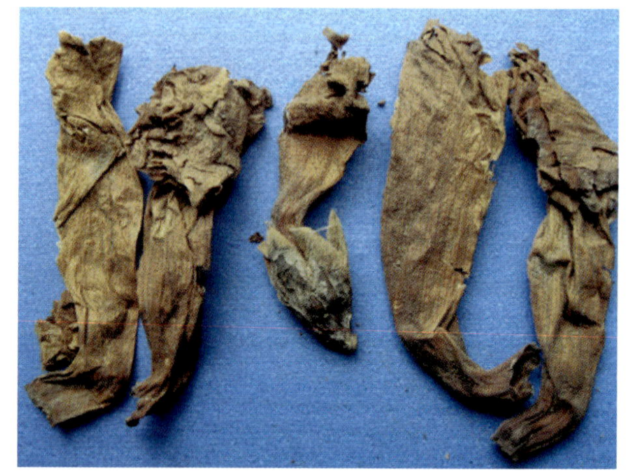
凌霄花饮片

2. 美洲凌霄　完整花朵长 6~7 cm。萼筒长 1.5~2 cm，硬革质，先端 5 齿裂，裂片短三角状，长约为萼筒的 1/3，萼筒外无明显的纵棱，花冠内表面具明显的深棕色脉纹。

急　性　子

【来　　源】本品为凤仙花科植物凤仙花 *Impatiens balsamina* L.的干燥成熟种子。

【性味归经】微苦、辛，温；有小毒。归肺、肝经。

【功能主治】破血软坚，消积。用于癥瘕痞块，经闭，噎膈。

【性状鉴别】本品呈椭圆形、扁圆形或卵圆形，长 2~3 mm，宽 1.5~2.5 mm。表面棕褐色或灰褐色，粗糙，有稀疏的白色或浅黄棕色小点，种脐位于狭端，稍突出。质坚实，种皮薄，子叶灰白色，半透明，油质。气微，味淡、微苦。

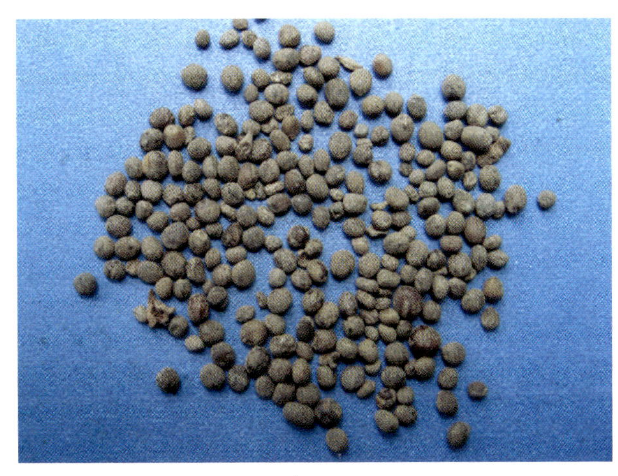
急性子

土　鳖　虫

【来　　源】本品为鳖蠊科昆虫地鳖 *Eupolyphaga sinensis* Walker 或冀地鳖 *Steleophaga plancyi* (Boleny) 的雌虫干燥体。

【性味归经】咸，寒；有小毒。归肝经。

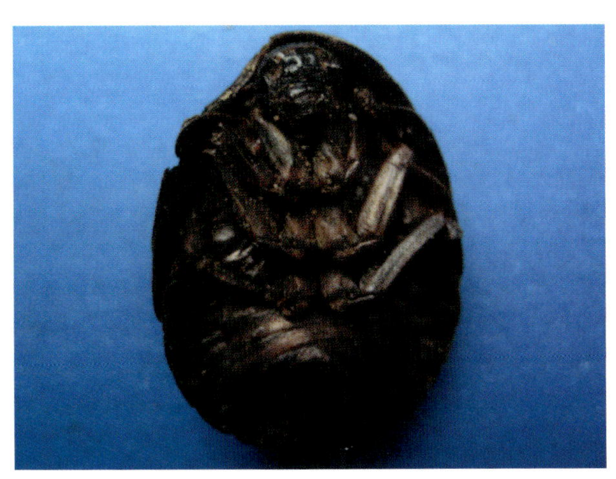
土鳖虫饮片

【功能主治】破瘀血，续筋骨。用于筋骨折伤，瘀血经闭，癥瘕痞块。

【性状鉴别】

1. 地鳖　呈扁平卵形，长 1.3~3 cm，宽 1.2~2.4 cm。前端较窄，后端较宽，背部紫褐色，具光泽，无翅。前胸背板较发达，盖住头部，腹背板 9 节，呈覆瓦状排列。腹面红棕色，头部较小，有丝状触角 1 对，常脱落，胸部有足 3 对，具细毛和刺。腹部有横环节。质松脆，

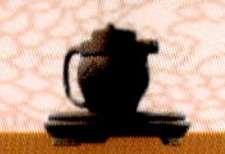

易碎。气腥臭，味微咸。

2. 冀地鳖　长 2.2~3.7 cm，宽 1.4~2.5 cm。背部黑棕色，通常在边缘带有淡黄褐色斑块及黑色小点。

自　然　铜

【来　　源】本品为硫化物类矿物黄铁矿族黄铁矿，主要含二硫化铁。

【性味归经】辛，平。归肝经。

【功能主治】散瘀，接骨，止痛。用于跌仆肿痛，筋骨折伤。

【性状鉴别】本品晶形多为立方体，集合体呈致密块状。表面亮淡黄色，有金属光泽，有的黄棕色或棕褐色，无金属光泽。具条纹，条痕绿黑色或棕红色。体重，质坚硬或稍脆，易砸碎，断面黄白色，有金属光泽，或断面棕褐色，可见银白色亮星。

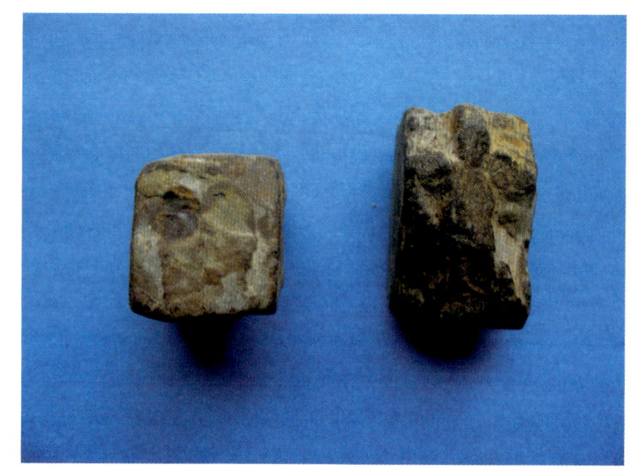
自然铜

苏　　木

【来　　源】本品为豆科植物苏木 *Caesalpinia sappan* L.的干燥心材。

【性味归经】甘、咸，平。归心、肝、脾经。

【功能主治】行血祛瘀，消肿止痛。用于经闭痛经，产后瘀阻，胸腹刺痛，外伤肿痛。

【性状鉴别】本品呈长圆柱形或对剖半圆柱形，长 10~100 cm，直径 3~12 cm。表面黄红色至棕红色，具刀削痕，常见纵向裂缝。质坚硬。断面略具光泽，年轮明显，有的可见暗棕色、质松、带亮星的髓部。气微，味微涩。

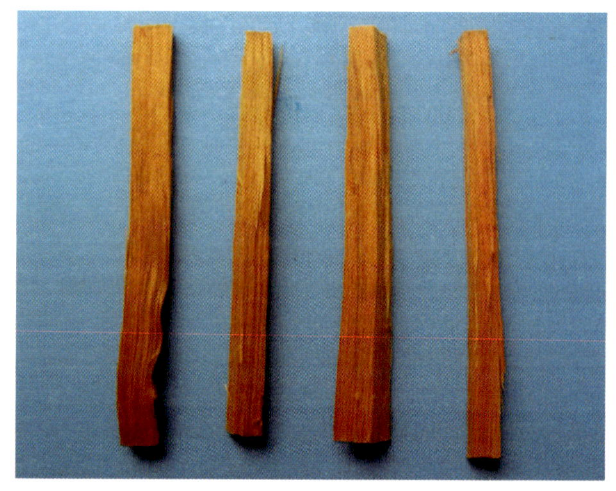
苏木饮片

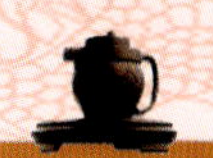

骨　碎　补

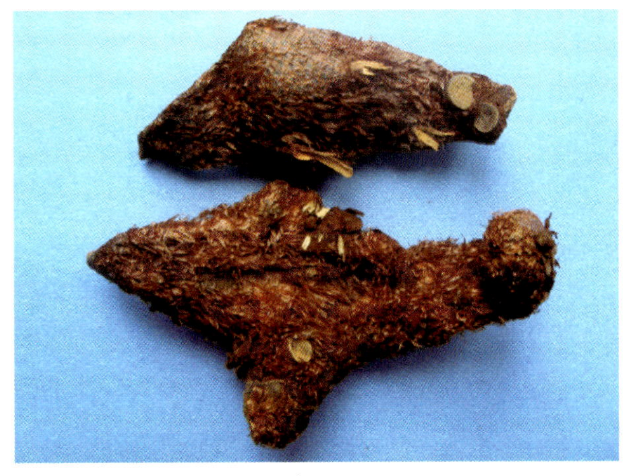
骨碎补

【来　　源】本品为水龙骨科植物槲蕨 *Drynaria fortunei* (Kunze) J. Sm.的干燥根茎。

【性味归经】苦，温。归肾、肝经。

【功能主治】补肾强骨，续伤止痛。用于肾虚腰痛，耳鸣耳聋，牙齿松动，跌仆闪挫，筋骨折伤；外治斑秃，白癜风。

【性状鉴别】本品呈扁平长条状，多弯曲，有分枝，长 5~15 cm，宽 1~1.5 cm，厚 0.2~0.5 cm。表面密被深棕色至暗棕色的小鳞片，柔软如毛，经火燎者呈棕褐色或暗褐色，两侧及上表面均具突起或凹下的圆形叶痕，少数有叶柄残基及须根残留。体轻，质脆，易折断，断面红棕色，维管束呈黄色点状，排列成环。气微，味淡、微涩。

血　　竭

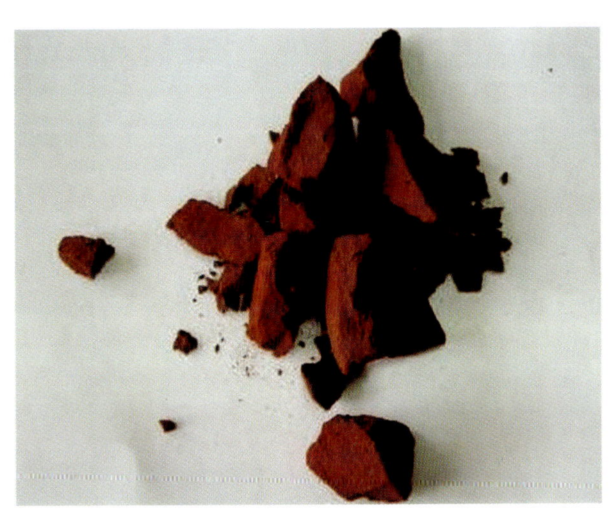
血竭

【来　　源】本品为棕榈科植物麒麟竭 *Daemonorops draco* Bl.果实渗出的树脂经加工制成。

【性味归经】甘、咸，平。归心、肝经。

【功能主治】祛瘀定痛，止血生肌。用于跌仆折损，内伤瘀痛；外伤出血不止。

【性状鉴别】本品略呈类圆四方形或方砖形，表面暗红，有光泽，附有因摩擦而成的红粉。质硬而脆，破碎面红色，研粉为砖红色。气微，味淡。在水中不溶，在热水中软化。

儿　茶

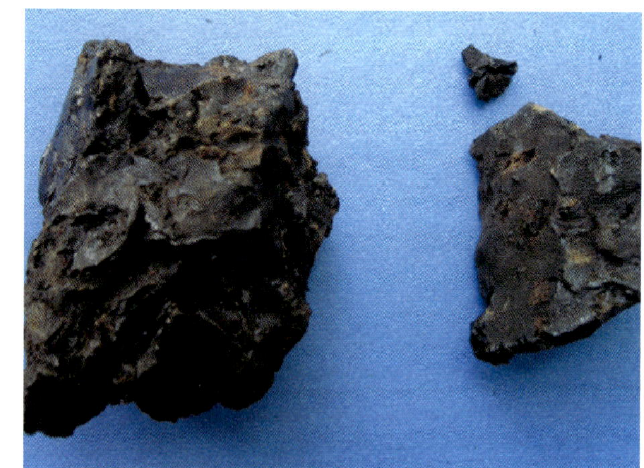
儿茶

【来　　源】本品为豆科植物儿茶 *Acacia catechu* (L. f.) Willd.的去皮枝、干的干燥煎膏。

【性味归经】苦、涩，微寒。归肺经。

【功能主治】收湿生肌敛疮。用于溃疡不敛，湿疹，口疮，跌仆伤痛，外伤出血。

【性状鉴别】本品呈方形或不规则块状，大小不一。表面棕褐色或黑褐色，光滑而稍有光泽。质硬，易碎，断面不整齐，具光泽，有细孔，遇潮有黏性。气微，味涩、苦，略回甜。

刘　寄　奴

【来　　源】本品为菊科植物奇蒿 *Artemisia anomala* S. Moore 的全草。

【性味归经】苦，温。归心、脾经。

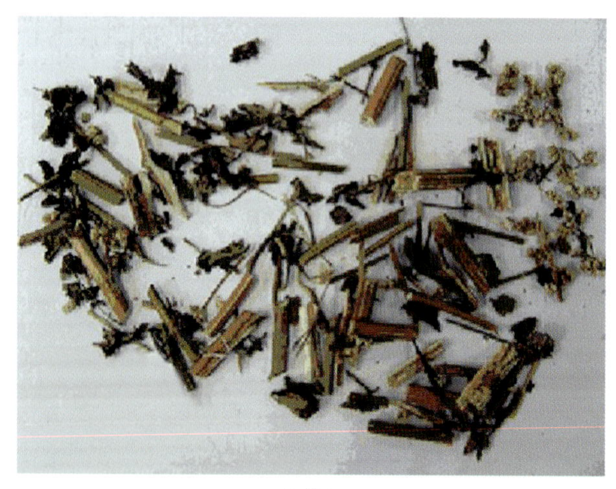
刘寄奴

【功能主治】破血通经，敛疮消肿。用于经闭癥瘕，胸腹胀痛，产后血瘀，跌打损伤，金疮出血，痈毒焮肿。

【性状鉴别】本品枝茎长 60~90 cm，通常已弯折，直径 2~4 mm，表面棕黄色至棕褐色，常被白色茸毛，茎质坚而硬，折断面呈纤维状，黄白色，中央白色而疏松。叶互生，通常干枯皱缩或脱落，表面暗绿色，背面灰绿色，密被白毛，质脆易破碎或脱落。枝梢带花穗，枯黄色。气芳香，味淡。

莪　术

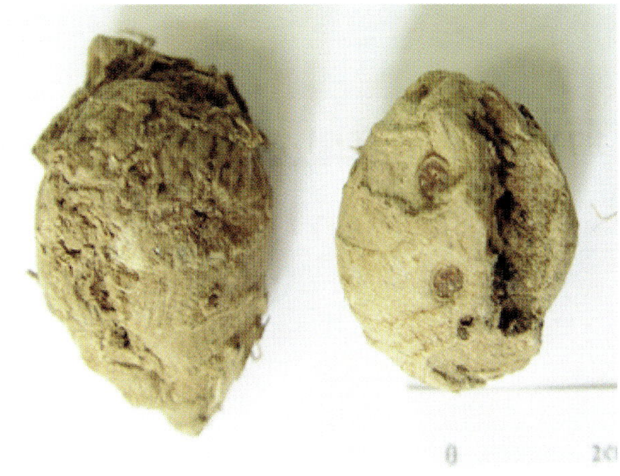
莪术（广西莪术）

【来　　源】本品为姜科植物蓬莪术 *Curcuma phaeocaulis* Val.、广西莪术 *Curcuma kwangsiensis* S. G. Lee et C. F. Liang 或温郁金 *Curcuma wenyujin* Y. H. Chen et C. Ling 的干燥根茎。后者习称“温莪术”。

【性味归经】辛、苦，温。归肝、脾经。

【功能主治】行气破血，消积止痛。用于癥瘕痞块，瘀血经闭，食积胀痛；早期宫颈癌。

【性状鉴别】

1. 蓬莪术　呈卵圆形、长卵形、圆锥形或长纺锤形，顶端多钝尖，基部钝圆，长 2~8 cm，直径 1.5~4 cm。表面灰黄色至灰棕色，上部环节突起，有圆形微凹的须根痕或残留的须根，有的两侧各有 1 列下陷的芽痕和类圆形的侧生根茎痕，有的可见刀削痕。体重，质坚实，断面灰褐色至蓝褐色，蜡样，常附有灰棕色粉末，皮层与中柱易分离，内皮层环纹棕褐色。气微香，味微苦而辛。

2. 广西莪术　环节稍突起，断面黄棕色至棕色，常附有淡黄色粉末，内皮层环纹黄白色。

3. 温莪术　断面黄棕色至棕褐色，常附有淡黄色至黄棕色粉末。气香或微香。

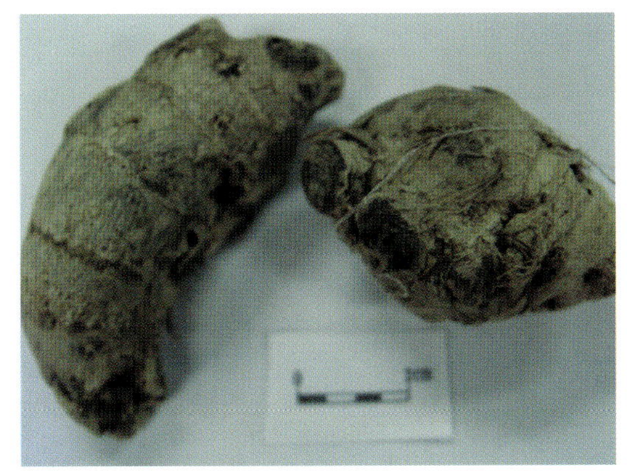
莪术（温莪术）

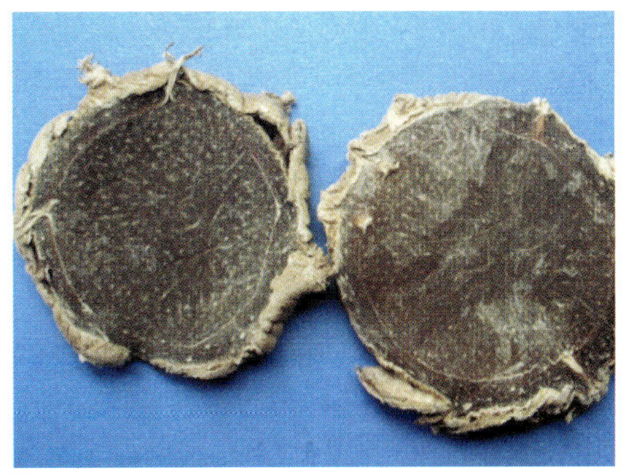
莪术饮片

三　　棱

【来　　源】本品为黑三棱科植物黑三棱 *Sparganium stoloniferum* Buch.-Ham.的干燥块茎。

【性味归经】辛、苦，平。归肝、脾经。

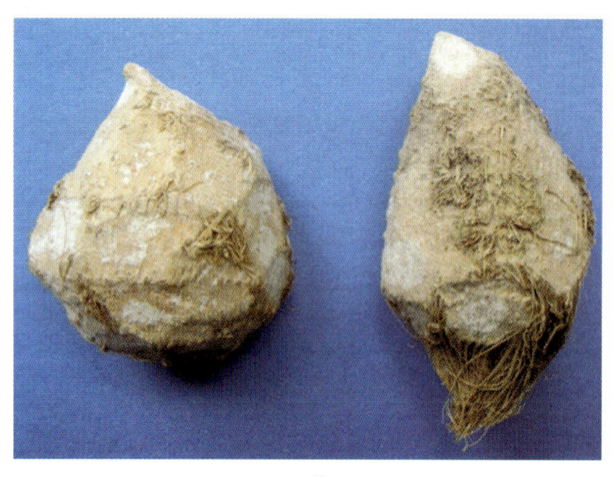

三棱

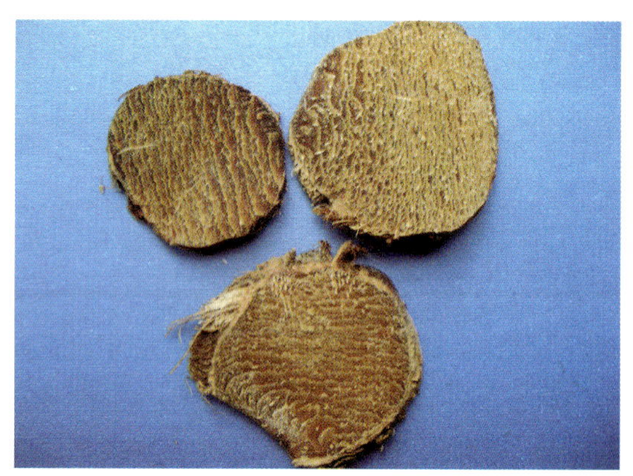
三棱饮片

【功能主治】破血行气，消积止痛。用于癥瘕痞块，瘀血经闭，食积胀痛。

【性状鉴别】本品呈圆锥形，略扁，长 2~6 cm，直径 2~4 cm。表面黄白色或灰黄色，有刀削痕，须根痕小点状，略呈横向环状排列。体重，质坚实。气微，味淡，嚼之微有麻辣感。

水　　蛭

【来　　源】本品为水蛭科动物蚂蟥 *Whitmania pigra* Whitman、水蛭 *Hirudo nipponica* Whitman 或柳叶蚂蟥 *Whitmania acranulata* Whitman 的干燥全体。

【性味归经】咸、苦，平；有小毒。归肝经。

【功能主治】破血，逐瘀，通经。用于癥瘕痞块，血瘀经闭，跌仆损伤。

【性状鉴别】

1. 蚂蟥　呈扁平纺锤形，有多

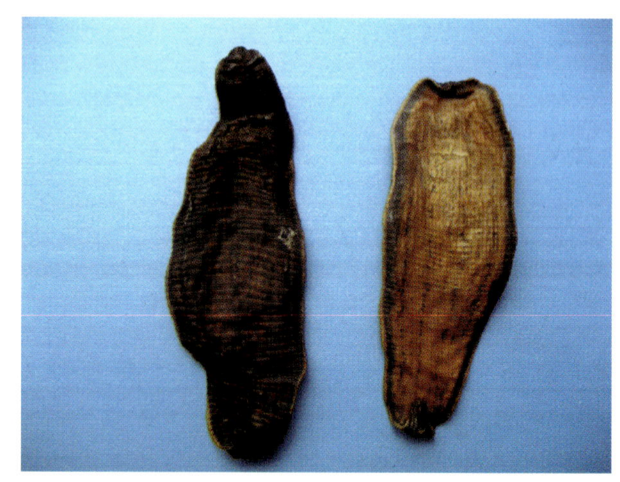
水蛭饮片

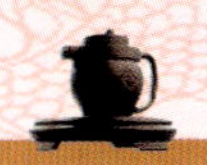

数环节，长 4~10cm，宽 0.5~2cm。背部黑褐色或黑棕色，稍隆起，用水浸后，可见黑色斑点排成 5 条纵纹。腹面平坦，棕黄色。两侧棕黄色，前端略尖，后端钝圆，两端各具 1 吸盘，前吸盘不显著，后吸盘较大。质脆，易折断，断面胶质状。气微腥。

2. 水蛭　扁长圆柱形，体多弯曲扭转，长 2~5cm，宽 0.2~0.3cm。

3. 柳叶蚂蟥　狭长而扁，长 5~12cm，宽 0.1~0.5cm。

虻　　虫

【来　　源】本品为虻科动物复带虻 *Tabanus bivittatus* Matsumura 或同属其他昆虫的干燥雌虫体。

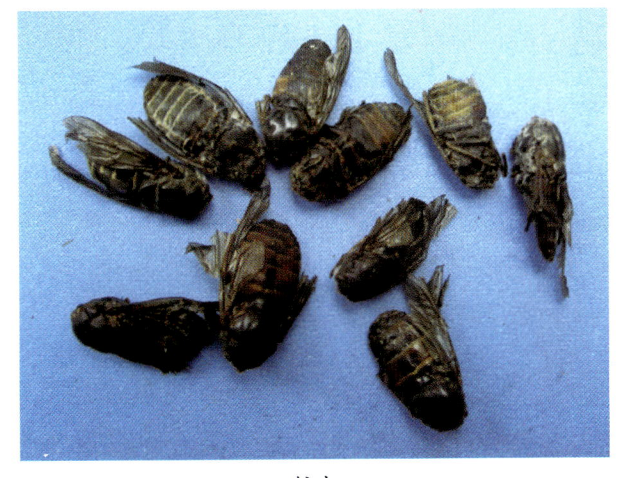

虻虫

【性味归经】苦，微寒；有小毒。归肝经。

【功能主治】逐瘀，破积，通经。用于癥瘕积聚，少腹蓄血，血瘀经闭，跌打伤瘀肿。近有用治宫颈癌。

【性状鉴别】本品与苍蝇相似而较大，全体长 2cm 以下，宽约 1cm。头部黑褐色，有大而凸出的复眼 1 对。身躯为棕褐色或灰黄色，有节纹。背部有透明薄膜状双翅，翅长超过体长；胸部下面突出，有足 3 对。腹部棕黄色，有体节 6 个，末端钝尖。体轻，质脆，易碎。气微腥，味微咸。

斑　　蝥

【来　　源】本品为芫青科昆虫南方大斑蝥 *Mylabris phalerata* Pallas 或黄黑小斑蝥 *Mylabris cichorii* Linnaeus 的干燥体。

【性味归经】辛，热；有大毒。归肝、胃、肾经。

【功能主治】破血消癥，攻毒蚀疮，引赤发泡。用于癥瘕肿块，积年顽癣，瘰疬，赘疣，痈疽不溃，恶疮死肌。

【性状鉴别】

1. 南方大斑蝥　呈长圆形，长 1.5~2.5cm，宽 0.5~1cm。头及口器向下垂，有较大的复眼及触角各 1 对，触角多已脱落。背部具革质鞘翅 1 对，黑色，有 3 条黄色或棕黄色的

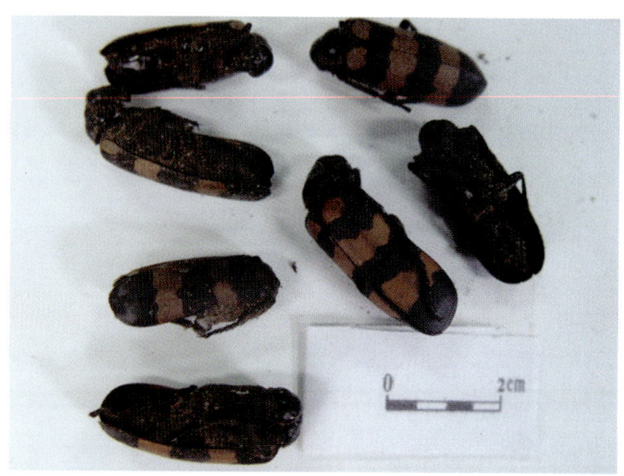

斑蝥饮片

横纹；鞘翅下面有棕褐色薄膜状透明的内翅 2 片。胸腹部乌黑色，胸部有足 3 对。有特殊的臭气。

2. 黄黑小斑蝥　体型较小，长 1~1.5 cm。

穿　山　甲

【来　　源】本品为鲮鲤科动物穿山甲 *Manis pentadactyla* Linnaeus 的鳞甲。

【性味归经】咸，微寒。归肝、胃经。

【功能主治】通经下乳，消肿排脓，搜风通络。用于经闭癥瘕，乳汁不通，痈肿疮毒，关节痹痛，麻木拘挛。

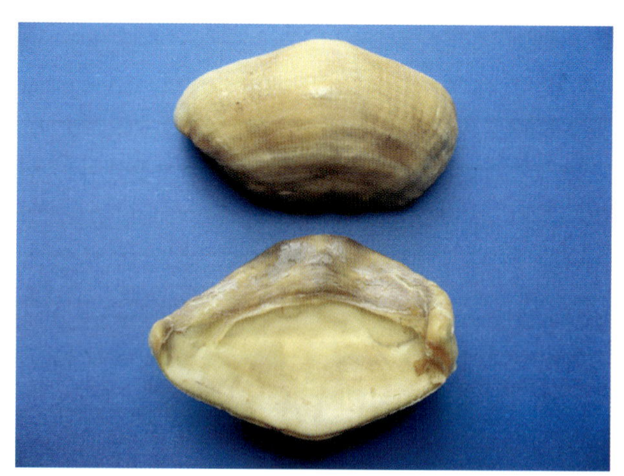
穿山甲饮片

【性状鉴别】本品呈扇面形、三角形、菱形或盾形的扁平片状或半折合状，中间较厚，边缘较薄，大小不一，长宽各为 0.7~5 cm。外表面黑褐色或黄褐色，有光泽，宽端有数十条排列整齐的纵纹及数条横线纹，窄端光滑。内表面色较浅，中部有一条明显突起的弓形横向棱线，其下方有数条与棱线相平行的细纹。角质，半透明，坚韧而有弹性，不易折断。气微腥，味淡。

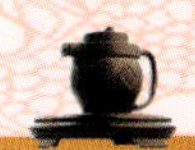

第十三章　化痰止咳平喘药

第一节　温化寒痰药

半　　夏

【来　　源】本品为天南星科植物半夏 *Pinellia ternata* (Thunb.) Breit.的干燥块茎。

【性味归经】辛、温；有毒。归脾、胃、肺经。

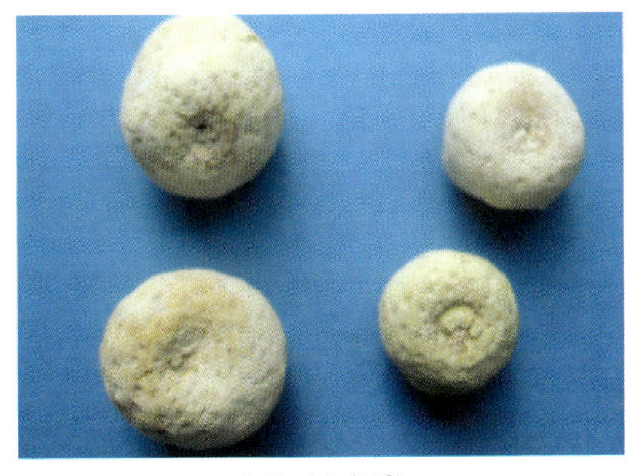

半夏（生半夏）

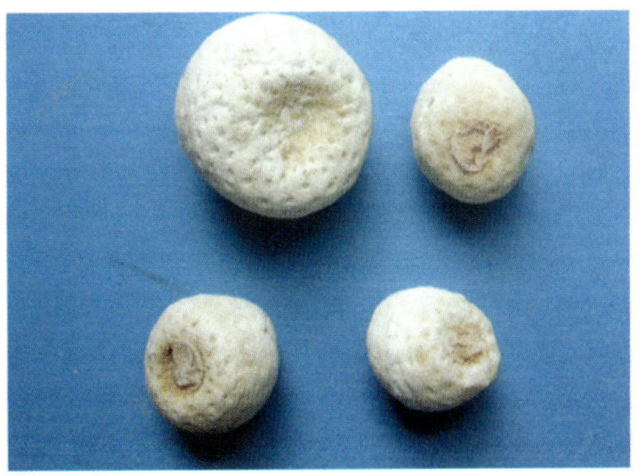

半夏（法制半夏）

【功能主治】燥湿化痰，降逆止呕，消痞散结。用于痰多咳喘，痰饮眩悸，风痰眩晕，痰厥头痛，呕吐反胃，胸脘痞闷，梅核气；生用外治痈肿痰核。姜半夏多用于降逆止呕。

【性状鉴别】本品呈类球形，有的稍偏斜，直径 1~1.5 cm。表面白色或浅黄色，顶端有凹陷的茎痕，周围密布麻点状根痕；下面钝圆，较光滑。质坚实，断面洁白，富粉性。气微，味辛辣、麻舌而刺喉。

天　南　星

【来　　源】本品为天南星科植物天南星 *Arisaema erubescens* (Wall.) Schott.、异叶天南星 *Arisaema heterophyllum* Bl.或东北天南星 *Arisaema amurense* Maxim.的干燥块茎。

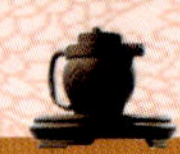

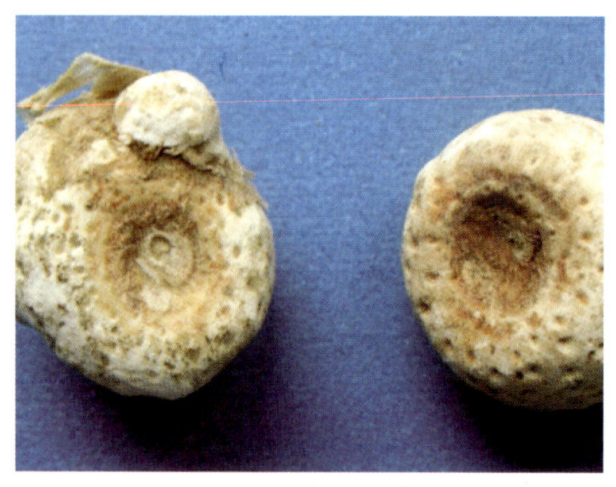

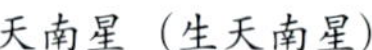
天南星（生天南星）

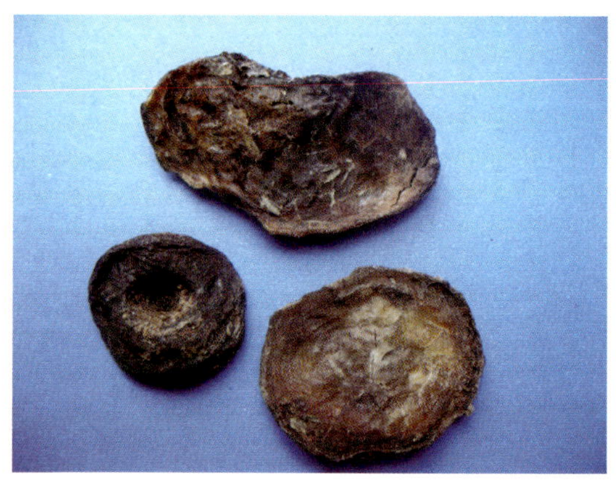

天南星（制天南星）

【性味归经】苦、辛，温；有毒。归肺、肝、脾经。

【功能主治】燥湿化痰，祛风止痉，散结消肿。用于顽痰咳嗽，风痰眩晕，中风痰壅，口眼歪斜，半身不遂；癫痫，惊风，破伤风。生用外治痈肿，蛇虫咬伤。

【性状鉴别】本品呈扁球形，高 1~2 cm，直径 1.5~6.5 cm。表面类白色或淡棕色，较光滑，顶端有凹陷的茎痕，周围有麻点状根痕，有的块茎周边有小扁球状侧芽。质坚硬，不易破碎，断面不平坦，白色，粉性。气微辛，味麻辣。

胆　南　星

【来　　源】本品为制天南星的细粉与牛、羊或猪胆汁经加工而成，或为生天南星细粉与牛、羊或猪胆汁经发酵加工而成。

【性味归经】苦、微辛，凉。归肺、肝、脾经。

【功能主治】清热化痰，息风定惊。用于痰热咳嗽，咯痰黄稠，中风痰迷，癫狂惊痫。

【性状鉴别】本品呈方块状或圆柱状，棕黄色、灰棕色或棕黑色。质硬。气微腥，味苦。

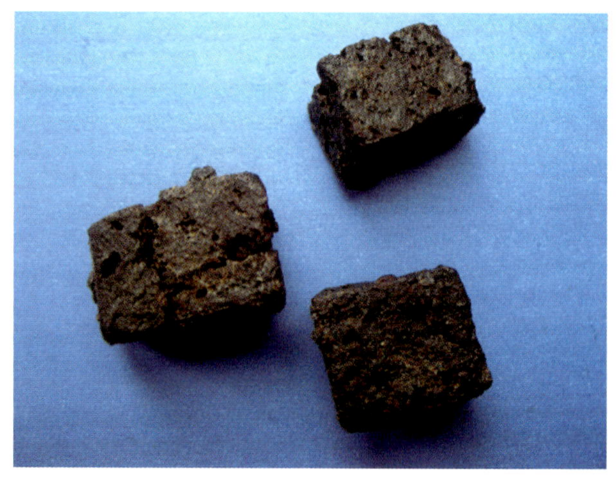

胆南星饮片

白　附　子

【来　　源】本品为天南星科植物独角莲 *Typhonium giganteum* Engl.的干燥块茎。

【性味归经】辛，温；有毒。归胃、肝经。

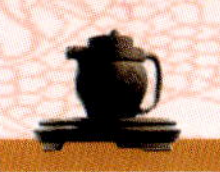

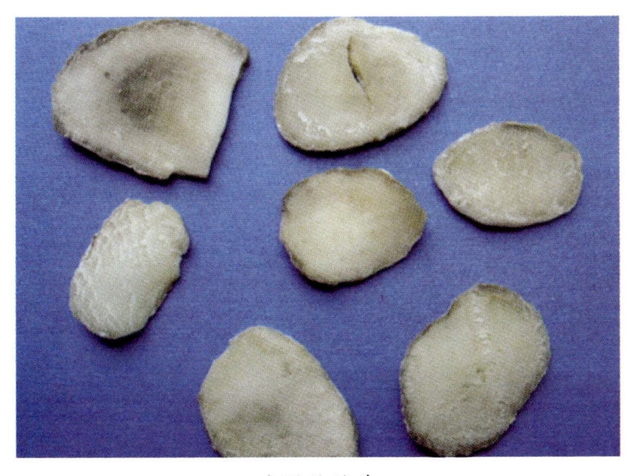

白附子饮片

【功能主治】祛风痰，定惊搐，解毒散结止痛。用于中风痰壅，口眼㖞斜，语言涩謇，痰厥头痛，偏正头痛，喉痹咽痛，破伤风；外治瘰疬痰核，毒蛇咬伤。

【性状鉴别】本品呈椭圆形或卵圆形，长 2~5 cm，直径 1~3 cm。表面白色至黄白色，略粗糙，有环纹及须根痕，顶端有茎痕或芽痕。质坚硬，断面白色，粉性。气微，味淡、麻辣刺舌。

白　芥　子

【来　　源】本品为十字花科植物白芥 *Sinapis alba* L.或芥 *Brassica juncea* (L.) Czern.et Coss.的干燥成熟种子，前者习称“白芥子”，后者习称“黄芥子”。

【性味归经】辛，温。归肺经。

【功能主治】温肺豁痰利气，散结通络止痛。用于寒痰喘咳，胸胁胀痛，痰滞经络，关节麻木、疼痛，痰湿流注，阴疽肿毒。

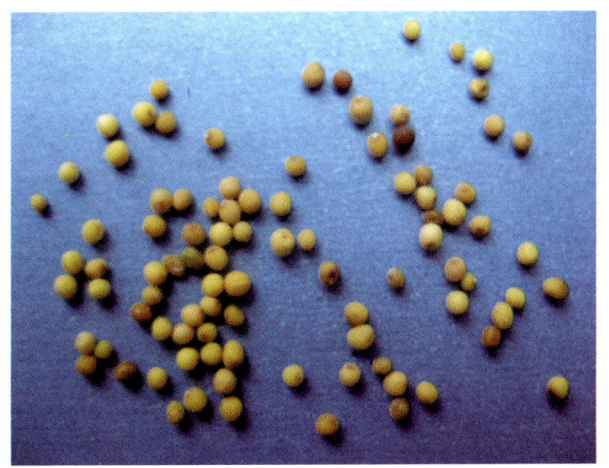

白芥子饮片（黄芥子）

【性状鉴别】

1. 白芥子　呈球形，直径 1.5~2.5 mm。表面灰白色至淡黄色，具细微的网纹，有明显的点状种脐。种皮薄而脆，破开后内有白色折叠的子叶，有油性。气微，味辛辣。

2. 黄芥子　较小，直径 1~2 mm。表面黄色至棕黄色，少数呈暗红棕色。研碎后加水浸湿，则产生辛烈的特异臭气。

皂　荚

【来　　源】本品为豆科植物皂荚 *Gleditsia sinensis* Lam.的干燥成熟荚果。

【性味归经】辛，温；有小毒。归肺、大肠经。

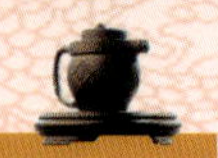

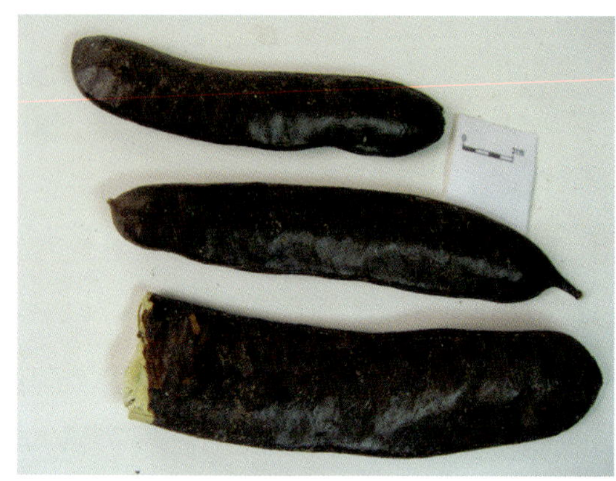
皂荚

【功能主治】祛痰，开窍，降气，通便。用于猝然昏迷，口噤不开，风痰阻闭，喉中痰壅。

【性状鉴别】本品呈刀鞘形，较扁，两端稍尖，长 18~25 cm，中部宽 2.5~3.5 cm，厚 5~8 mm。表面紫棕色至棕黑色，略具光泽，常被有灰白色粉霜，平滑，但种子所在处则略隆起。基部有短果柄或断落后残痕，背缝线突起呈棱脊状。质坚脆，体轻，易折断，折断面黄色，似膜状而略显纤维质，分为 6~10 室，每室裹被着种子 1 枚。气酸特异，新折断时尤明显，味微甜后辣。

皂角刺

【来　　源】本品为豆科植物皂荚 *Gleditsia sinensis* Lam.的干燥棘刺。

【性味归经】辛，温。归肝、胃经。

【功能主治】消肿托毒，排脓，杀虫。用于痈疽初起或脓成不溃；外治疥癣麻风。

【性状鉴别】本品为主刺及 1~2 次分枝的棘刺。主刺长圆锥形，长 3~15 cm 或更长，直径 0.3~1 cm；分枝刺长 1~6 cm，刺端锐尖。表面紫棕色或棕褐色。体轻，质坚硬，不易折断。切片厚 0.1~0.3 cm，常带有尖细的刺端。木部黄白色，髓部疏松，淡红棕色。质脆，易折断。气微，味淡。

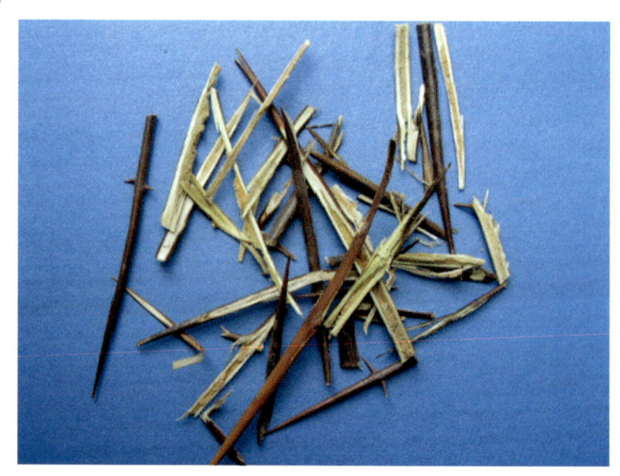
皂角刺饮片

旋　覆　花

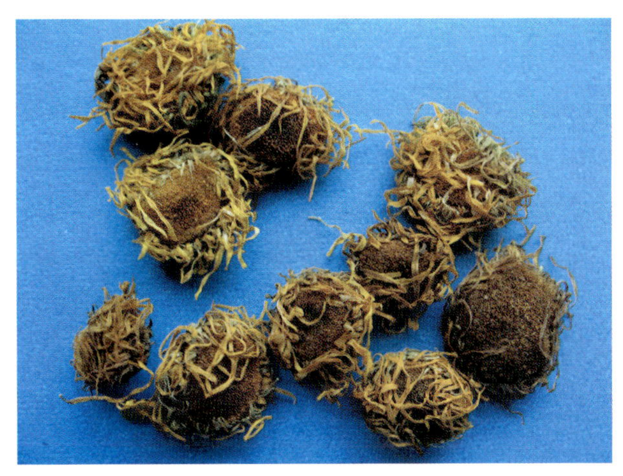
旋覆花饮片

【来　　源】本品为菊科植物旋覆花 *Inula japonica* Thunb.或欧亚旋覆花 *Inula britannica* L.的干燥头状花序。

【性味归经】苦，辛、咸，微温。归肺、脾、胃、大肠经。

【功能主治】降气，消痰，行水，止呕。用于风寒咳嗽，痰饮蓄结，胸膈痞满，喘咳痰多，呕吐噫气，心下痞硬。

【性状鉴别】本品呈扁球形或类球形，直径 1~2 cm。总苞由多数苞片组成，呈覆瓦状排列，苞片披针形或条形，灰黄色，长 4~11 mm。总苞基部有时残留花梗，苞片及花梗表面被白色茸毛，舌状花 1 列，黄色，长约 1 cm，多卷曲，常脱落，先端 3 齿裂。管状花多数，棕黄色，长约 5 mm，先端 5 齿裂。子房顶端有多数白色冠毛，长 5~6 mm，有的可见椭圆形小瘦果。体轻，易散碎。气微，味微苦。

白　　前

【来　　源】本品为萝摩科植物柳叶白前 *Cynanchum stauntonii* (Decne.) Schltr.ex Levl.或芫花叶白前 *Cynanchum glaucescens* (Decne.) Hand.-Mazz.的干燥根茎及根。

【性味归经】辛、苦，微温。归肺经。

【功能主治】降气，消痰，止咳。用于肺气壅实，咳嗽痰多，胸满喘急。

【性状鉴别】

1. 柳叶白前　根茎呈细长圆柱形，有分枝，稍弯曲，长 4~15 cm，直径 1.5~4 mm。表面黄白色或黄棕色，节明显，节间长 1.5~4.5 cm，顶端有残茎。质脆，断面中空。节处簇生纤细弯曲的根，长可达 10 cm，

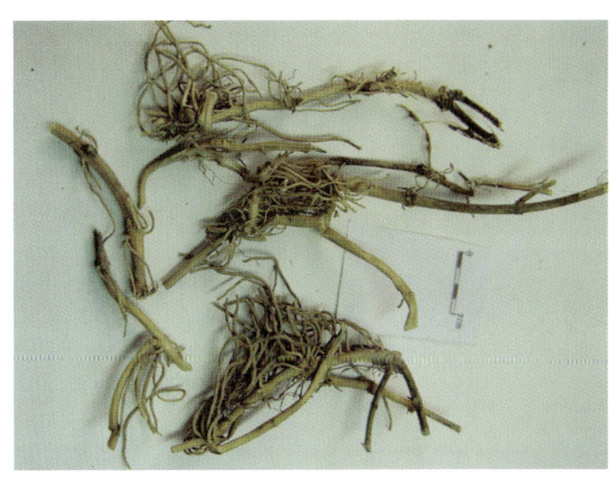
白前（柳叶白前）

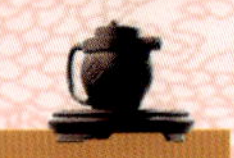

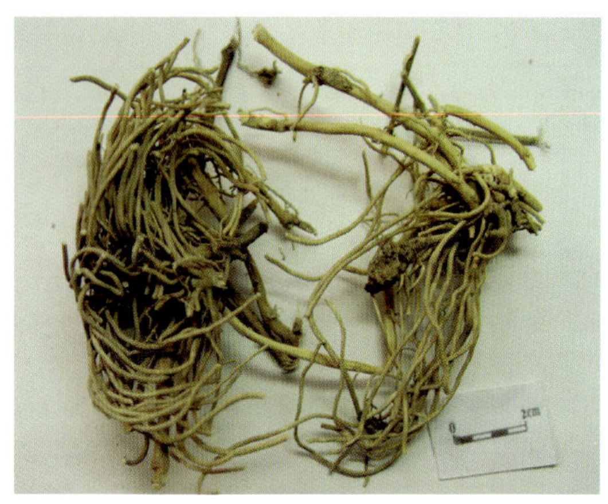

白前（芫花叶白前）

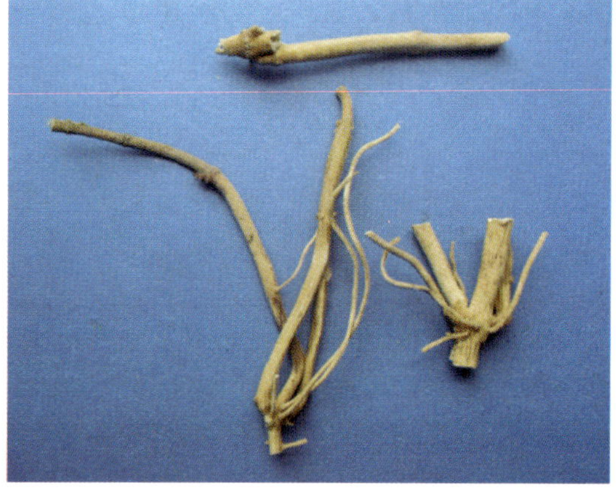
白前饮片

直径不到1mm，有多次分枝呈毛须状，常盘曲成团。气微，味微甜。

2. 芫花叶白前　根茎较短小或略呈块状，表面灰绿色或灰黄色，节间长1~2cm。质较硬。根稍弯曲，直径约1mm，分枝少。

第二节　清化热痰药

前　胡

【来　　源】本品为伞形科植物白花前胡 *Peucedanum praeruptorum* Dunn 的干燥根。

【性味归经】苦、辛，微寒。归肺经。

【功能主治】散风清热，降气化痰。用于风热咳嗽痰多，痰热喘满，咯痰黄稠。

【性状鉴别】本品呈不规则的圆柱形、圆锥形或纺锤形，稍扭曲，下部常有分枝，长

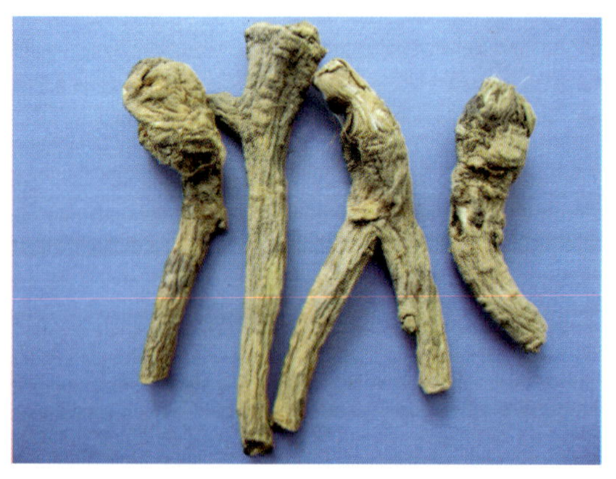
前胡

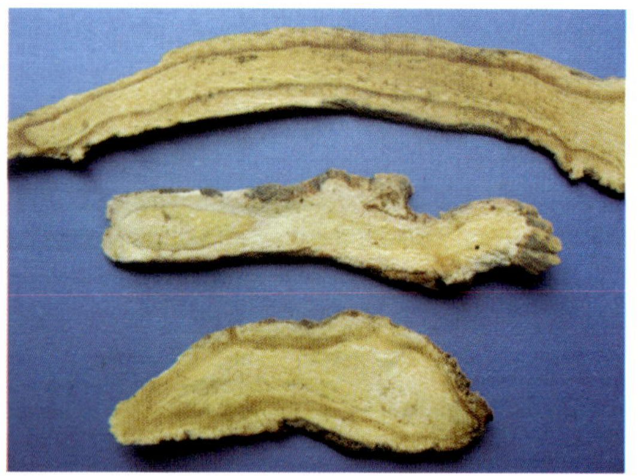
前胡饮片

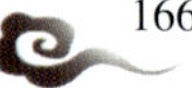

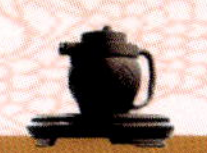

3~15 cm，直径 1~2 cm。表面黑褐色或灰黄色，根头部多有茎痕及纤维状叶鞘残基，上端有密集的细环纹，下部有纵沟、纵皱纹及横向皮孔。质较柔软，干者质硬，可折断，断面不整齐，淡黄白色，皮部散有多数棕黄色油点，形成层环纹棕色，射线放射状。气芳香，味微苦、辛。

桔　　梗

【来　　源】本品为桔梗科植物桔梗 *Platycodon grandiflorum* (Jacq.) A.DC.的干燥根。

【性味归经】苦、辛，平。归肺经。

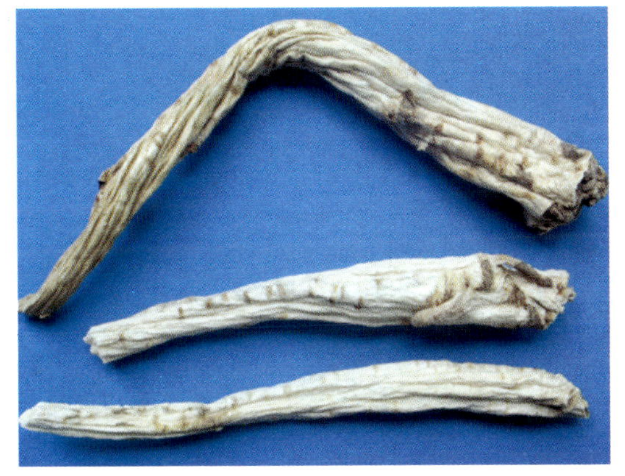

桔梗

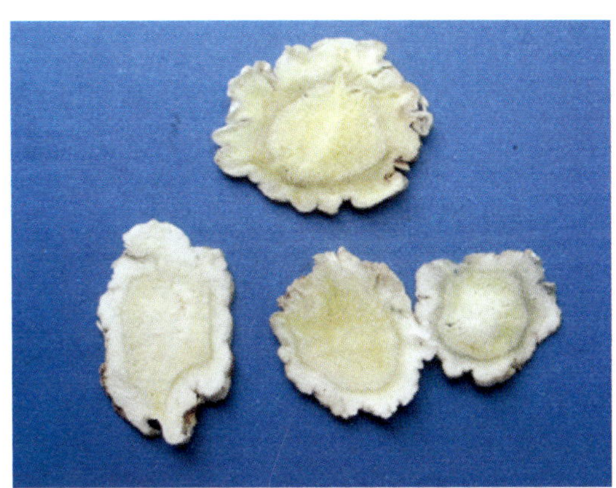

桔梗饮片

【功能主治】宣肺，利咽，祛痰，排脓。用于咳嗽痰多，胸闷不畅，咽痛，音哑，肺痈吐脓，疮疡脓成不溃。

【性状鉴别】本品呈圆柱形或略呈纺锤形，下部渐细，有的有分枝，略扭曲，长 7 ~ 20 cm，直径 0.7~2 cm。表面白色或淡黄白色，不去外皮者表面黄棕色至灰棕色，具纵扭皱沟，并有横长的皮孔样斑痕及支根痕，上部有横纹。有的顶端有较短的根茎或不明显，其上有数个半月形茎痕。质脆，断面不平坦，形成层环棕色，皮部类白色，有裂隙，木部淡黄白色。气微，味微甜后苦。

川　贝　母

【来　　源】本品为百合科植物川贝母 *Fritillaria cirrhosa* D.Don、暗紫贝母 *Fritillaria unibracteata* Hsiao et K.C.Hsia、甘肃贝母 *Fritillaria przewalskii* Maxim.或梭砂贝母 *Fritillaria delavayi* Franch.的干燥鳞茎。前三者按性状不同分别习称为“松贝”和“青贝”，后者习称“炉贝”。

【性味归经】苦、甘，微寒。归肺、心经。

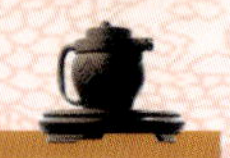

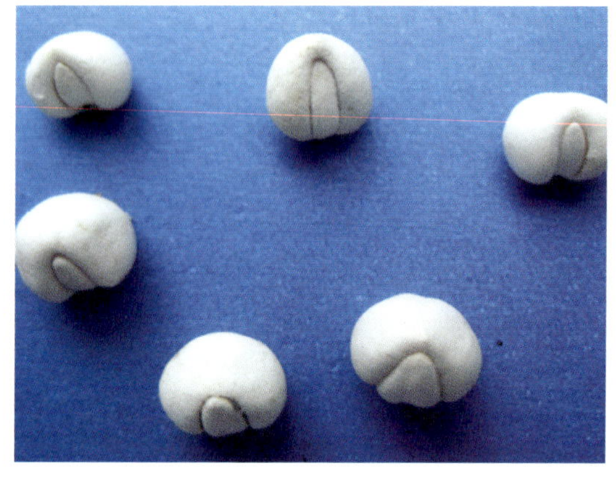
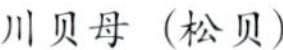

川贝母（松贝）

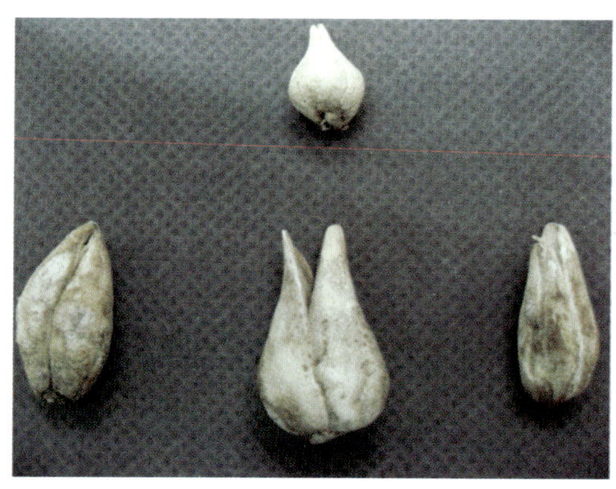

川贝母（炉贝）

【功能主治】清热润肺，化痰止咳。用于肺热燥咳，干咳少痰，阴虚劳嗽，咯痰带血。

【性状鉴别】

1. 松贝　呈类圆锥形或近球形，高 0.3~0.8 cm，直径 0.3~0.9 cm。表面类白色。外层鳞叶 2 瓣，大小悬殊，大瓣紧抱小瓣，未抱部分呈新月形，习称“怀中抱月”。顶部闭合，内有类圆柱形、顶端稍尖的心芽和小鳞叶 1~2 枚。先端钝圆或稍尖，底部平，微凹入，中心有 1 灰褐色的鳞茎盘，偶有残存须根。质硬而脆，断面白色，富粉性。气微，味微苦。

2. 青贝　呈类扁球形，高 0.4~1.4 cm，直径 0.4~1.6 cm。外层鳞叶 2 瓣，大小相近，相对抱合，顶部开裂，内有心芽和小鳞叶 2~3 枚及细圆柱形的残茎。

3. 炉贝　呈长圆锥形，高 0.7~2.5 cm，直径 0.5~2.5 cm。表面类白色或浅棕黄色，有的具棕色斑点。外层鳞叶 2 瓣，大小相近，顶部开裂而略尖，基部稍尖或较钝。

浙　贝　母

【来　　源】本品为百合科植物浙贝母 *Fritillaria thunbergii* Miq.的干燥鳞茎。

【性味归经】苦，寒。归肺、心经。

【功能主治】清热散结，化痰止咳，用于风热犯肺，痰火咳嗽，肺痈，乳痈，瘰疬，疮毒。

【性状鉴别】

1. 大贝　为鳞茎外层的单瓣鳞叶，略呈新月形，高 1~2 cm，直径 2~3.5 cm。外表面类白色至淡黄色，

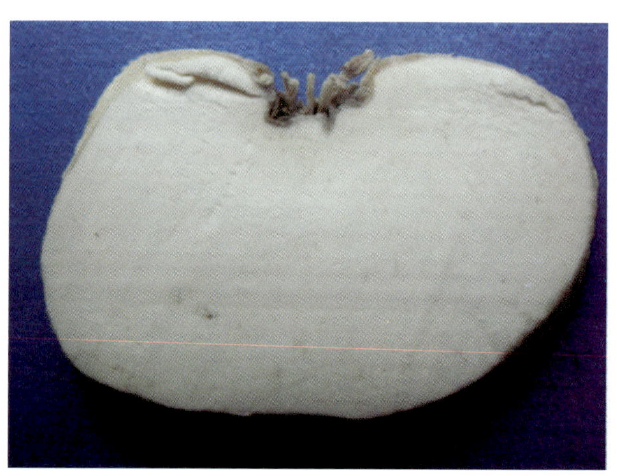

浙贝母饮片（浙贝片）

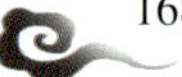

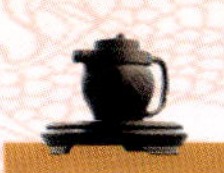

内表面白色或淡棕色，被有白色粉末。质硬而脆，易折断，断面白色至黄白色，富粉性。气微，味微苦。

2. 珠贝　为完整的鳞茎，呈扁圆形，高 1~1.5 cm，直径 1~2.5 cm。表面类白色，外层鳞叶 2 瓣，肥厚，略似肾形，互相抱合，内有小鳞叶 2~3 枚及干缩的残茎。

3. 浙贝片　为鳞茎外层的单瓣鳞叶切成的片。椭圆形或类圆形，直径 1~2 cm，边缘表面淡黄色，切面平坦，粉白色。质脆，易折断，断面粉白色，富粉性。

瓜　蒌　仁

【来　　源】本品为葫芦科植物栝楼 *Trichosanthes kirilowii* Maxim.或双边栝楼 *Trichosanthes rosthornii* Harms 的干燥成熟种子。

【性味归经】甘，寒。归肺、胃、大肠经。

【功能主治】润肺化痰，滑肠通便。用于燥咳痰黏，肠燥便秘。

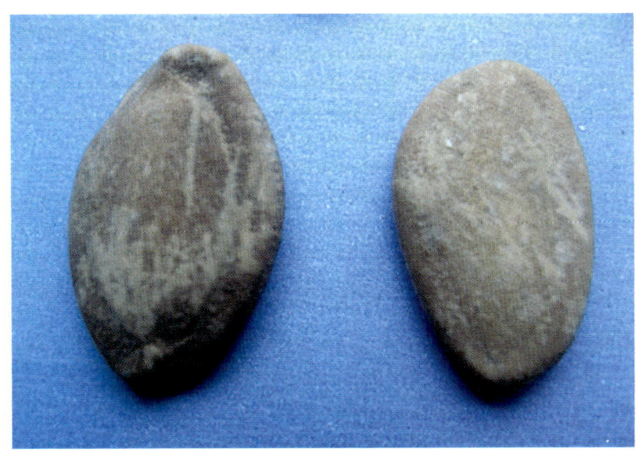

瓜蒌仁饮片（栝楼）

【性状鉴别】

1. 栝楼　呈扁平椭圆形，长 12~15 mm，宽 6~10 mm，厚约 3.5 mm。表面浅棕色至棕褐色，平滑，沿边缘有 1 圈沟纹。顶端较尖，有种脐，基部钝圆或较狭。种皮坚硬，内种皮膜质，灰绿色，子叶 2，黄白色，富油性。气微，味淡。

2. 双边栝楼　较大而扁，长 15~19 mm，宽 8~10 mm，厚约 2.5 mm。表面棕褐色，沟纹明显而环边较宽，顶端平截。

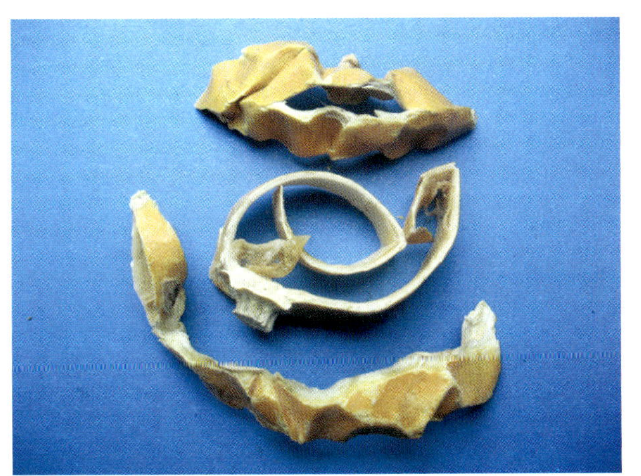

瓜蒌皮饮片

瓜　蒌　皮

【来　　源】本品为葫芦科植物栝楼 *Trichosanthes kirilowii* Maxim.或双边栝楼 *Trichosanthes rosthornii* Harms 的干燥成熟果皮。

【性味归经】甘，寒。归肺、胃经。

【功能主治】清化热痰，利气宽胸。用于痰热咳嗽，胸闷胁痛。

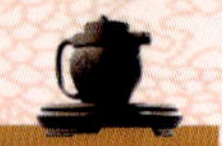

【性状鉴别】本品常切成2至数瓣，边缘向内卷曲，长6～12cm。外表面橙红色或橙黄色，皱缩，有的有残存果梗，内表面黄白色。质较脆，易折断。具焦糖气，味淡、微酸。

竹　茹

【来　　源】本品为禾本科植物青秆竹 *Bambusa tuldoides* Munro、大头典竹 *Sinocalamus beecheyanus* (Munro) McClure var. *pubescens* P. F. Li 或淡竹 *Phyllostachys nigra* (Lodd.) Munro var. *henonis* (Mitf.) Stapf ex Rendle 的茎秆的干燥中间层。

【性味归经】甘，微寒。归肺、胃经。

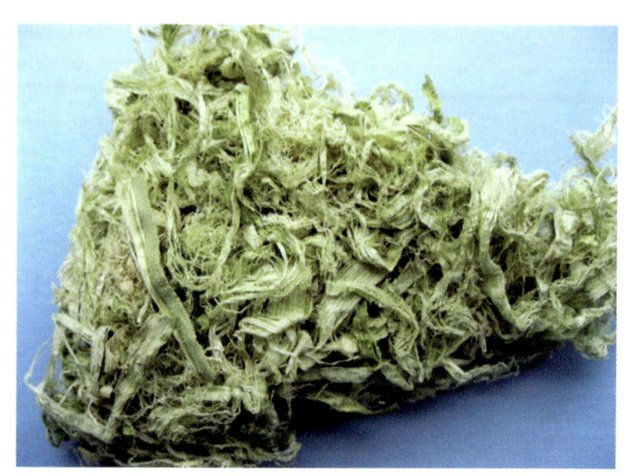

竹茹

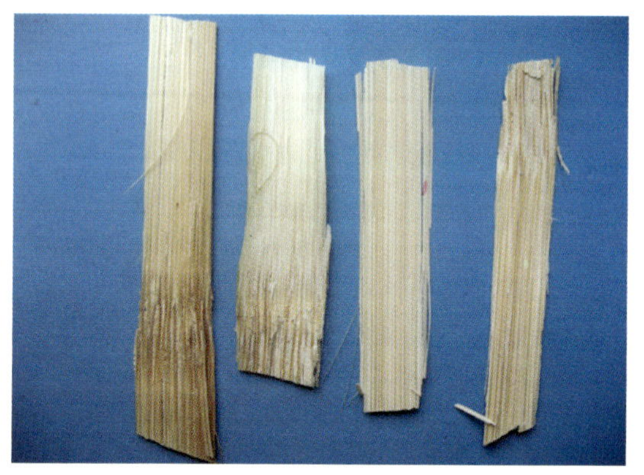

竹茹饮片

【功能主治】清热化痰，除烦止呕。用于痰热咳嗽，胆火挟痰，烦热呕吐，惊悸失眠，中风痰迷，舌强不语，胃热呕吐，妊娠恶阻，胎动不安。

【性状鉴别】本品为卷曲成团的不规则丝条状或呈长条形薄片状。宽窄厚薄不等，浅绿色或黄绿色。体轻松，质柔韧，有弹性。气微，味淡。

天　竺　黄

【来　　源】本品为禾本科植物青皮竹 *Bambusa textilis* McClure 或华思劳竹 *Schizostachyum chinense* Rendle 等秆内的分泌液干燥后的块状物。

【性味归经】甘，寒。归心、肝经。

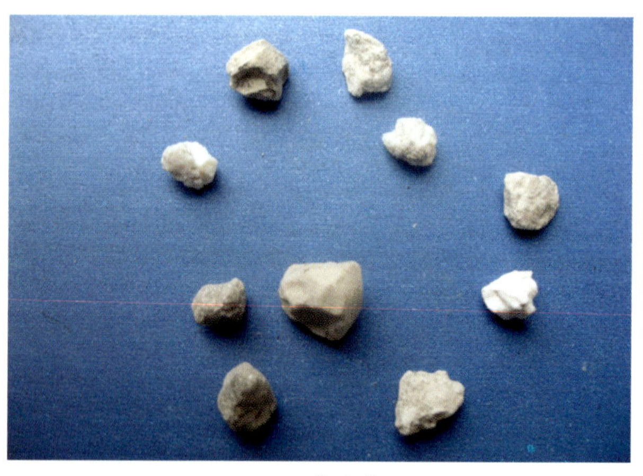

天竺黄饮片

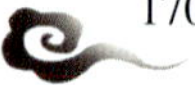

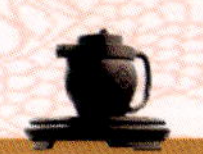

【功能主治】清热豁痰，凉心定惊。用于热病神昏，中风痰迷，小儿痰热惊痫、抽搐、夜啼。

【性状鉴别】本品为不规则的片块或颗粒，大小不一。表面灰蓝色、灰黄色或灰白色，有的洁白色，半透明，略带光泽。体轻，质硬而脆，易破碎，吸湿性强。气微，味淡。

海　藻

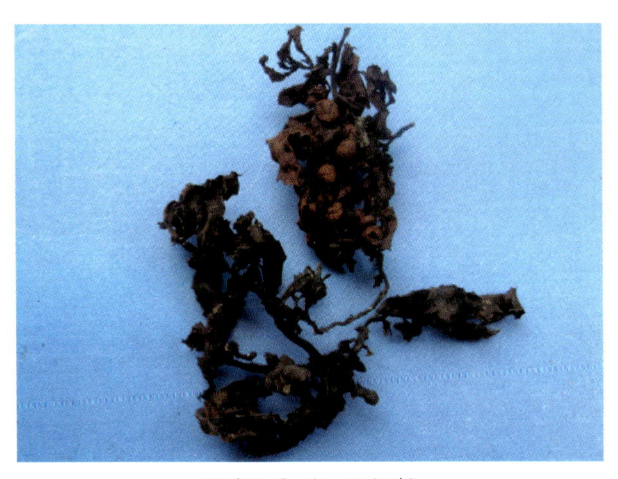

海藻饮片（大叶海藻）

【来　　源】本品为马尾藻科植物海蒿子 *Sargassum pallidum* (Turn.) C.Ag.或羊栖菜 *Sargassum fusiforme* (Harv.) Setch.的干燥藻体。前者习称“大叶海藻”，后者习称“小叶海藻”。

【性味归经】苦、咸，寒。归肝、胃、肾经。

【功能主治】软坚散结，消痰，利水。用于瘿瘤，瘰疬，睾丸肿痛，痰饮水肿。

【性状鉴别】

1. 大叶海藻　皱缩卷曲，黑褐色，有的被白霜，长 30~60 cm。主干呈圆柱状，具圆锥形突起，主枝自主干两侧生出，侧枝自主枝叶腋生出，具短小的刺状突起。初生叶披针形或倒卵形，长 5~7 cm，宽约 1 cm，全缘或具粗锯齿；次生叶条形或披针形，叶腋间有着生条状叶的小枝。气囊黑褐色，球形或卵圆形，有的有柄，顶端钝圆，有的具细短尖。质脆，潮润时柔软，水浸后膨胀，肉质，黏滑。气腥，味微咸。

2. 小叶海藻　较小，长 15~40 cm。分枝互生，无刺状突起。叶条形或细匙形，先端稍膨大，中空。气囊腋生，纺锤形或球形，囊柄较长。质较硬。

昆　布

【来　　源】本品为海带科植物海带 *Laminaria japonica* Aresch. 或翅藻科植物昆布 *Ecklonia kurome* Okam.的干燥叶状体。

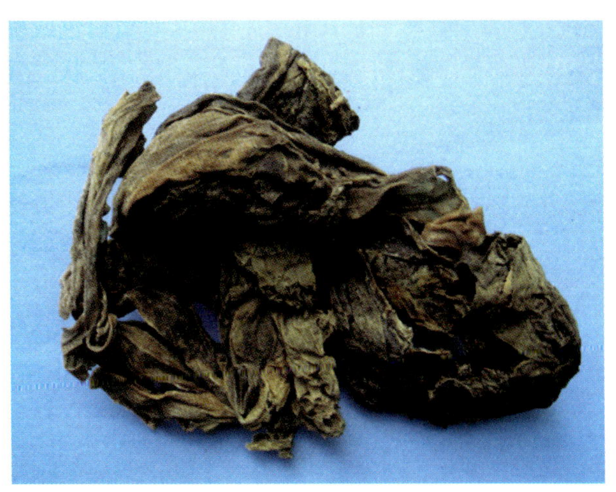

昆布（海带）

【性味归经】咸，寒。归肝、胃、肾经。

【功能主治】软坚散结，消痰，利水。用于瘿瘤，瘰疬，睾丸肿痛，痰饮水肿。

【性状鉴别】

1. 海带　卷曲折叠成团状，或缠结成把。全体呈黑褐色或绿褐色，表面附有白霜。用水浸软则膨胀成扁平长带状，长 50~150 cm，宽 10~40 cm，中部较厚，边缘较薄而呈波状。类革质，残存柄部扁圆柱状。气腥，味咸。

2. 昆布　卷曲皱缩成不规则团状。全体呈黑色，较薄。用水浸软则膨胀呈扁平的叶状，长宽约为 16~26 cm，厚约 1.6 mm。两侧呈羽状深裂，裂片呈长舌状，边缘有小齿或全缘。质柔滑。

黄　药　子

【来　　源】本品为薯蓣科植物黄独 *Dioscorea bulbifera* L.的块茎。

【性味归经】苦，寒。归肺、肝经。

【功能主治】散结消瘿，清热解毒，凉血止血。用于瘿疾，疮疡肿毒，咽喉肿痛，毒蛇咬伤，吐血，衄血，咯血。

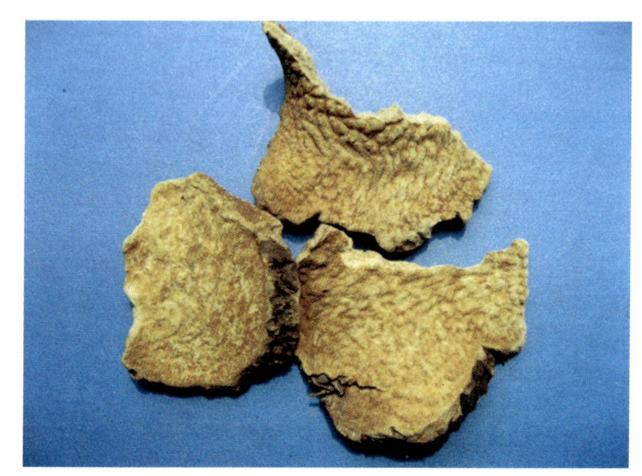
黄药子饮片

【性状鉴别】本品多切成片。横切片类圆形，直径 3~10 cm，厚 0.3~1.5 cm。外皮菲薄，棕黑色，有皱褶，具多数黄白色或棕黄色圆形隆起的须根痕，或残留弯曲的须根，切面黄白色或棕色，平滑或呈颗粒状凹凸不平，密布多数橙黄色小点。质脆，折断面黄白色，颗粒状。气微，味苦。

海　蛤　壳

【来　　源】本品为帘蛤科动物文蛤 *Meretrix meretrix* Linnaeus 或青蛤 *Cyclina sinensis* Gmelin 的贝壳。

【性味归经】苦、咸，寒。归肺、肾、胃经。

【功能主治】清热化痰，软坚散结，制酸止痛。用于痰火咳嗽，胸胁疼痛，痰中带血，瘰疬瘿瘤，胃痛吞酸；外治湿疹，烫伤。

【性状鉴别】

1. 文蛤　扇形或类圆形，背缘略呈三角形，腹缘呈圆弧形，长 3~10 cm，高 2~8 cm。

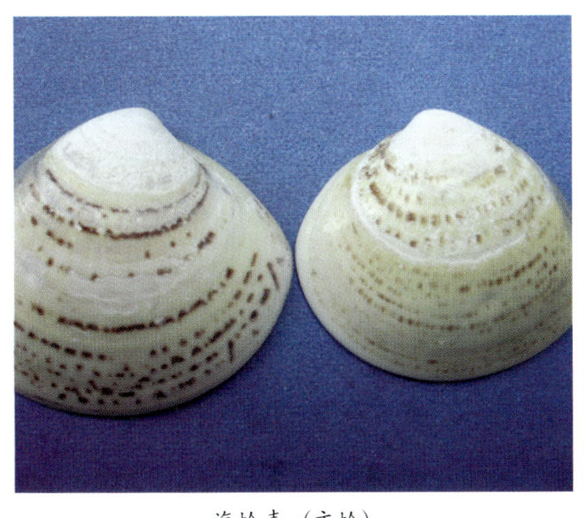
海蛤壳（文蛤）

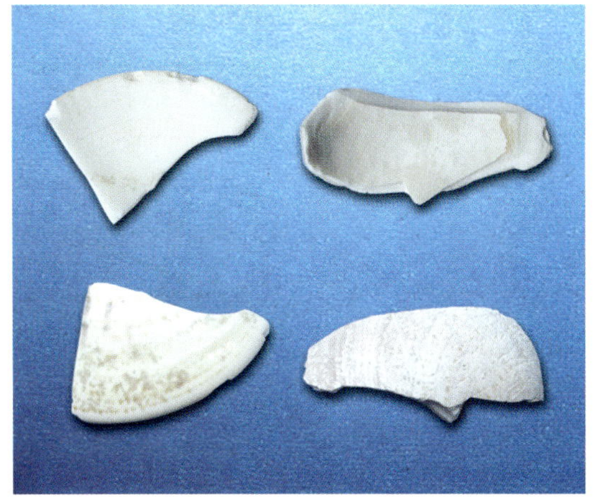
海蛤壳饮片

壳顶突出，位于背面，稍靠前方。壳外面光滑，黄褐色，同心生长纹清晰，通常在背部有锯齿状或波纹状褐色花纹。壳内面白色，边缘无齿纹，前后壳缘有时略带紫色，铰合部较宽，右壳有主齿 3 个及前侧齿 2 个，左壳有主齿 3 个及前侧齿 1 个。质坚硬，断面有层纹。气微，味淡。

2. 青蛤　类圆形，壳顶突出，位于背侧近中部。壳外面淡黄色或棕红色，同心生长纹凸出壳面略呈环肋状。壳内面白色或淡红色，边缘常带紫色并有整齐的小齿纹，铰合部左右两壳均具主齿 3 个，无侧齿。

海 浮 石

【来　　源】本品为矿物火成岩类岩石浮石，是火山喷发出的岩浆所形成的石块。

【性味归经】咸，寒。归肺经。

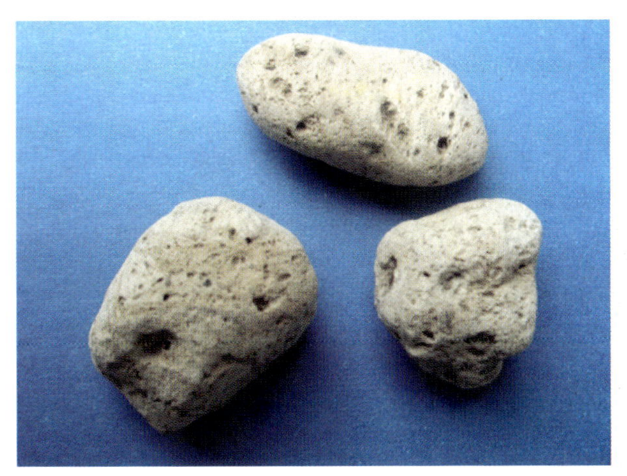
海浮石

【功能主治】清肺化痰，软坚散结。用于痰热咳嗽，顽痰积块，痰中带血，瘰疬，瘿瘤，砂淋小便涩痛。

【性状鉴别】本品近圆球形或不规则团块状，大小不一，一般直径 2~5 cm。表面粗糙，灰白色、灰黄色或淡褐色，全体具无数大小不等的孔洞，形成多孔性海绵状结构。质轻浮而硬脆，投于水中浮而不沉。砸碎后，断面色较浅，疏松有众多细孔。气无，味淡。

瓦 楞 子

【来　　源】本品为蚶科动物毛蚶 *Arca subcrenata* Lischke、泥蚶 *Arca granosa* Linnaeus 或魁蚶 *Arca inflata* Reeve 的贝壳。

【性味归经】咸，平。归肺、胃、肝经。

【功能主治】消痰化瘀，软坚散结，制酸止痛。用于顽痰积结，黏稠难咯，瘿瘤，瘰疬，癥瘕痞块，胃痛泛酸。

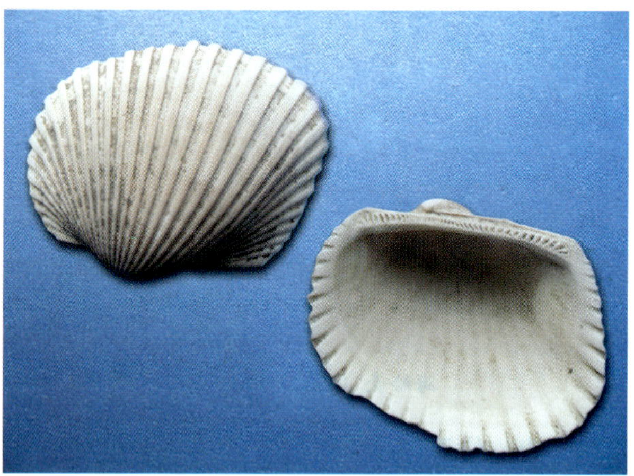
瓦楞子（毛蚶）

【性状鉴别】

1. 毛蚶　略呈三角形或扇形，长 4~5 cm，高 3~4 cm。壳外面隆起，有棕褐色茸毛或已脱落，壳顶突出，向内卷曲，自壳顶至腹面有延伸的放射肋 30~34 条。壳内面平滑，白色，壳缘有与壳外面直楞相对应的凹陷，铰合部具小齿 1 列。质坚。气微，味淡。

2. 泥蚶　长 2.5~4 cm，高 2~3 cm。壳外面无棕褐色茸毛，放射肋 18~21 条，肋上有颗粒状突起。

3. 魁蚶　长 7~9 cm，高 6~8 cm。壳外面放射肋 42~48 条。

金 礞 石

【来　　源】本品为变质岩类蛭石片岩或水黑云母片岩。

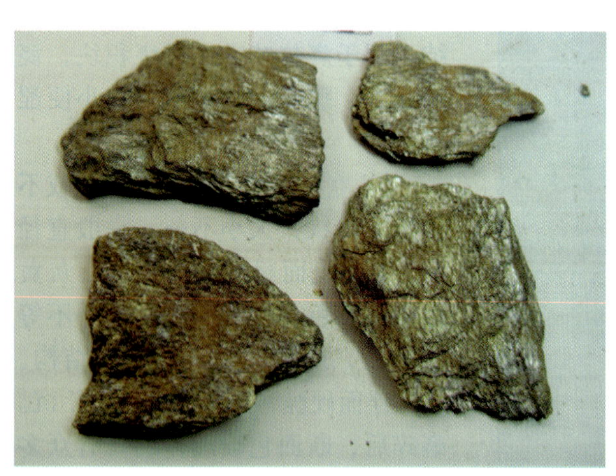
金礞石

【性味归经】甘、咸，平。归肺、心、肝经。

【功能主治】坠痰下气，平肝镇惊。用于顽痰胶结，咳逆喘急，癫痫发狂，烦躁胸闷，惊风抽搐。

【性状鉴别】本品为鳞片状集合体。呈不规则块状或碎片，碎片直径 0.1~0.8 cm；块状者直径 2~10 cm，厚 0.6~1.5 cm，无明显棱角。棕黄色或黄褐色，带有金黄色或银白色光泽。质脆，用手捻之，易碎成金黄色闪光小片。具滑腻感。气微，味淡。

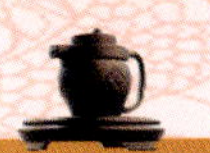

第三节　止咳平喘药

苦　杏　仁

【来　　源】本品为蔷薇科植物山杏 *Prunus armeniaca* L. var. *ansu* Maxim.、西伯利亚杏 *Prunussibirica* L.、东北杏 *Prunus mandshurica* (Maxim.) Koehne 或杏 *Prunus armeniaca* L. 的干燥成熟种子。

【性味归经】苦，微温；有小毒。归肺、大肠经。

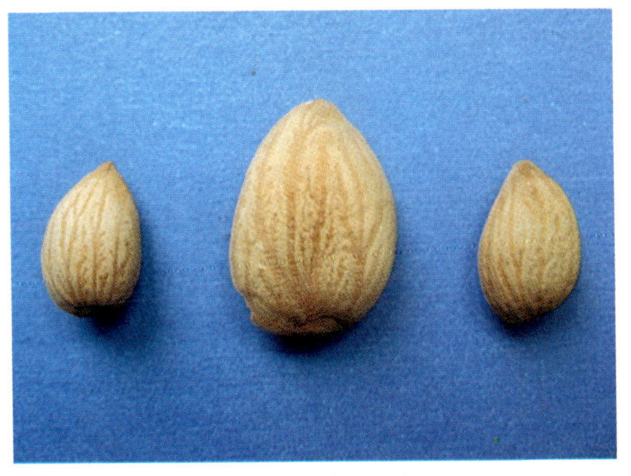

苦杏仁（未除皮）

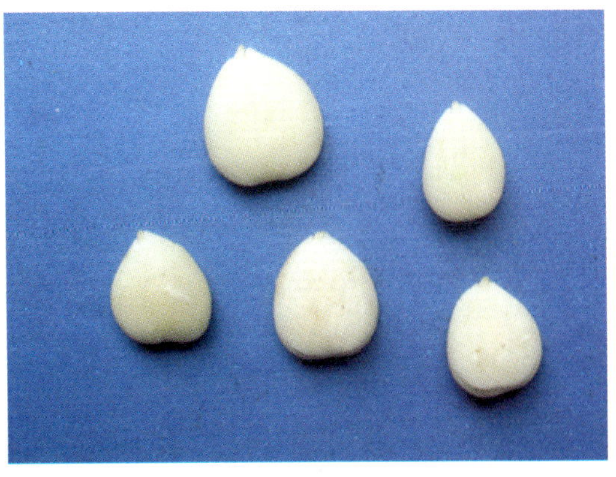

苦杏仁饮片

【功能主治】降气止咳平喘，润肠通便。用于咳嗽气喘，胸满痰多，血虚津枯，肠燥便秘。

【性状鉴别】本品呈扁心形，长 1~1.9 cm，宽 0.8~1.5 cm，厚 0.5~0.8 cm。表面黄棕色至深棕色，一端尖，另端钝圆，肥厚，左右不对称。尖端一侧有短线形种脐，圆端合点处向上具多数深棕色的脉纹。种皮薄，子叶 2，乳白色，富油性。气微，味苦。

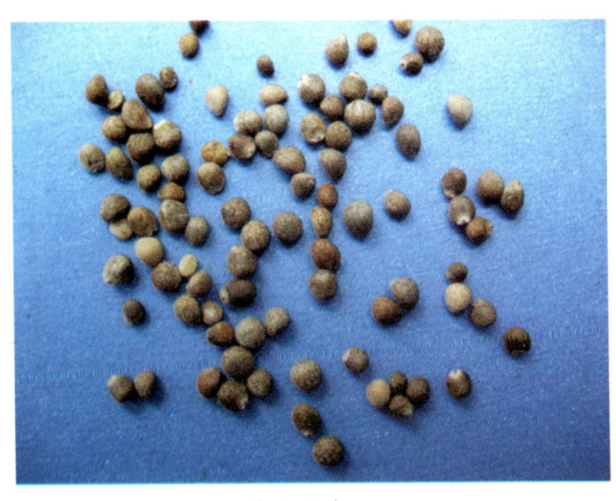

苏子饮片

苏　　子

【来　　源】本品为唇形科植物紫苏 *Perilla frutescens* (L.) Britt.的干燥成熟果实。

【性味归经】辛，温。归肺经。

【功能主治】降气消痰，平喘，润肠。用于痰壅气逆，咳嗽气喘，肠燥便秘。

【性状鉴别】本品呈卵圆形或类球形，直径约1.5 mm。表面灰棕色或灰褐色，有微隆起的暗紫色网纹，基部稍尖，有灰白色点状果梗痕。果皮薄而脆，易压碎。种子黄白色，种皮膜质，子叶2，类白色，有油性。压碎有香气，味微辛。

百　部

【来　　源】本品为百部科植物直立百部 *Stemona sessilifolia* (Miq.) Miq.、蔓生百部 *Stemona japonica* (Bl.) Miq.或对叶百部 *Stemona tuberosa* Lour.的干燥块根。

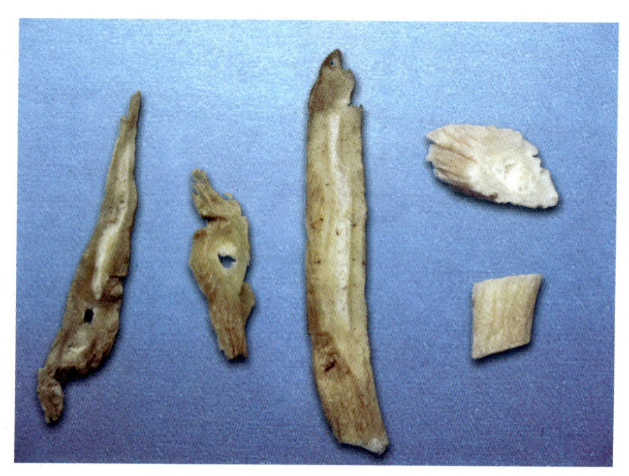
百部饮片

【性味归经】甘、苦，微温。归肺经。

【功能主治】润肺下气，止咳，杀虫。用于新久咳嗽，肺痨咳嗽，百日咳；外用于头虱，体虱，蛲虫病，阴痒。蜜百部润肺止咳，用于阴虚劳嗽。

【性状鉴别】

1. 直立百部　呈纺锤形，上端较细长，皱缩弯曲，长5~12 cm，直径0.5~1 cm。表面黄白色或淡棕黄色，有不规则深纵沟，间或有横皱纹。质脆，易折断，断面平坦，角质样，淡黄棕色或黄白色，皮部较宽，中柱扁缩。气微，味甘、苦。

2. 蔓生百部　两端稍狭细，表面多不规则皱褶及横皱纹。

3. 对叶百部　呈长纺锤形或长条形，长8~24 cm，直径0.8~2 cm。表面浅黄棕色至灰棕色，具浅纵皱纹或不规则纵槽。质坚实，断面黄白色至暗棕色，中柱较大，髓部类白色。

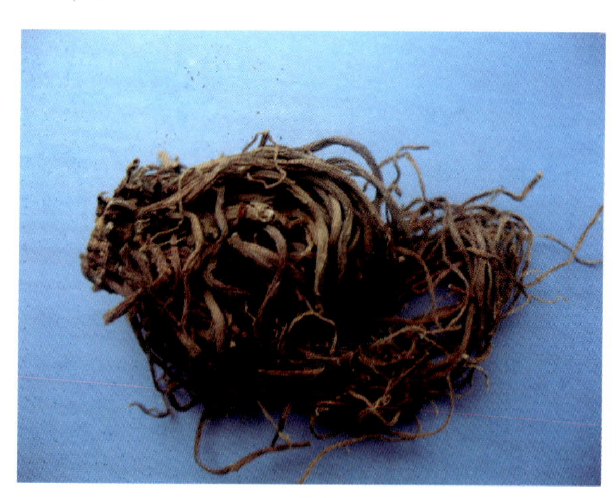
紫菀

紫　菀

【来　　源】本品为菊科植物紫菀 *Aster tataricus* L.f.的干燥根及根茎。

【性味归经】辛、苦，温。归肺经。

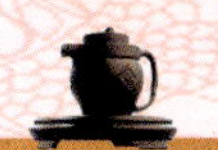

【功能主治】润肺下气，消痰止咳。用于痰多喘咳，新久咳嗽，劳嗽咳血。

【性状鉴别】本品根茎呈不规则块状，大小不一，顶端有茎、叶的残基；质稍硬。根茎簇生多数细根，长3~15 cm，直径0.1~0.3 cm，多编成辫状；表面紫红色或灰红色，有纵皱纹；质较柔韧。气微香，味甜、微苦。

款　冬　花

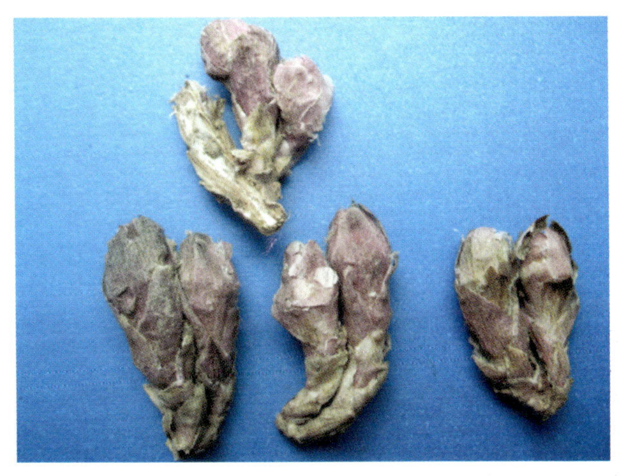
款冬花饮片

【来　　源】本品为菊科植物款冬 *Tussilago* farfara L.的干燥花蕾。

【性味归经】辛、微苦，温。归肺经。

【功能主治】润肺下气，止咳化痰。用于新久咳嗽，喘咳痰多，劳嗽咳血。

【性状鉴别】本品呈长圆棒状。单生或2~3个基部连生，长1~2.5 cm，直径0.5~1 cm。上端较粗，下端渐细或带有短梗，外面被有多数鱼鳞状苞片。苞片外表面紫红色或淡红色，内表面密被白色絮状茸毛。体轻，撕开后可见白色茸毛。气香，味微苦而辛。

枇　杷　叶

【来　　源】本品为蔷薇科植物枇杷 *Eriobotrya japonica* (Thunb.) Lindl.的干燥叶。

【性味归经】苦，微寒。归肺、胃经。

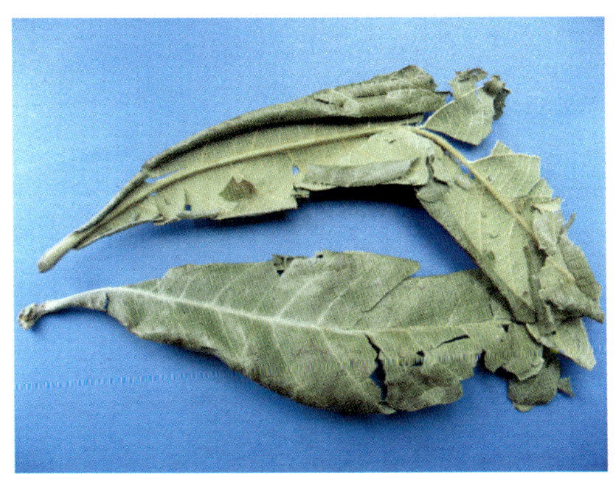
枇杷叶

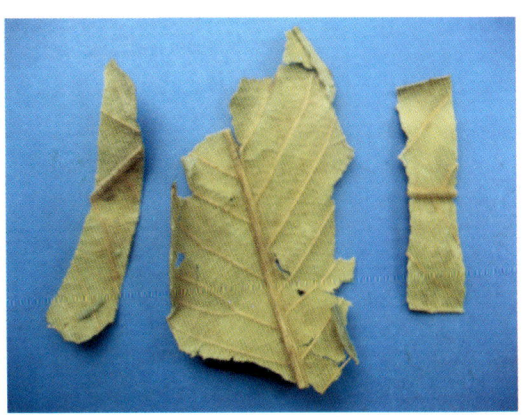
枇杷叶饮片

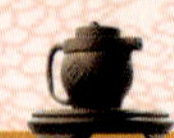

【功能主治】清肺止咳，降逆止呕。用于肺热咳嗽，气逆喘急，胃热呕逆，烦热口渴。

【性状鉴别】本品呈长圆形或倒卵形，长 12~30 cm，宽 4~9 cm。先端尖，基部楔形，边缘有疏锯齿，近基部全缘。上表面灰绿色、黄棕色或红棕色，较光滑；下表面密被黄色绒毛，主脉于下表面显著突起，侧脉羽状；叶柄极短，被棕黄色茸毛。革质而脆，易折断。气微，味微苦。

桑　白　皮

【来　　源】本品为桑科植物桑 *Morus alba* L.的干燥根皮。

【性味归经】甘，寒。归肺经。

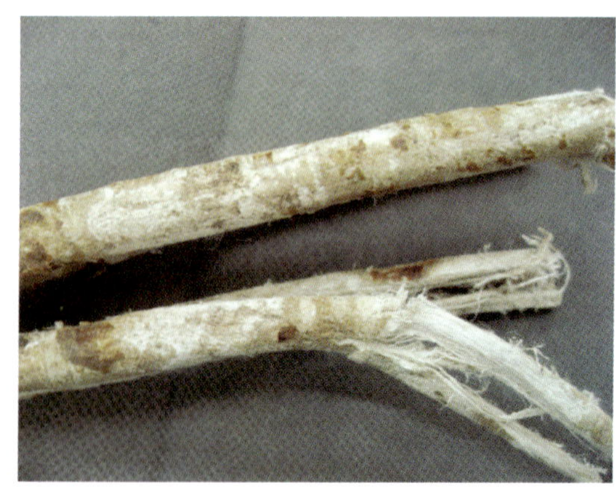

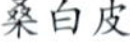
桑白皮

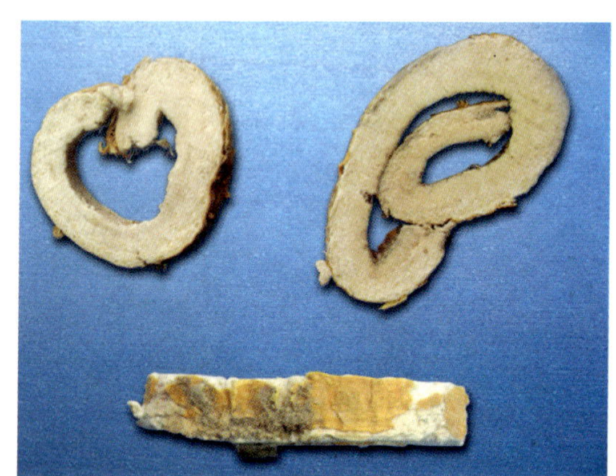

桑白皮饮片

【功能主治】泻肺平喘，利水消肿。用于肺热喘咳，水肿胀满尿少，面目肌肤浮肿。

【性状鉴别】本品呈扭曲的卷筒状、槽状或板片状，长短宽窄不一，厚 1~4 mm。外表面白色或淡黄白色，较平坦，有的残留橙黄色或棕黄色鳞片状粗皮；内表面黄白色或灰黄色，有细纵纹。体轻，质韧，纤维性强，难折断，易纵向撕裂，撕裂时有粉尘飞扬。气微，味微甘。

葶　苈　子

【来　　源】本品为十字花科植物独行菜 *Lepidium apetalum* Willd.或播娘蒿 *Descurainia sophia* (L.) Webb ex Prantl 的干燥成熟种子。前者习称“北葶苈子”，后者习称“南葶苈子”。

【性味归经】辛、苦，大寒。归肺、膀胱经。

【功能主治】泻肺平喘，行水消肿。用于痰涎壅肺，喘咳痰多，胸胁胀满，不得平卧，胸腹水肿，小便不利；肺原性心脏病水肿。

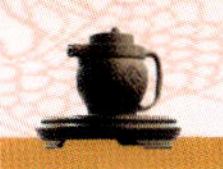

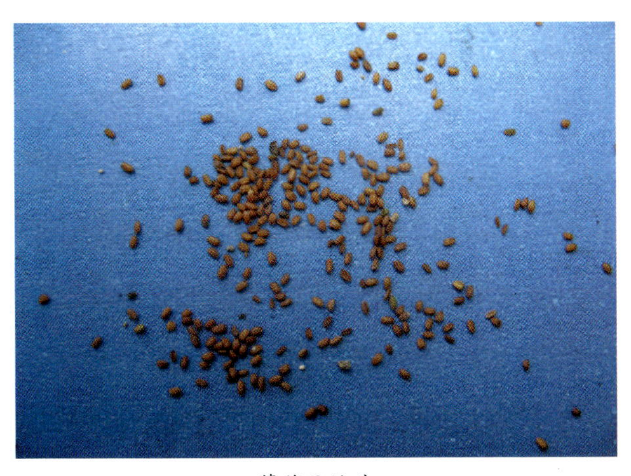

葶苈子饮片

【性状鉴别】

1. 北葶苈子　呈扁卵形，长1~1.5 mm，宽0.5~1 mm。表面棕色或红棕色，微有光泽，具纵沟2条，其中1条较明显。一端钝圆，另端尖而微凹，类白色，种脐位于凹入端。气微，味微辛辣，黏性较强。

2. 南葶苈子　呈长圆形略扁，长约1 mm，宽约0.5 mm。一端钝圆，另端微凹或较平截。味微辛、苦，略带黏性。

白　　果

【来　　源】本品为银杏科植物银杏 *Ginkgo biloba* L.的干燥成熟种子。

【性味归经】甘、苦、涩，平；有毒。归肺经。

【功能主治】敛肺定喘，止带浊，缩小便。用于痰多喘咳，带下白浊，遗尿，尿频。

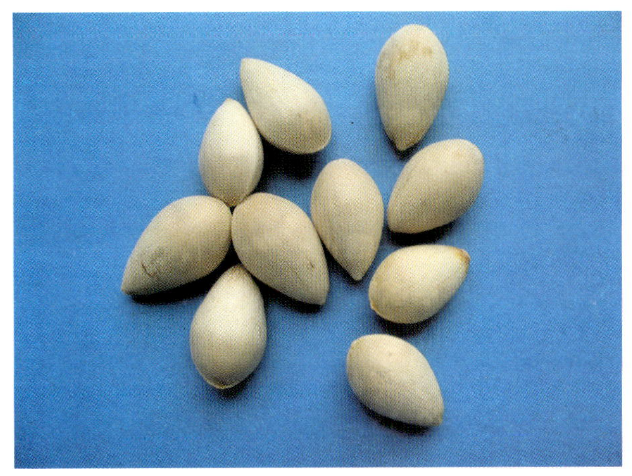

白果

【性状鉴别】本品略呈椭圆形，一端稍尖，另端钝，长1.5~2.5 cm，宽1~2 cm，厚约1 cm。表面黄白色或淡棕黄色，平滑，具2~3条棱线。中种皮（壳）骨质，坚硬，内种皮膜质。种仁宽卵球形或椭圆形，一端淡棕色，另一端金黄色，横断面外层黄色，胶质样，内层淡黄色或淡绿色，粉性，中间有空隙。气微，味甘、微苦。

矮　地　茶

【来　　源】本品为紫金牛科植物紫金牛 Ardisia japonica (Thunb.) Blume 的干燥全草。

【性味归经】辛、微苦，平。归肺、肝经。

【功能主治】化痰止咳，利湿，活血。用于新久咳嗽，痰中带血，湿热黄疸，跌打

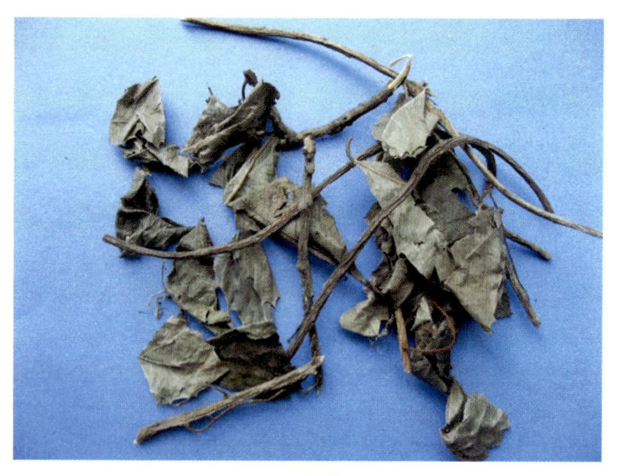
矮地茶

损伤。

【性状鉴别】本品根茎呈圆柱形，疏生须根。茎略呈扁圆柱形，稍扭曲，长10~30cm，直径0.2~0.5cm；表面红棕色，有细纵纹、叶痕及节。质硬，易折断。叶互生，集生于茎梢，叶片略卷曲或破碎，完整者展平后呈椭圆形，长3~7cm，宽1.5~3cm，灰绿色、棕褐色或浅红棕色，先端尖，基部楔形，边缘具细锯齿，近革质。茎顶偶有红色球形核果。气微，味微涩。

洋　金　花

【来　　源】本品为茄科植物白花曼陀罗 *Datura metel* L.的干燥花。

【性味归经】辛、温；有毒。归肺、肝经。

【功能主治】平喘止咳，镇痛，解痉。用于哮喘咳嗽，脘腹冷痛，风湿痹通，小儿慢惊；外科麻醉。

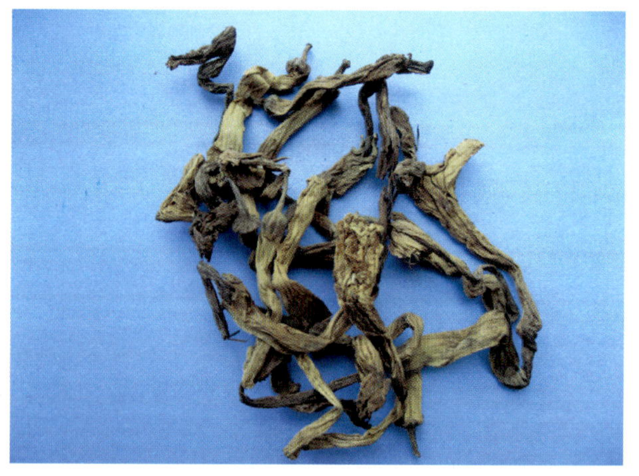
洋金花饮片

【性状鉴别】本品多皱缩成条状，完整者长9~15cm。花萼呈筒状，长为花冠的2/5，灰绿色或灰黄色，先端5裂，基部具纵脉纹5条，表面微有茸毛；花冠呈喇叭状，淡黄色或黄棕色，先端5浅裂，裂片有短尖，短尖下有明显的纵脉纹3条，两裂片之间微凹；雄蕊5，花丝贴生于花冠筒内，长为花冠的3/4；雌蕊1，柱头棒状。烘干品质柔韧，气特异；晒干品质脆，气微，味微苦。

罗　汉　果

【来　　源】本品为葫芦科植物罗汉果 *Momordica grosvenori* Swingle的干燥果实。

【性味归经】甘，凉。归肺、大肠经。

【功能主治】清热润肺，滑肠通便。用于肺火燥咳，咽痛失声，肠燥便秘。

【性状鉴别】本品呈卵形、椭圆形或球形，长 4.5~8.5 cm，直径 3.5~6 cm。表面褐色、黄褐色或绿褐色，有深色斑块及黄色柔毛，有的具 6~11 条纵棱。顶端有花柱残痕，基部有果梗痕。体轻，质脆，果皮薄，易破。果瓤（中、内果皮）海绵状，浅棕色。种子扁圆形，多数，长约 1.5 cm，宽约 1.2 cm，浅红色至棕红色，两面中间微凹陷，四周有放射状沟纹，边缘有槽。气微，味甜。

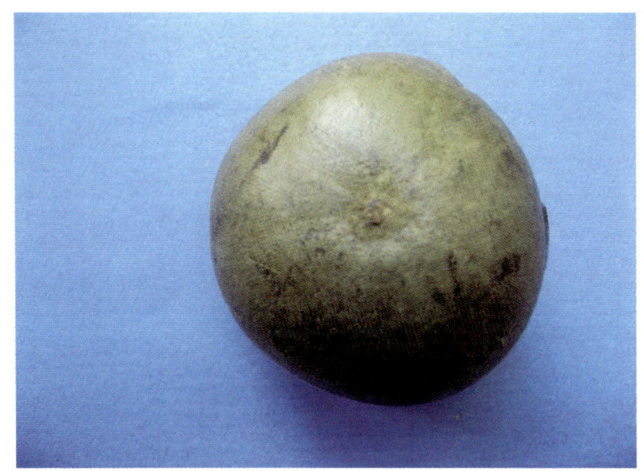

罗汉果

第十四章　安　神　药

第一节　重镇安神药

朱　　砂

【来　　源】本品为硫化物类矿物辰砂族辰砂，主要含硫化汞。
【性味归经】甘，微寒；有毒。归心经。

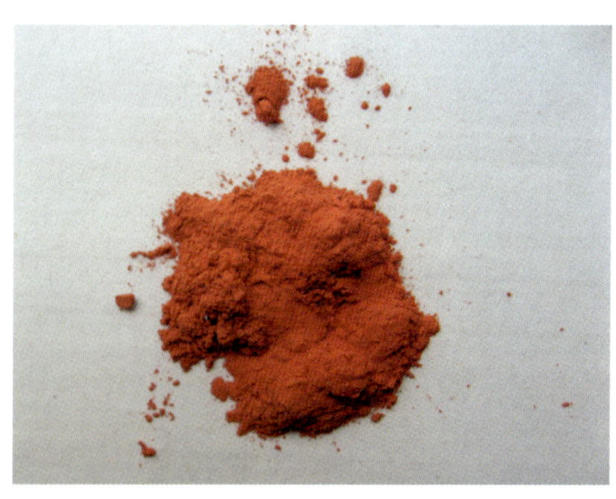
朱砂粉

【功能主治】清心镇惊，安神解毒。用于心悸易惊，失眠多梦，癫痫发狂，小儿惊风，视物昏花，口疮，喉痹，疮疡肿毒。

【性状鉴别】本品为粒状或块状集合体，呈颗粒状或块片状。鲜红色或暗红色，条痕红色至褐红色，具光泽。体重，质脆，片状者易破碎，粉末状者有闪烁的光泽。气微，无味。

磁　　石

【来　　源】本品为氧化物类矿物尖晶石族磁铁矿，主要含四氧化三铁。
【性味归经】咸，寒。归肝、心、肾经。

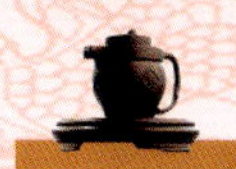

【功能主治】平肝潜阳，聪耳明目，镇惊安神，纳气平喘。用于头晕目眩，视物昏花，耳鸣耳聋，惊悸失眠，肾虚气喘。

【性状鉴别】本品为块状集合体，呈不规则块状，或略带方形，多具棱角。灰黑色或棕褐色，条痕黑色，具金属光泽。体重，质坚硬，断面不整齐。具磁性。有土腥气，无味。

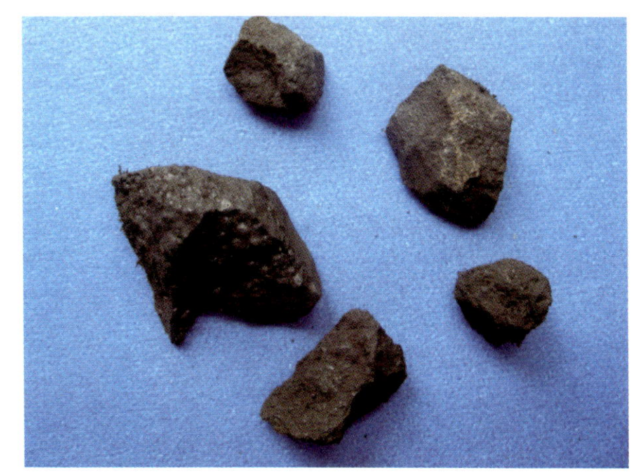

磁石饮片

龙　　骨

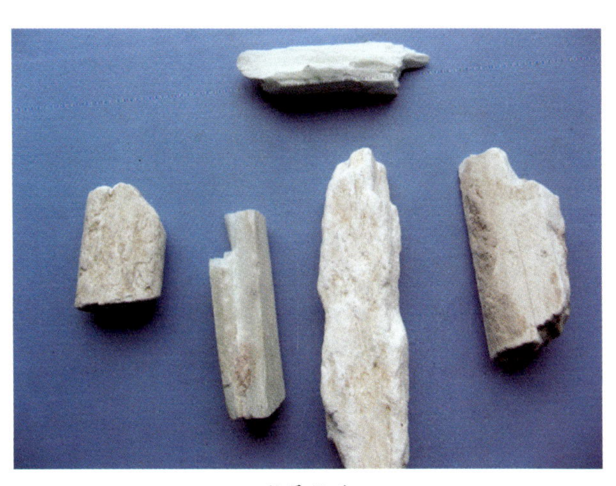

龙骨饮片

【来　　源】本品为古代哺乳动物象类、恐龙、犀牛、三趾马、鹿类、牛类等骨骼的化石。商品规格按质分为“龙骨”、“五花龙骨”。

【性味归经】甘、涩，平。归心、肝经。

【功能主治】安神，固涩，生肌敛疮。用于心悸易惊，失眠多梦，自汗，盗汗，遗精，白带、崩漏。研粉外用治溃疡久不收口，阴囊湿痒。

【性状鉴别】

1. 龙骨　呈大小不等骨骼形的块状，黄白色至浅灰白色，有的具浅棕色的条纹或裂隙。表面光滑，断面不整齐，粗糙，中心有浅棕色髓网小孔，关节脱落处有蜂窝状小孔。质硬不易破碎。具较强的吸湿力。气微，味淡。

2. 五花龙骨　呈不规则的块状或圆柱形，大小不一。表面光滑，全体呈黄白色至灰白色，夹有棕色、灰黑色、蓝灰色的斑状条纹。质硬易碎，易片状剥离，断面有分层状花纹理。吸湿性强。气无，味淡。

琥　　珀

【来　　源】本品为古代松科植物或金缕梅科植物的树脂埋藏于地层下，经年久转化

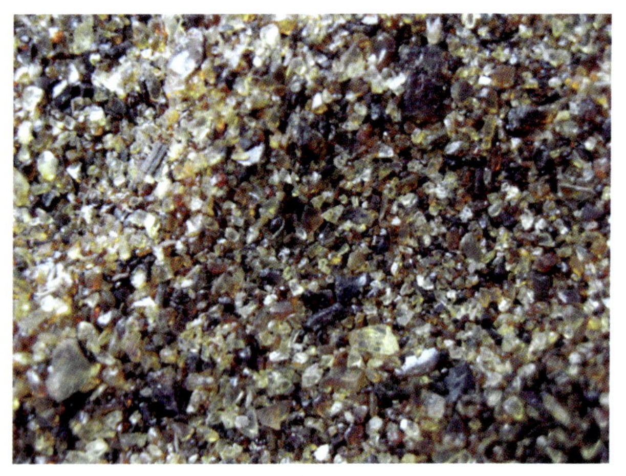
琥珀（煤珀）饮片

而成为化石样物质。

【性味归经】甘，平。归心、肝、膀胱经。

【功能主治】安神定惊，活血散瘀，利尿通淋。用于心悸失眠，惊风抽搐，癫痫，血滞经闭，产后瘀阻腹痛，跌打创伤，小便不通，尿道结石，淋病尿血，外用治金疮。

【性状鉴别】

1. 琥珀　呈不规则的块状、颗粒状或三角形，大小不一。块大者可达6 cm，小者细如幼砂。呈血红色、黄棕色、黑棕色等多种。半透明或不透明，表面常粘有粉尘样碎末。质硬而脆，断面颜色与表面相同，平滑，有玻璃样光泽，手捻之松脆成粉末状，以火点之易燃，并冒黄白色烟，微有松香气。气香，味淡。

2. 煤珀　呈不规则的三角形块状、颗粒状，少数呈滴乳状，大小不一，通常长、宽均为0.2~0.8 cm。表面棕黑色、黑褐色、黄棕色、淡黄色或红褐色，略有光泽。质硬，手捻不易成粉末。断面颜色与表面相同，有玻璃样光泽。燃烧时冒黑烟，有煤油样臭气。

珍　　珠

【来　　源】本品为珍珠贝科动物马氏珍珠贝 *Pteria martensii* (Dunker)、蚌科动物三角帆蚌 *Hyriopsis cumingii* (Lea) 或褶纹冠蚌 *Cristaria plicata* (Leach) 等双壳类动物受刺激形成的珍珠。

【性味归经】甘、咸，寒。归心、肝经。

【功能主治】安神定惊，明目消翳，解毒生肌。用于惊悸失眠，惊风癫痫，目生云翳，疮疡不敛。

【性状鉴别】本品呈类球形、长圆形、卵圆形或棒形，直径1.5~8 mm。表面类白色、浅粉红色、浅黄绿色或浅蓝色，半透明，光滑或微有凹凸，具特有的彩色光泽。质坚硬，破碎面显层纹。气微，无味。

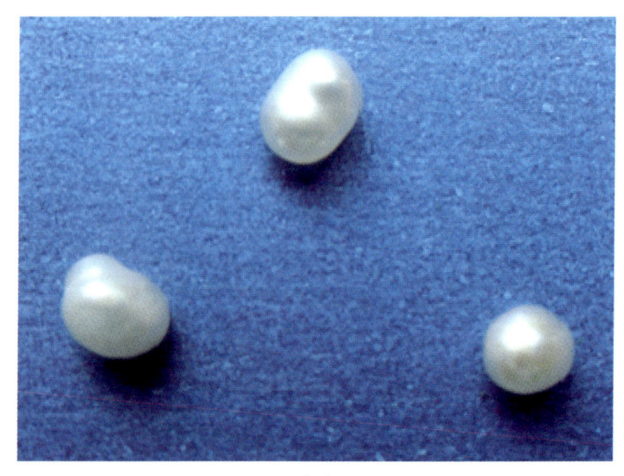
珍珠

第二节 养心安神药

酸 枣 仁

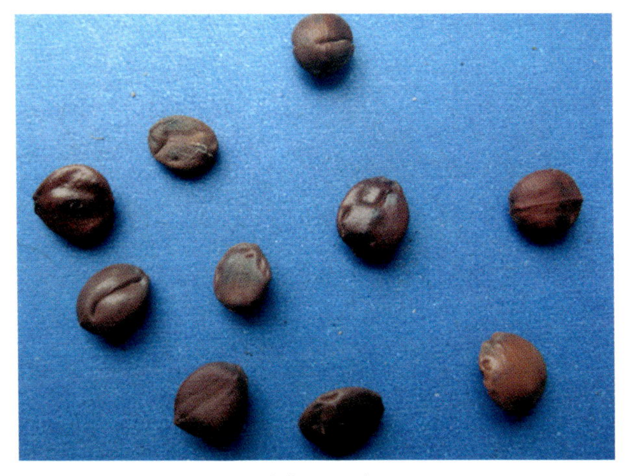
酸枣仁饮片

【来　　源】本品为鼠李科植物酸枣 *Ziziphus jujuba* Mill.var.*spinosa* (Bunge) Hu ex H.F.Chou 的干燥成熟种子。

【性味归经】甘、酸，平。归肝、胆、心经。

【功能主治】补肝，宁心，敛汗，生津。用于虚烦不眠，惊悸多梦，体虚多汗，津伤口渴。

【性状鉴别】本品呈扁圆形或扁椭圆形，长 5~9 mm，宽 5~7 mm，厚约 3 mm。表面紫红色或紫褐色，平滑有光泽，有的有裂纹。一面较平坦，中间有 1 条隆起的纵线纹；另一面稍突起。一端凹陷，可见线形种脐；另端有细小突起的合点。种皮较脆，胚乳白色，子叶 2，浅黄色，富油性。气微，味淡。

柏 子 仁

【来　　源】本品为柏科植物侧柏 *Platycladus orientalis* (L.) Franco 的干燥成熟种仁。

【性味归经】甘，平。归心、肾、大肠经。

【功能主治】养心安神，止汗，润肠。用于虚烦失眠，心悸怔忡，阴虚盗汗，肠燥便秘。

【性状鉴别】本品呈长卵形或长椭圆形，长 4~7 mm，直径 1.5~3 mm。表面黄白色或淡黄棕色，外包膜质

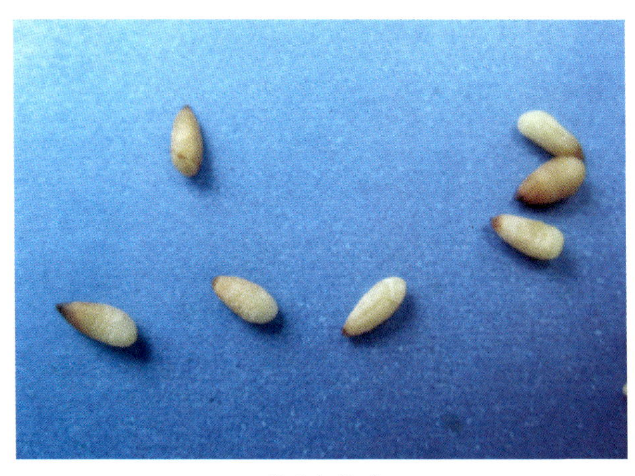
柏子仁饮片

内种皮，顶端略尖，有深褐色的小点，基部钝圆。质软，富油性。气微香，味淡。

远　志

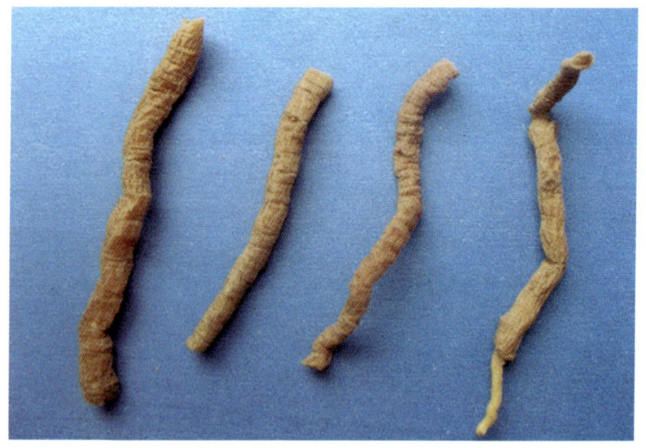
远志饮片

【来　源】本品为远志科植物远志 *Polygala tenuifolia* Willd.或卵叶远志 *Polygala sibiri ca* L.的干燥根。

【性味归经】苦、辛，温。归心、肾、肺经。

【功能主治】安神益智，祛痰，消肿。用于心肾不交引起的失眠多梦，健忘惊悸，神志恍惚，咳痰不爽，疮疡肿毒，乳房肿痛。

【性状鉴别】本品呈圆柱形，略弯曲，长3~15cm，直径0.3~0.8cm。表面灰黄色至灰棕色，有较密并深陷的横皱纹、纵皱纹及裂纹，老根的横皱纹较密更深陷，略呈结节状。质硬而脆，易折断，断面皮部棕黄色，木部黄白色，皮部易与木部剥离。气微，味苦、微辛，嚼之有刺喉感。

合 欢 皮

【来　源】本品为豆科植物合欢 *Albizia julibrissin* Durazz.的干燥树皮。

【性味归经】甘，平。归心、肝、肺经。

【功能主治】解郁安神，活血消肿。用于心神不安，忧郁失眠，肺痈疮肿，跌仆伤痛。

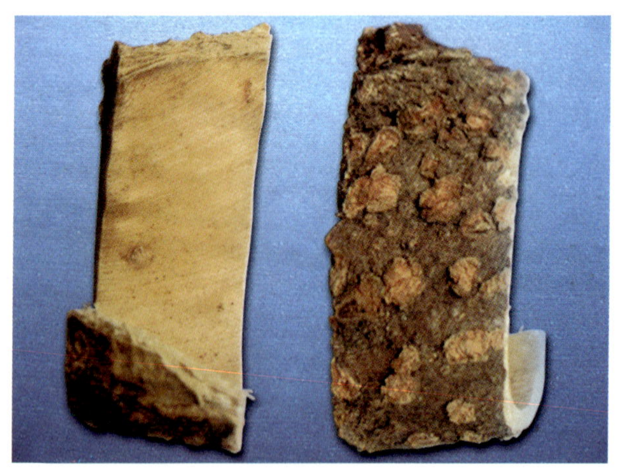
合欢皮饮片

【性状鉴别】本品呈卷曲筒状或半筒状，长40~80cm，厚0.1~0.3cm。外表面灰棕色至灰褐色，稍有纵皱纹，有的成浅裂纹，密生明显的椭圆形横向皮孔，棕色或棕红色，偶有突起的横棱或较大的圆形枝痕，常附有地衣斑；内表面淡黄棕色或黄白色，平滑，有细密纵纹。质硬而脆，易折断，断面呈纤维性片状，淡黄棕色或黄白色。气微香，味淡、微涩，稍刺舌，而后喉头有不适感。

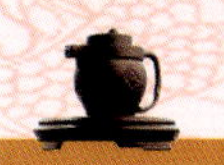

首乌藤

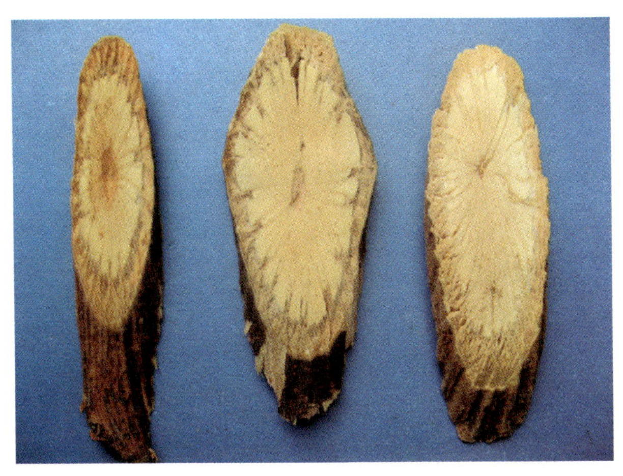

首乌藤饮片

【来　　源】本品为蓼科植物何首乌 *Polygonum multiflorum* Thunb.的干燥藤茎。

【性味归经】甘，平。归心、肝经。

【功能主治】养血安神，祛风通络。用于失眠多梦，血虚身痛，风湿痹痛；外治皮肤瘙痒。

【性状鉴别】本品呈长圆柱形，稍扭曲，具分枝，长短不一，直径4~7 mm。表面紫红色至紫褐色，粗糙，具扭曲的纵皱纹，节部略膨大，有侧枝痕，外皮菲薄，可剥离。质脆，易折断，断面皮部紫红色，木部黄白色或淡棕色，导管孔明显，髓部疏松，类白色。气微，味微苦涩。

灵　芝

【来　　源】本品为多孔菌科真菌赤芝 *Ganoderma lucidum* (Leyss.ex Fr.) Karst.或紫芝 *Ganoderma sinense* Zhao，Xu et Zhang 的干燥子实体。

【性味归经】甘，平。归心、肺、肝、肾经。

【功能主治】补气安神，止咳平喘。用于眩晕不眠，心悸气短，虚劳咳喘。

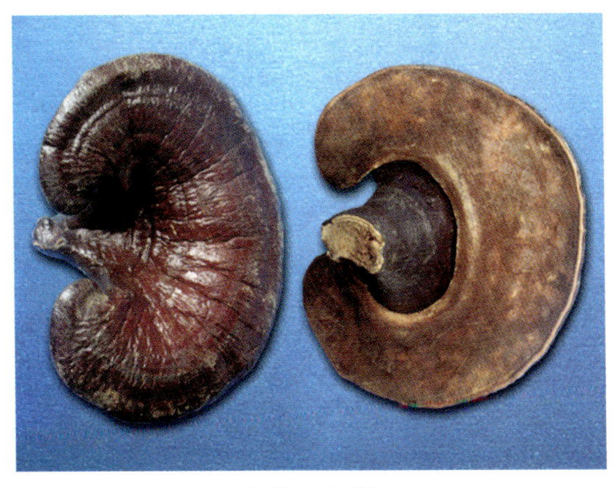

灵芝（赤芝）

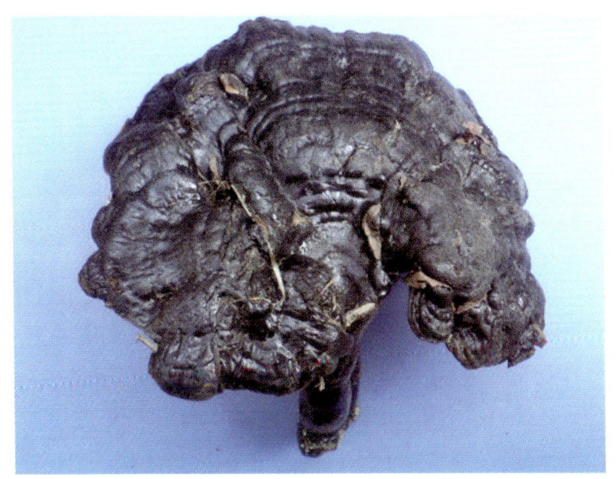

灵芝（紫芝）

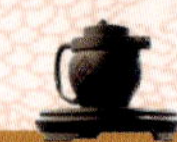

【性状鉴别】

1. 赤芝　外形呈伞状，菌盖肾形、半圆形或近圆形，直径 10~18cm，厚 1~2cm。皮壳坚硬，黄褐色至红褐色，有光泽，具环状棱纹和辐射状皱纹，边缘薄而平截，常稍内卷。菌肉白色至淡棕色。菌柄圆柱形，侧生，少偏生，长 7~15cm，直径 1~3.5cm，红褐色至紫褐色，光亮。孢子细小，黄褐色。气微香，味苦涩。

2. 紫芝　皮壳紫黑色，有漆样光泽。菌肉锈褐色。菌柄长 17~23cm。

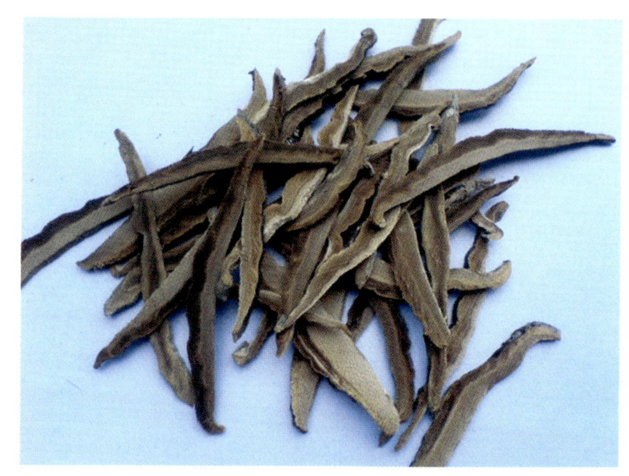

灵芝饮片（紫芝）

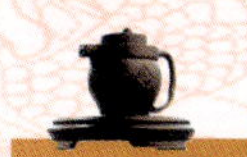

第十五章　平肝息风药

第一节　平抑肝阳药

石　决　明

【来　　源】本品为鲍科动物杂色鲍 *Haliotis diversicolor* Reeve、皱纹盘鲍 *Haliotis discus hannai* Ino、羊鲍 *Haliotis ovina* Gmelin、澳洲鲍 *Haliotis ruber* (Leach)、耳鲍 *Haliotis*

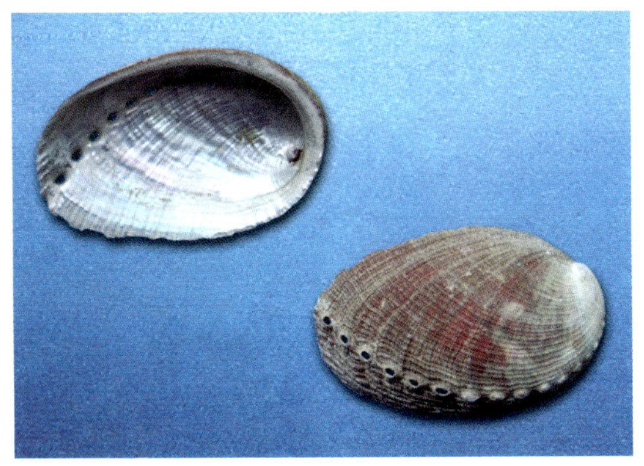

石决明（杂色鲍）

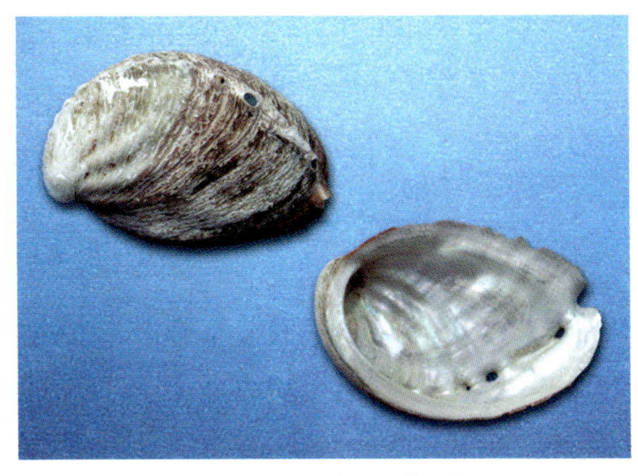

石决明（皱纹盘鲍）

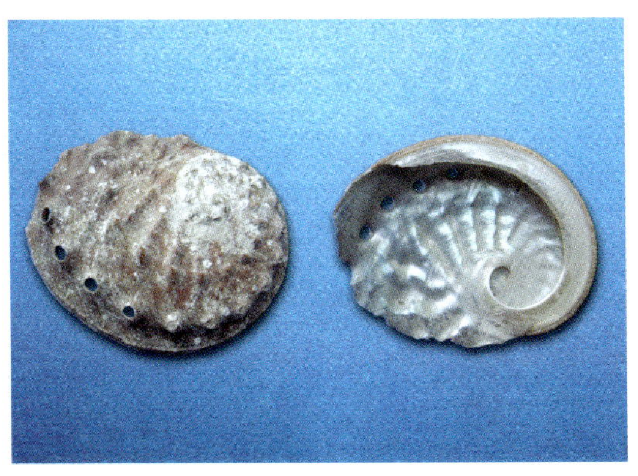

石决明（羊鲍）

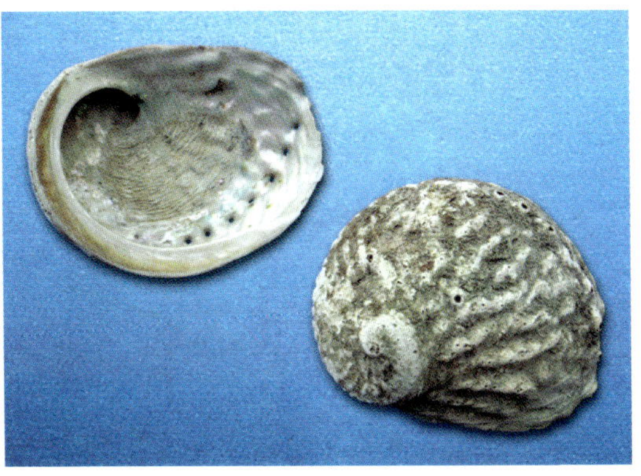

石决明（澳洲鲍）

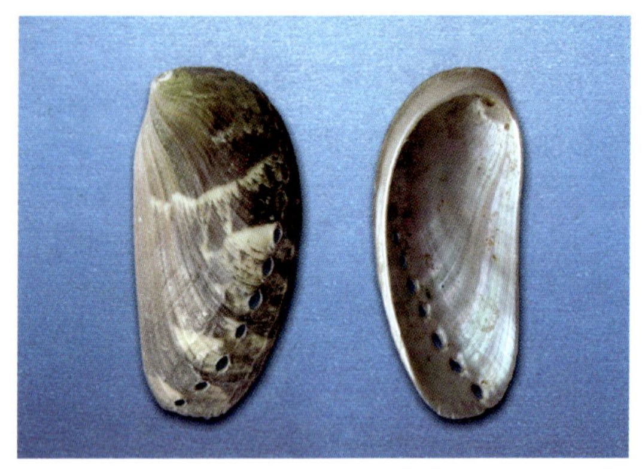

石决明（耳鲍）

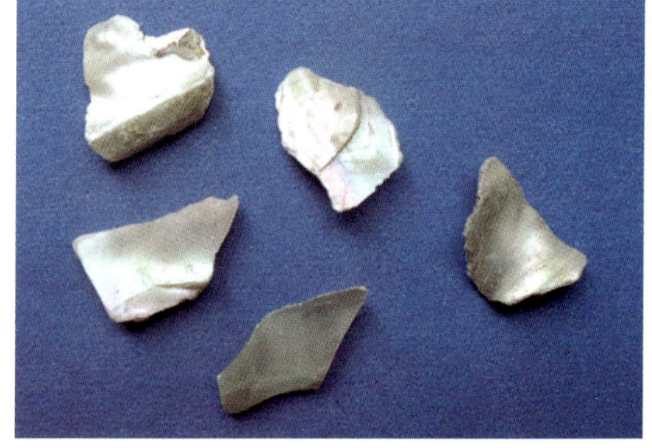

石决明饮片

asinina Linnaeus 或白鲍 *Haliotis laevigata* (Donovan) 的贝壳。

【性味归经】咸，寒。归肝经。

【功能主治】平肝潜阳，清肝明目。用于头痛眩晕，目赤翳障，视物昏花，青盲雀目。

【性状鉴别】

1. 杂色鲍　呈长卵圆形，内面观略呈耳形，长 7~9 cm，宽 5~6 cm，高约 2 cm。表面暗红色，有多数不规则的螺肋和细密生长线，螺旋部小，体螺部大，从螺旋部顶处开始向右排列有 20 余个疣状突起，末端 6~9 个开孔，孔口与壳面平。内面光滑，具珍珠样彩色光泽。壳较厚，质坚硬，不易破碎。气微，味微咸。

2. 皱纹盘鲍　呈长椭圆形，长 8~12 cm，宽 6~8 cm，高 2~3 cm。表面灰棕色，有多数粗糙而不规则的皱纹，生长线明显，常有苔藓类或石灰虫等附着物，末端 4~5 个开孔，孔口突出壳面，壳较薄。

3. 羊鲍　近圆形，长 4~8 cm，宽 2.5~6 cm，高 0.8~2 cm。壳顶位于近中部而高于壳面，螺旋部与体螺部各占 1/2，从螺旋部边缘有 2 行整齐的突起，尤以上部较为明显，末端 4~5 个开孔，呈管状。

4. 澳洲鲍　呈扁平卵圆形，长 13~17 cm，宽 11~14 cm，高 3.5~6 cm。表面砖红色，螺旋部约为壳面的 1/2，螺肋和生长线呈波状隆起，疣状突起 30 余个，末端 7~9 个开孔，孔口突出壳面。

5. 耳鲍　狭长，略扭曲，呈耳状，长 5~8 cm，宽 2.5~3.5 cm，高约 1cm。表面光滑，具翠绿色、紫色及褐色等多种颜色形成的斑纹，螺旋部小，体螺部大，末端 5~7 个开孔，孔口与壳平，多为椭圆形，壳薄，质较脆。

6. 白鲍　呈卵圆形，长 11~14 cm，宽 8.5~11 cm，高 3~6.5 cm。表面砖红色，光滑，壳顶高于壳面，生长线颇为明显，螺旋部约为壳面的 1/3，疣状突起 30 余个，末端 9 个开孔，孔口与壳平。

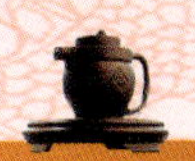

珍　珠　母

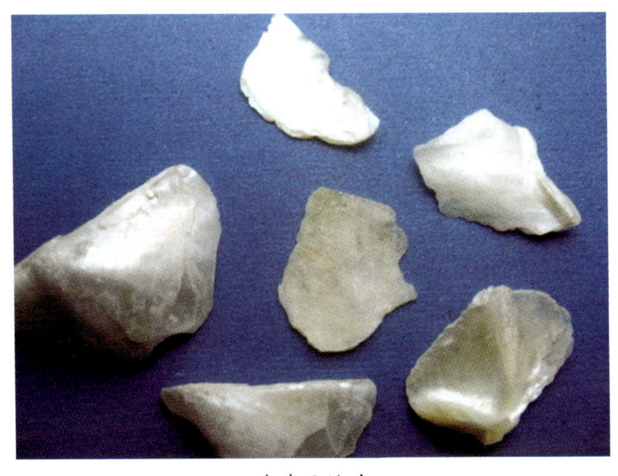

珍珠母饮片

【来　　源】本品为蚌科动物三角帆蚌 *Hyriopsis cumingii* (Lea)、褶纹冠蚌 Cristaria plicata (Leach) 或珍珠贝科动物马氏珍珠贝 *Pteria martensii* (Dunker) 的贝壳。

【性味归经】咸，寒。归肝、心经。

【功能主治】平肝潜阳，定惊明目。用于头痛眩晕，烦躁失眠，肝热目赤，肝虚目昏。

【性状鉴别】

1. 三角帆蚌　略呈不等边四角形。壳面生长轮呈同心环状排列。后背缘向上突起，形成大的三角形帆状后翼。壳内面外套痕明显，前闭壳肌痕呈卵圆形，后闭壳肌痕略呈三角形。左右壳均具两枚拟主齿，左壳具两枚长条形侧齿，右壳具一枚长条形侧齿，具光泽。质坚硬。气微腥，味淡。

2. 褶纹冠蚌　呈不等边三角形。后背缘向上伸展成大形的冠。壳内面外套痕略明显，前闭壳肌痕大呈楔形，后闭壳肌痕呈不规则卵圆形，在后侧齿下方有与壳面相应的纵肋和凹沟。左、右壳均具一枚短而略粗的后侧齿及一枚细弱的前侧齿，均无拟主齿。

3. 马氏珍珠贝　呈斜四方形，后耳大，前耳小，背缘平直，腹缘圆，生长线极细密，成片状。闭壳肌痕大，长圆形，具一凸起的长形主齿。

牡　　蛎

【来　　源】本品为牡蛎科动物长牡蛎 *Ostrea gigas* Thunberg、大连湾牡蛎 *Ostrea talienwhanensis* Crosse 或近江牡蛎 *Ostrea rivularis* Gould 的贝壳。

【性味归经】咸，微寒。归肝、胆、肾经。

【功能主治】重镇安神，潜阳补阴，软坚散结。用于惊悸失眠，眩晕耳鸣，瘰疬痰核，癥瘕痞块。煅牡蛎收敛固涩。用于自汗盗汗，遗精崩带，胃痛吞酸。

【性状鉴别】

1. 长牡蛎　呈长片状，背腹缘几乎平行，长 10~50 cm，高 4~15 cm。右壳较小，鳞片坚厚，层状或层纹状排列。壳外面平坦或具数个凹陷，淡紫色、灰白色或黄褐色，内面瓷白色，壳顶两侧无小齿。左壳凹陷深，鳞片较右壳粗大，壳顶附着面小。质硬，断面层状，洁白。气微，味微咸。

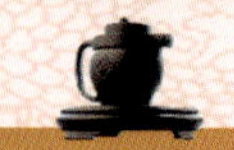

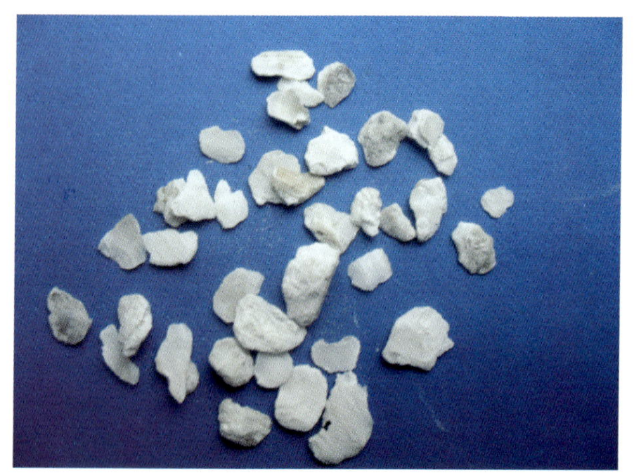
牡蛎饮片

2. 大连湾牡蛎　呈类三角形，背腹缘呈八字形。右壳外面淡黄色，具疏松的同心鳞片，鳞片起伏成波浪状，内面白色。左壳同心鳞片坚厚，自壳顶部放射肋数个，明显，内面凹下呈盒状，铰合面小。

3. 近江牡蛎　呈圆形、卵圆形或三角形等。右壳外面稍不平，有灰、紫、棕、黄等色，环生同心鳞片，幼体者鳞片薄而脆，多年生长后鳞片层层相叠，内面白色，边缘有的淡紫色。

赭　　石

【来　　源】本品为氧化物类矿物刚玉族赤铁矿，主要含三氧化二铁。

【性味归经】苦，寒。归肝、心经。

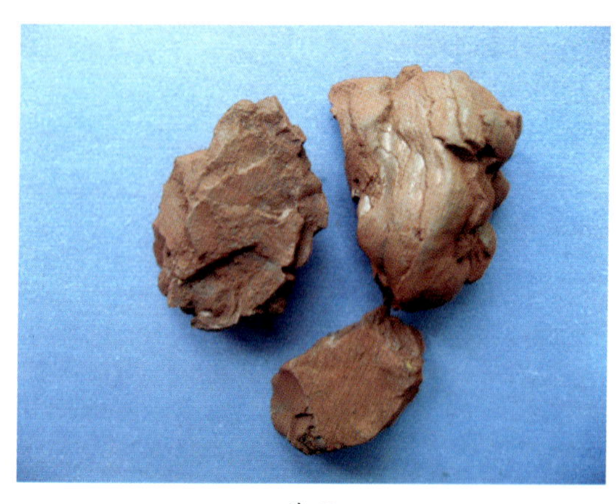
赭石

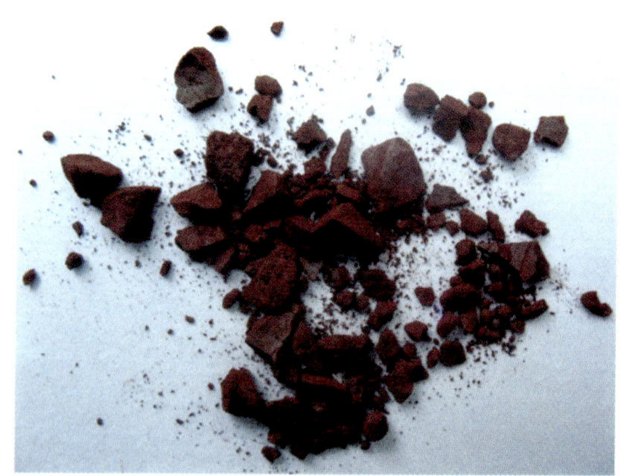
赭石饮片

【功能主治】平肝潜阳，降逆，止血。用于眩晕耳鸣，呕吐，噫气，呃逆，喘息，吐血，衄血，崩漏下血。

【性状鉴别】本品为鲕状、豆状、肾状集合体，多呈不规则的扁平块状。暗棕红色或灰黑色，条痕樱红色或红棕色，有的有金属光泽。一面多有圆形的突起，习称“钉头”；另一面与突起相对应处有同样大小的凹窝。体重，质硬，砸碎后断面显层叠状。气微，味淡。

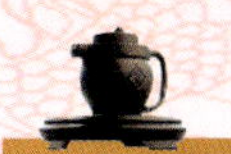

蒺　　藜

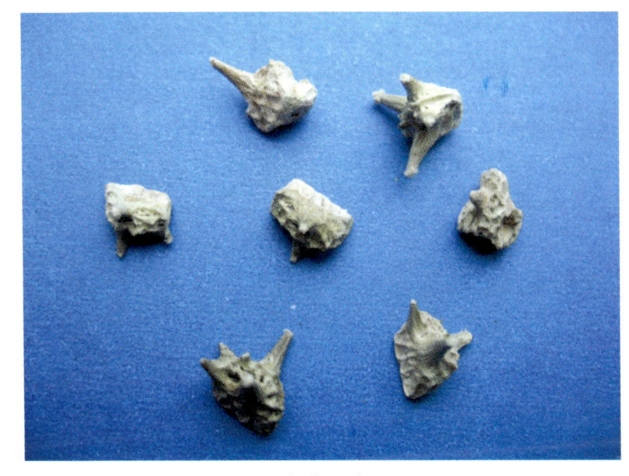
蒺藜饮片

【来　　源】本品为蒺藜科植物蒺藜 *Tribulus terrestris* L.的干燥成熟果实。

【性味归经】辛、苦，微温；有小毒。归肝经。

【功能主治】平肝解郁，活血祛风，明目，止痒。用于头痛眩晕，胸胁胀痛，乳闭乳痈，目赤翳障，风疹瘙痒。

【性状鉴别】本品由 5 个分果瓣组成，呈放射状排列，直径 7~12 mm。常裂为单一的分果瓣，分果瓣呈斧状，长 3~6 mm；背部黄绿色，隆起，有纵棱及多数小刺，并有对称的长刺和短刺各 1 对，两侧面粗糙，有网纹，灰白色。质坚硬。气微，味苦、辛。

罗　布　麻

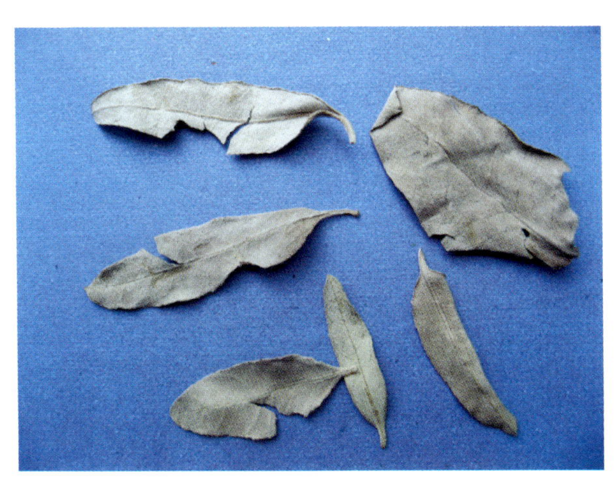
罗布麻饮片

【来　　源】本品为夹竹桃科植物罗布麻 *Apocynum venetum* L.的干燥叶。

【性味归经】甘、苦，凉。归肝经。

【功能主治】平肝安神，清热利水。用于肝阳眩晕，心悸失眠，浮肿尿少；高血压，神经衰弱，肾炎浮肿。

【性状鉴别】本品多皱缩卷曲，有的破碎，完整叶片展平后呈椭圆状披针形或卵圆状披针形，长 2~5 cm，宽 0.5~2 cm。淡绿色或灰绿色，先端钝，有小芒尖，基部钝圆或楔形，边缘具细齿，常反卷，两面无毛，叶脉于下表面突起，叶柄细，长约 4 mm。质脆。气微，味淡。

紫 贝 齿

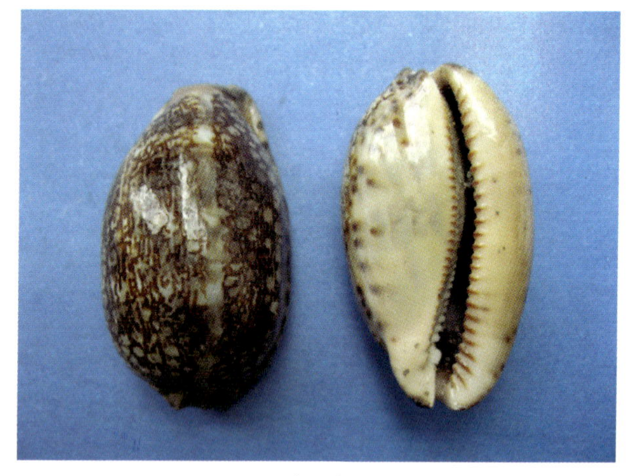
紫贝齿

【来　　源】本品为宝贝科动物绶贝 *Mauritia arabica* (L.) 的干燥贝壳。

【性味归经】咸，平。归肝经。

【功能主治】镇惊安神，清肝明目。用于惊悸心烦，不眠梦多，小儿高热抽搐，目赤肿痛，目翳，眩晕头痛。

【性状鉴别】本品呈卵圆形，背高圆，腹部平，长 3~7 cm，宽 2~4 cm，高 0.8~2 cm。前端略宽，前后两端均凹入呈圆口状。贝壳开口于腹部两边，均向内卷曲形成细长的沟，沟的两侧有细齿。表面紫棕色，有类白色斑点或呈灰白色，形成紫棕色花纹，平滑而有光泽。内表面洁白，瓷质样。质坚硬。气无，味淡。

第二节　息风止痉药

羚 羊 角

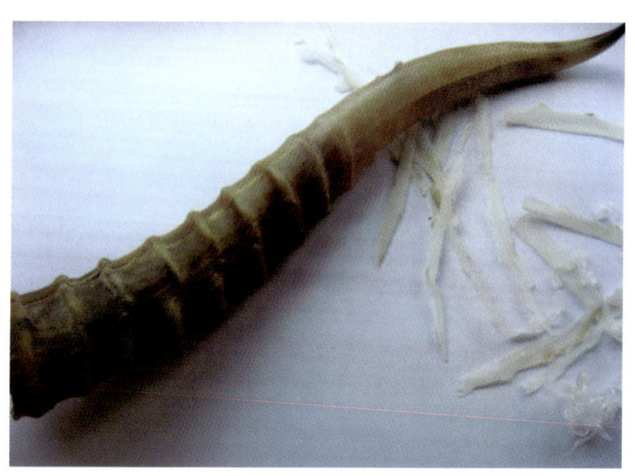
羚羊角

【来　　源】本品为牛科动物赛加羚羊 *Saiga tatarica* Linnaeus 的角。

【性味归经】咸，寒。归肝、心经。

【功能主治】平肝息风，清肝明目，散血解毒。用于高热惊痫，神昏痉厥，子痫抽搐，癫痫发狂，头痛眩晕，目赤翳障，温毒发斑，痈肿疮毒。

【性状鉴别】本品呈长圆锥形，略呈弓形弯曲，长 15~33 cm；类白色或黄白色，基部稍呈青灰色。嫩枝对光透视有“血丝”或紫黑色斑纹，光润如玉，无裂纹，老枝则有细纵裂纹。除尖端部分外，有 10~16 个隆起环脊，间距约 2 cm，用手握之，四指正好嵌入凹处。角的基部横截面圆形，直径 3~4 cm，内有坚硬质重的角柱，习称“骨塞”，骨塞长约占全角的 1/2 或 1/3，表面有突起的纵棱与其外面角鞘内的凹沟紧密嵌合，从横断面观，其结合部呈锯齿状。除去骨塞后，角的下半段成空洞，全角呈半透明，对光透视，上半段中央有一条隐约可辨的细孔道直通角尖，习称“通天眼”。质坚硬。气微，味淡。

牛　　黄

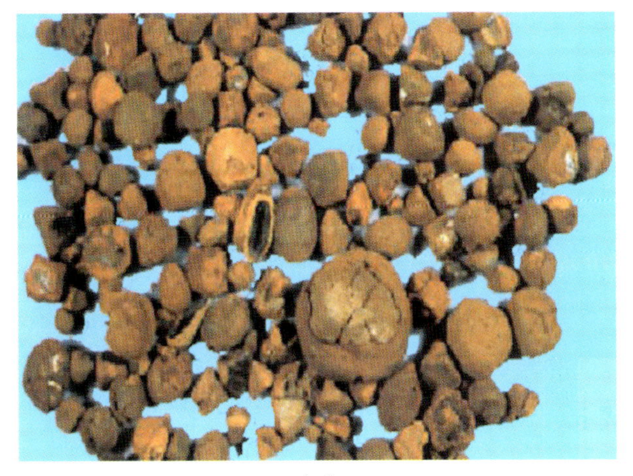
牛黄

【来　　源】本品为牛科动物牛 *Bos taurus domesticus* Gmelin 的干燥的胆结石。

【性味归经】甘，凉。归心、肝经。

【功能主治】清心，豁痰，开窍，凉肝，息风，解毒。用于热病神昏，中风痰迷，惊痫抽搐，癫痫发狂，咽喉肿痛，口舌生疮，痈肿疔疮。

【性状鉴别】本品多呈卵形、类球形、三角形或四方形，大小不一，直径 0.6~3 cm，少数呈管状或碎片。表面黄红色至棕黄色，有的表面挂有一层黑色光亮的薄膜，习称“乌金衣”，有的粗糙，具疣状突起，有的具龟裂纹。体轻，质酥脆，易分层剥落，断面金黄色，可见细密的同心层纹，有的夹有白心。气清香，味苦而后甘，有清凉感，嚼之易碎，不黏牙。

钩　　藤

【来　　源】本品为茜草科植物钩藤 *Uncaria rhynchophylla* (Miq.) Jacks.、大叶钩藤 *Uncaria macrophylla* Wall.、毛钩藤 Uncaria hirsuta Havil.、华钩藤 *Uncaria sinensis* (Oliv.) Havil. 或无柄果钩藤 *Uncaria sessilifructus* Roxb.的干燥带钩茎枝。

【性味归经】甘，凉。归肝、心包经。

【功能主治】清热平肝，息风定惊。用于头痛眩晕，感冒夹惊，惊痫抽搐，妊娠子痫；高血压。

【性状鉴别】本品茎枝呈圆柱形或类方柱形，长 2~3 cm，直径 0.2~0.5 cm。表面红棕色

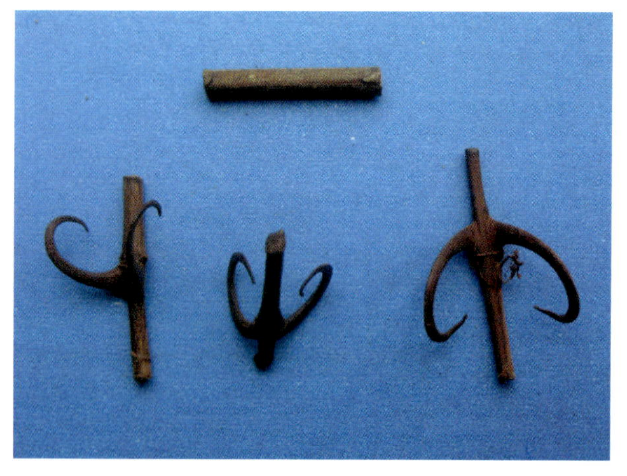
钩藤饮片

至紫红色者具细纵纹，光滑无毛；黄绿色至灰褐色者有时可见白色点状皮孔，被黄褐色柔毛。多数枝节上对生两个向下弯曲的钩（不育花序梗），或仅一侧有钩，另一侧为突起的疤痕。钩略扁或稍圆，先端细尖，基部较阔，钩基部的枝上可见叶柄脱落后的窝点状痕迹和环状的托叶痕。质坚韧，断面黄棕色，皮部纤维性，髓部黄白色或中空。气微，味淡。

天　　麻

【来　　源】本品为兰科植物天麻 *Gastrodia elata* Bl.的干燥块茎。

【性味归经】甘，平。归肝经。

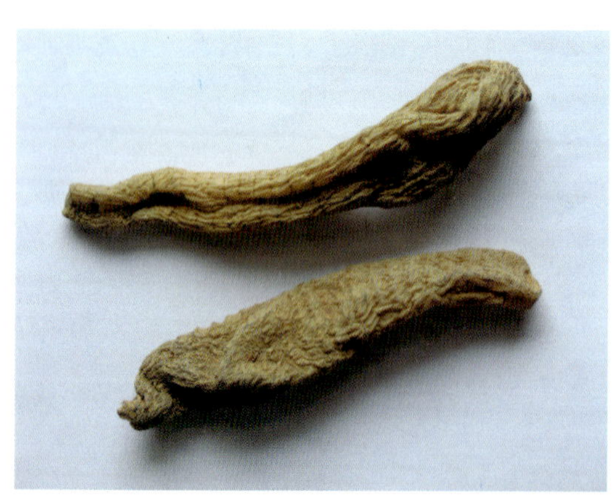
天麻

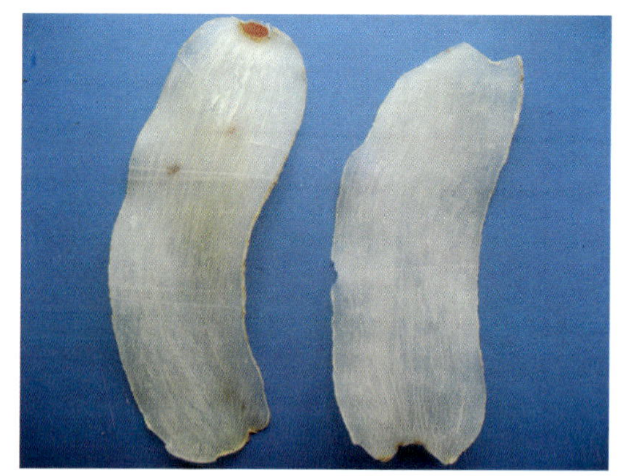
天麻饮片

【功能主治】平肝息风止痉。用于头痛眩晕，肢体麻木，小儿惊风，癫痫抽搐，破伤风。

【性状鉴别】本品呈椭圆形或长条形，略扁，皱缩而稍弯曲，长 3~15 cm，宽 1.5~6 cm，厚 0.5~2 cm。表面黄白色至淡黄棕色，有纵皱纹及由潜伏芽排列而成的横环纹多轮，有时可见棕褐色菌索。顶端有红棕色至深棕色鹦嘴状的芽或残留茎基，另端有圆脐形疤痕。质坚硬，不易折断，断面较平坦，黄白色至淡棕色，角质样。气微，味甘。

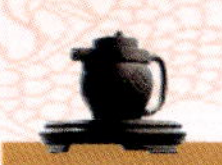

地　　龙

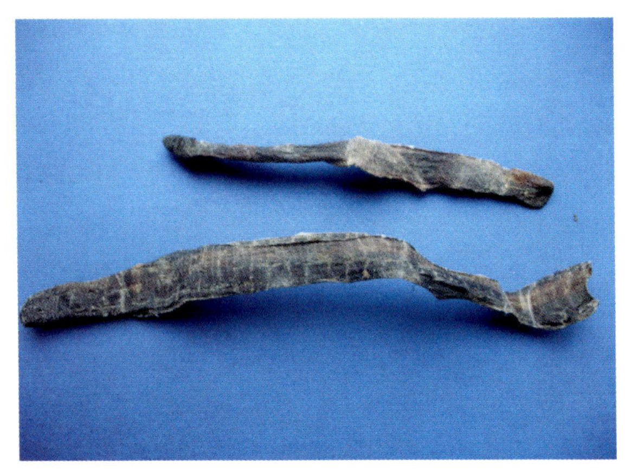

地龙饮片

【来　　源】本品为钜蚓科动物参环毛蚓 *Pheretima aspergillum* (E. Perrier)、通俗环毛蚓 *Pheretima vulgaris* Chen、威廉环毛蚓 *Pheretima guillelmi* (Michaelsen) 或栉盲环毛蚓 *Pheretima pectinifera* Michaelsen 的干燥体。前一种习称“广地龙”，后三种习称“沪地龙”。

【性味归经】咸，寒。归肝、脾、膀胱经。

【功能主治】清热定惊，通络，平喘，利尿。用于高热神昏，惊痫抽搐，关节痹痛，肢体麻木，半身不遂，肺热喘咳，尿少水肿；高血压。

【性状鉴别】

1. 广地龙　呈长条状薄片，弯曲，边缘略卷，长 15~20 cm，宽 1~2 cm 。全体具环节，背部棕褐色至紫灰色，腹部浅黄棕色。第 14~16 环节为生殖带，习称“白颈”，较光亮。体前端稍尖，尾端钝圆，刚毛圈粗糙而硬，色稍浅。雄生殖孔在第 18 环节腹侧刚毛圈一小孔突上，外缘有数环绕的浅皮褶，内侧刚毛圈隆起，前面两边有横排（一排或二排）小乳突，每边 10~20 个不等。受精囊孔 2 对，位于 7/8~8/9 环节间一椭圆形突起上，约占节周 5/11。体轻，略呈革质，不易折断。气腥，味微咸。

2. 沪地龙　长 8~15 cm，宽 0.5~1.5 cm。全体具环节，背部棕褐色至黄褐色，腹部浅黄棕色。第 14~16 环节为生殖带，较光亮。第 18 环节有一对雄生殖孔。通俗环毛蚓的雄交配腔能全部翻出，呈花菜状或阴茎状；威廉环毛蚓的雄交配腔孔呈纵向裂缝状；栉盲环毛蚓的雄生殖孔内侧有 1 或多个小乳突。受精囊孔 3 对，在 6/7~8/9 环节间。

全　　蝎

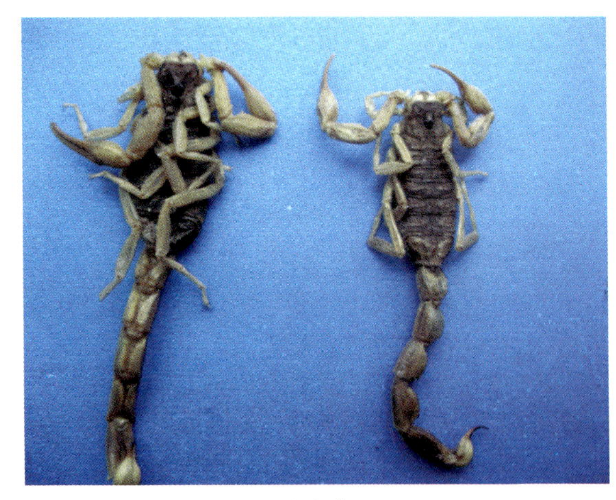

全蝎饮片

【来　　源】本品为钳蝎科动物东亚钳蝎 *Buthus martensii* Karsch 的干燥体。

【性味归经】辛，平；有毒。归

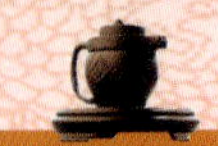

肝经。

【功能主治】息风镇痉，攻毒散结，通络止痛。用于小儿惊风，抽搐痉挛，中风口㖞，半身不遂，破伤风，风湿顽痹，偏正头痛，疮疡，瘰疬。

【性状鉴别】本品头胸部与前腹部呈扁平长椭圆形，后腹部呈尾状，皱缩弯曲，完整者体长约6cm。头胸部呈绿褐色，前面有1对短小的螯肢及1对较长大的钳状脚须，形似蟹螯，背面覆有梯形背甲，腹面有足4对，均为7节，末端各具2爪钩。前腹部由7节组成，第7节色深，背甲上有5条隆脊线。背面绿褐色，后腹部棕黄色，6节，节上均有纵沟，末节有锐钩状毒刺，毒刺下方无距。气微腥，味咸。

蜈　蚣

【来　　源】本品为蜈蚣科动物少棘巨蜈蚣 *Scolopendra subspinipes mutilans* L.Koch 的干燥体。

【性味归经】辛，温；有毒。归肝经。

【功能主治】息风镇痉，攻毒散结，通络止痛。用于小儿惊风，抽搐痉挛，中风口㖞，半身不遂，破伤风，风湿顽痹，疮疡，瘰疬，毒蛇咬伤。

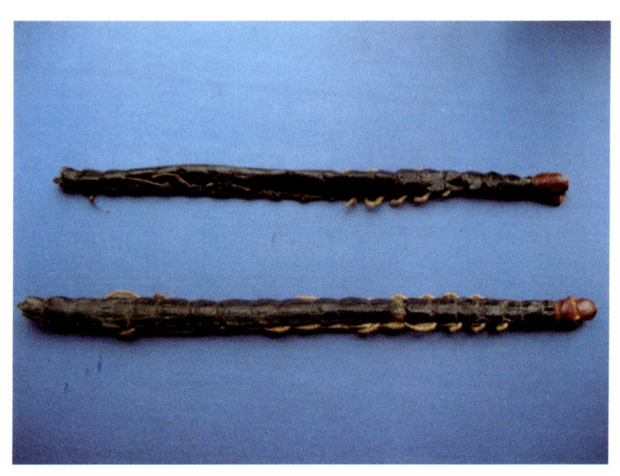

蜈蚣饮片

【性状鉴别】本品呈扁平长条形，长9~15cm，宽0.5~1cm。由头部和躯干部组成，全体共22个环节。头部暗红色或红褐色，略有光泽，有头板覆盖，头板近圆形，前端稍突出，两侧贴有颚肢1对，前端两侧有触角1对。躯干部第一背板与头板同色，其余20个背板为棕绿色或墨绿色，具光泽，自第4背板至第20背板上常有两条纵沟线。腹部淡黄色或棕黄色，皱缩；自第2节起，每节两侧有步足1对；步足黄色或红褐色，偶有黄白色，呈弯钩形，最末1对步足尾状，故又称尾足，易脱落。质脆，断面有裂隙。气微腥，有特殊刺鼻的臭气，味辛、微咸。

僵　蚕

【来　　源】本品为蚕娥科昆虫家蚕 *Bombyx mori* Linnaeus 4~5龄的幼虫感染（或人工接种）白僵菌 *Beauveria bassiana* (Bals.) Vuillant 而致死的干燥体。

【性味归经】咸、辛，平。归肝、肺、胃经。

【功能主治】祛风定惊，化痰散结。用于惊风抽搐，咽喉肿痛，皮肤瘙痒；颌下淋巴

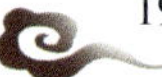

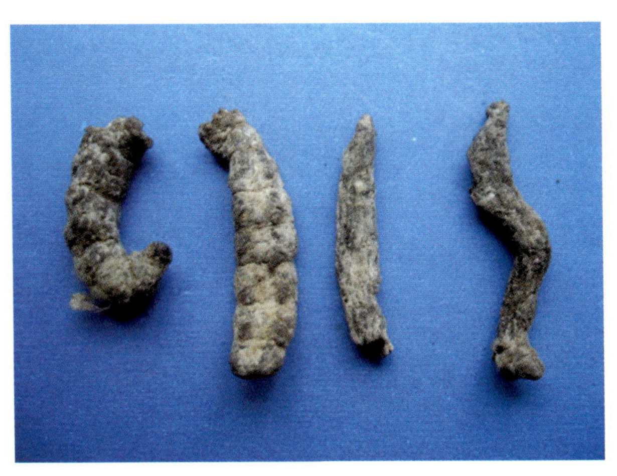

僵蚕饮片

结炎，面神经麻痹。

【性状鉴别】本品略呈圆柱形，多弯曲皱缩。长 2~5 cm，直径 0.5~0.7 cm。表面灰黄色，被有白色粉霜状的气生菌丝和分生孢子。头部较圆，足 8 对，体节明显，尾部略呈二分歧状。质硬而脆，易折断，断面平坦，外层白色，中间有亮棕色或亮黑色的丝腺环 4 个。气微腥，味微咸。

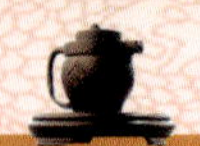

第十六章 开窍药

麝香

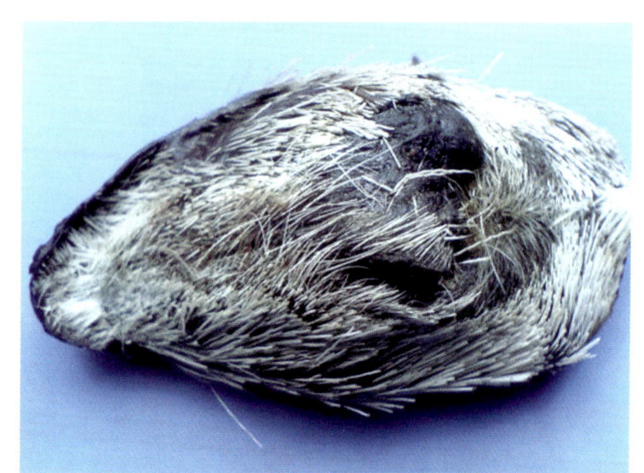

麝香（毛壳麝香）

【来　　源】本品为鹿科动物林麝 *Moschus berezovskii* Flerov、马麝 *Moschus sifanicus* Przewalski 或原麝 *Moschus moschiferus* Linnaeus 成熟雄体香囊中的干燥分泌物。野麝多在冬季至次春猎取，猎获后，割取香囊，阴干，习称“毛壳麝香”；剖开香囊，除去囊壳，习称“麝香仁”。家麝直接从其香囊中取出麝香仁，阴干或用干燥器密闭干燥。

【性味归经】辛，温。归心、脾经。

【功能主治】开窍醒神，活血通经，消肿止痛。用于热病神昏，中风痰厥，气郁暴厥，中恶昏迷，经闭，癥瘕，难产死胎，心腹暴痛，痈肿瘰疬，咽喉肿痛，跌仆伤痛，痹痛麻木。

【性状鉴别】

1. 毛壳麝香　为扁圆形或类椭圆形的囊状体，直径 3~7 cm，厚 2~4 cm。开口面皮革质，棕褐色，略平，密生白色或灰棕色短毛，从两侧围绕中心排列，中间有 1 小囊孔。另一面为棕褐色略带紫色的皮膜，微皱缩，偶显肌肉纤维，略有弹性，剖开后可见中层皮膜呈棕褐色或灰褐色，半透明，内层皮膜呈棕色，内含颗粒状、粉末状的麝香仁和少量细毛及脱落的内层皮膜（习称“银皮”）。

2. 麝香仁　野生者质软，油润，疏松，其中不规则圆球形或颗粒状者习称“当门子”，表面多呈紫黑色，油润光亮，微有麻纹，断面深棕色或黄棕色。粉末状者多呈棕褐色或黄棕色，并有少量脱落的内层皮膜和细毛。饲养者呈颗粒状、短条形或不规则的团块，表面不平，紫黑色或深棕色，显油性，微有光泽，并有少量毛和脱落的内层皮膜。气香浓烈而特异，味微辣、微苦带咸。

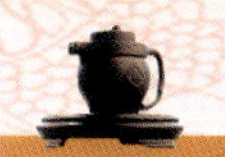

冰　片

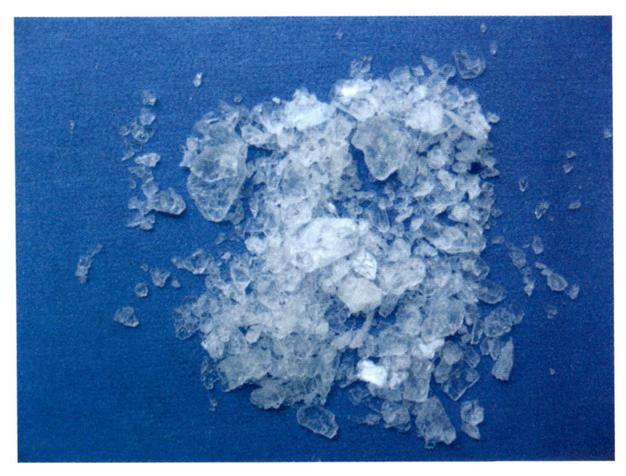

冰片

【来　　源】本品是用樟脑、松节油等经化学方法合成的结晶物。

【性味归经】辛、苦，微寒。归心、脾、肺经。

【功能主治】开窍醒神，清热止痛。用于热病神昏，惊厥，中风痰厥，气郁暴厥，中恶昏迷，目赤，口疮，咽喉肿痛，耳道流脓。

【性状鉴别】本品为无色透明或白色半透明的片状松脆结晶；气清香，味辛、凉；具挥发性，点燃发生浓烟，并有带光的火焰。

石　菖　蒲

【来　　源】本品为天南星科植物石菖蒲 *Acorus tatarinowii* Schott 的干燥根茎。

【性味归经】辛、苦，温。归心、胃经。

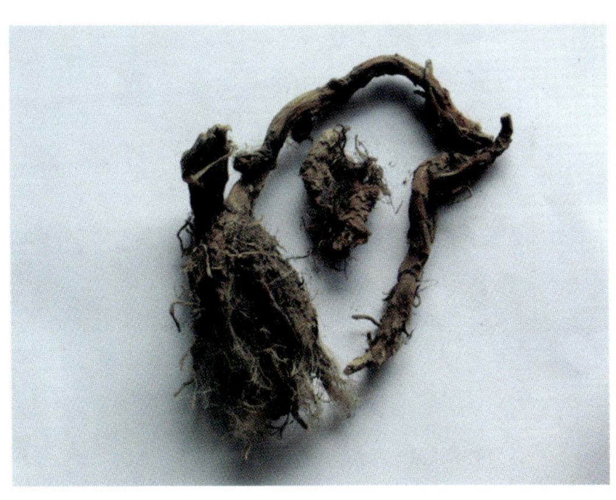

石菖蒲

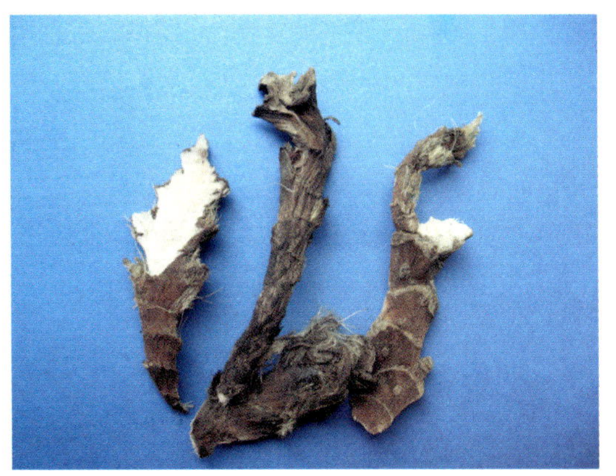

石菖蒲饮片

【功能主治】化湿开胃，开窍豁痰，醒神益智。用于脘痞不饥，噤口下痢，神昏癫痫，健忘耳聋。

【性状鉴别】本品呈扁圆柱形，多弯曲，常有分枝，长 3~20 cm，直径 0.3~1 cm。表面棕褐色或灰棕色，粗糙，有疏密不匀的环节，节间长 0.2~0.8 cm，具细纵纹，一面残留须根或圆点状根痕。叶痕呈三角形，左右交互排列，有的其上有毛鳞状的叶基残余。质硬，断面纤维性，类白色或微红色，内皮层环明显，可见多数维管束小点及棕色油细胞。气芳香，味苦、微辛。

蟾　酥

【来　源】本品为蟾蜍科动物中华大蟾蜍 *Bufo gargarizans* Cantor 或黑眶蟾蜍 *Bufo melanostictus* Schneider 的干燥分泌物。

【性味归经】辛，温；有毒。归心经。

【功能主治】解毒，止痛，开窍醒神。用于痈疽疔疮，咽喉肿痛，中暑神昏，腹痛吐泻。

【性状鉴别】本品呈扁圆形团块状或片状。棕褐色或红棕色。团块状者质坚，不易折断，断面棕褐色，角质状，微有光泽；片状者质脆，易碎，断面红棕色，半透明。气微腥，味初甜而后有持久的麻辣感，粉末嗅之作嚏。

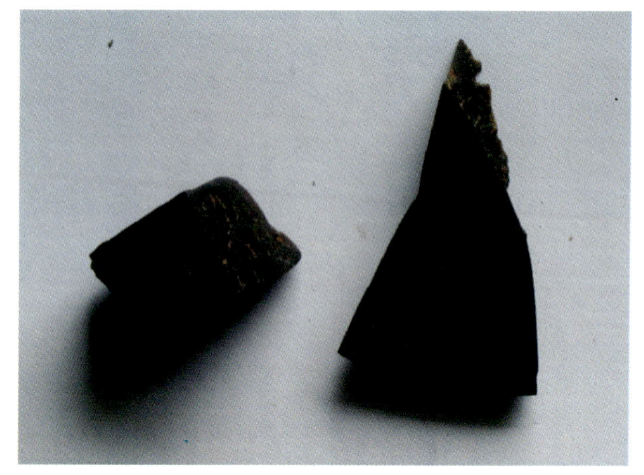
蟾酥

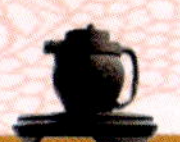

第十七章　补　虚　药

第一节　补　气　药

人　　参

【来　　源】本品为五加科植物人参 *Panax ginseng* C.A.Mey.的干燥根及根茎。

【性味归经】甘、微苦，平。归脾、肺、心经。

【功能主治】大补元气，复脉固脱，补脾益肺，生津，安神。用于体虚欲脱，肢冷脉微，脾虚食少，肺虚喘咳，津伤口渴，内热消渴，久病虚羸，惊悸失眠，阳痿宫冷；心力衰竭，心原性休克。

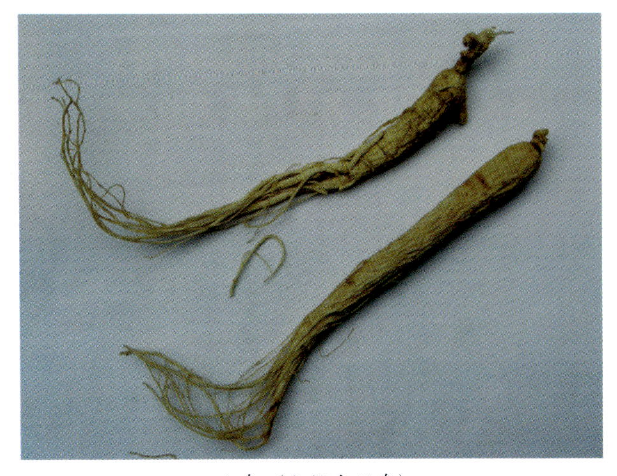

人参（全须生晒参）

【性状鉴别】主根呈纺锤形或圆柱形，长3~15cm，直径1~2cm。表面灰黄色，上部或全体有疏浅断续的粗横纹及明显的纵皱，下部有支根2~3条，并着生多数细长的须根，须根上常有不明显的细小疣状突起。根茎（芦头）长1~4cm，直径0.3~1.5cm，多拘挛而弯曲，具不定根（艼）和稀疏的凹窝状茎痕（芦碗）。质较硬，断面淡黄白色，显粉性，形成层环纹棕黄色，皮部有黄棕色的点状树脂道及放射状裂隙。香气特异，味微苦、甘。

野生品主根多与根茎近等长或较短，呈圆柱形、菱角或人字形，长1~6cm。表面灰黄色，具纵皱纹，上部或中下部有环纹。支根多为2~3条，须根少而细长，清晰不乱，有较明显的疣状突起。根茎细长，少数粗短，中上部具稀疏或密集而深陷的茎痕。不定根较细，多下垂。

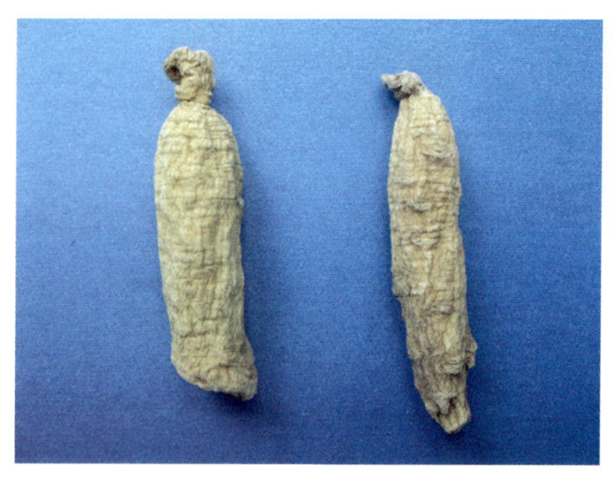

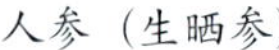
人参（生晒参）

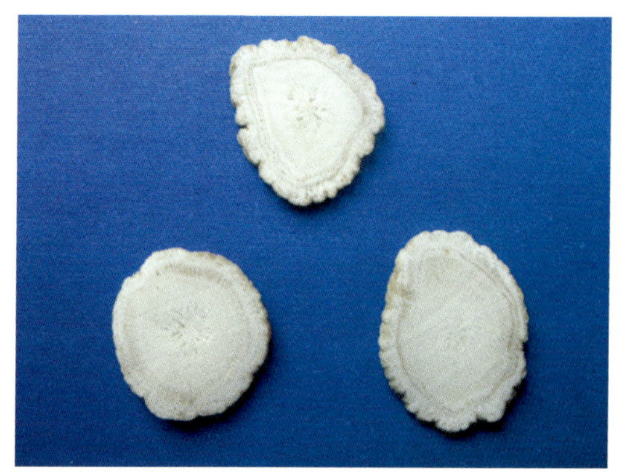
人参饮片

西　洋　参

【来　　源】本品为五加科植物西洋参 *Panax quinquefolium* L.的干燥根。

【性味归经】甘、微苦，凉。归心、肺、肾经。

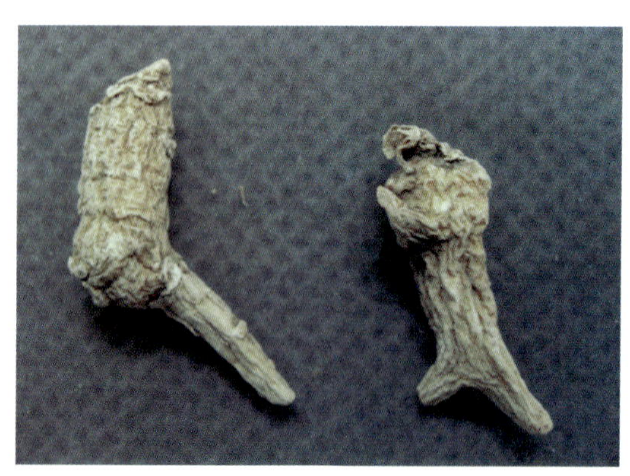
西洋参

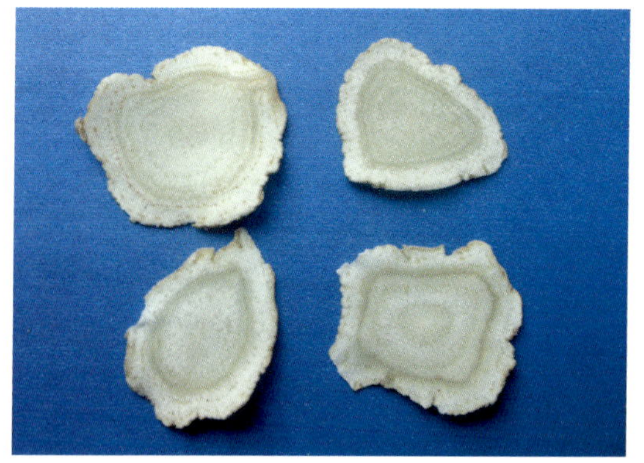
西洋参饮片

【功能主治】补气养阴，清热生津。用于气虚阴亏，内热，咳喘痰血，虚热烦倦，消渴，口燥咽干。

【性状鉴别】本品呈纺锤形、圆柱形或圆锥形，长 3~12 cm，直径 0.8~2 cm。表面浅黄褐色或黄白色，可见横向环纹及线形皮孔状突起，并有细密浅纵皱纹及须根痕。主根中下部有一至数条侧根，多已折断。有的上端有根茎（芦头），环节明显，茎痕（芦碗）圆形或半圆形，具不定根（艼）或已折断。体重，质坚实，不易折断，断面平坦，浅黄白色，略显粉性，皮部可见黄棕色点状树脂道，形成层环纹棕黄色，木部略呈放射状纹理。气微而特异，味微苦、甘。

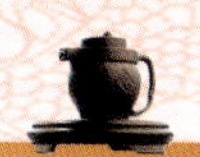

党　参

【来　源】本品为桔梗科植物党参 *Codonopsis pilosula*（Franch.）Nannf.、素花党参 *Codonopsis pilosula* Nannf. var. *modesta*（Nannf.）L. T. Shen 或川党参 *Codonopsis tangshen* Oliv.的干燥根。

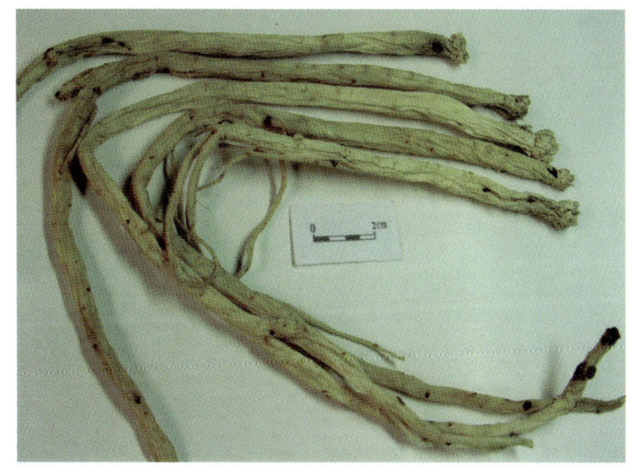

党参（党参）

【性味归经】甘，平。归脾、肺经。

【功能主治】补中益气，健脾益肺。用于脾肺虚弱，气短心悸，食少便溏，虚喘咳嗽，内热消渴。

【性状鉴别】

1. 党参　呈长圆柱形，稍弯曲，长 10~35 cm，直径 0.4~2 cm。表面黄棕色至灰棕色，根头部有多数疣状突起的茎痕及芽，每个茎痕的顶端呈凹下的圆点状。根头下有致密的环状横纹，向下渐稀疏，有的达全长的一半，栽培品环状横纹少或无。全体有纵皱纹及散在的横长皮孔样突起，支根断落处常有黑褐色胶状物。质稍硬或略带韧性，断面稍平坦，有裂隙或放射状纹理，皮部淡黄白色至淡棕色，木部淡黄色。有特殊香气，味微甜。

2. 素花党参（西党参）　长 10~35 cm，直径 0.5~2.5 cm。表面黄白色至灰黄色，根头下致密的环状横纹常达全长的一半以上。断面裂隙较多，皮部灰白色至淡棕色。

3. 川党参　长 10~45 cm，直径 0.5~2 cm。表面灰黄色至黄棕色，有明显不规则的纵沟。质较软而结实，断面裂隙较少，皮部黄白色。

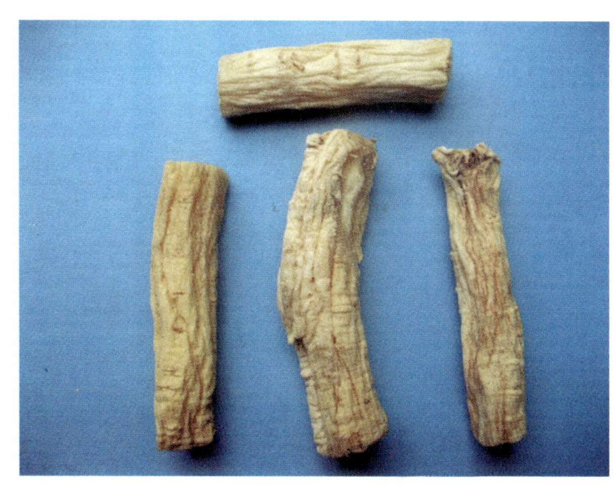

党参饮片

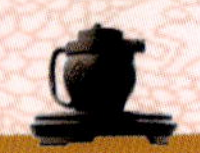

太子参

【来　　源】本品为石竹科植物孩儿参 *Pseudostellaria heterophylla* (Miq.) Pax ex Pax et Hoffm.的干燥块根。

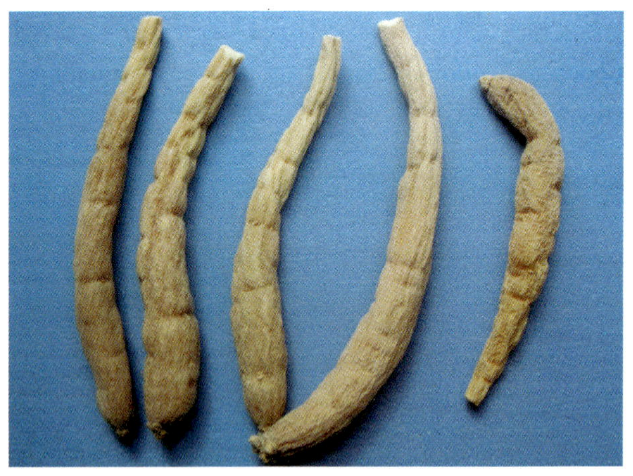
太子参饮片

【性味归经】甘、微苦，平。归脾、肺经。

【功能主治】益气健脾，生津润肺。用于脾虚体倦，食欲不振，病后虚弱，气阴不足，自汗口渴，肺燥干咳。

【性状鉴别】本品呈细长纺锤形或细长条形，稍弯曲，长3~10cm，直径0.2~0.6cm。表面黄白色，较光滑，微有纵皱纹，凹陷处有须根痕，顶端有茎痕。质硬而脆，断面平坦，淡黄白色，角质样，或类白色，有粉性。气微，味微甘。

黄芪

【来　　源】本品为豆科植物蒙古黄芪 *Astragalus membranaceus* (Fisch.) Bge.var. *mongholicus* (Bge.) Hsiao或膜荚黄芪 *Astragalus membranaceus* (Fisch.) Bge.的干燥根。

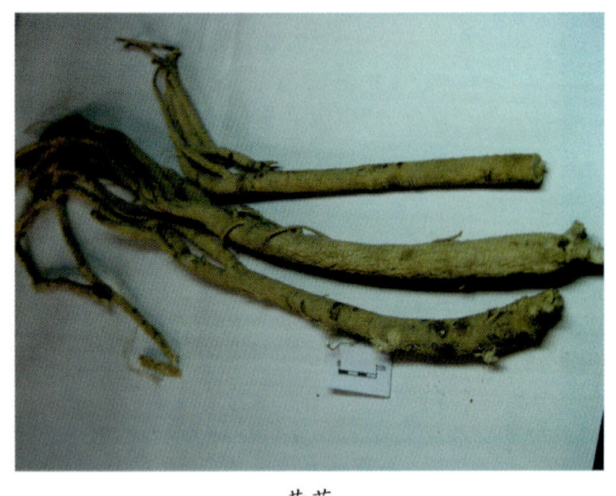
黄芪

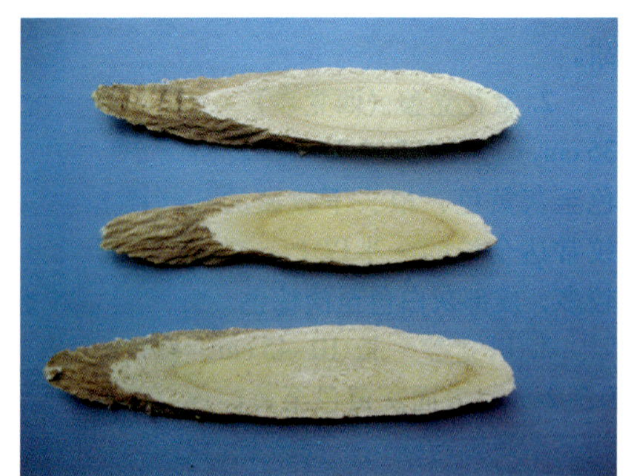
黄芪饮片

【性味归经】甘，温。归肺、脾经。

【功能主治】补气固表，利尿托毒，排脓，敛疮生肌。用于气虚乏力，食少便溏，中

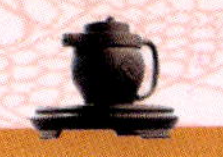

气下陷，久泻脱肛，便血崩漏，表虚自汗，气虚水肿，痈疽难溃，久溃不敛，血虚萎黄，内热消渴；慢性肾炎蛋白尿，糖尿病。

【性状鉴别】本品呈圆柱形，有的有分枝，上端较粗，长 30~90 cm，直径 1~3.5 cm。表面淡棕黄色或淡棕褐色，有不整齐的纵皱纹或纵沟。质硬而韧，不易折断，断面纤维性强，并显粉性，皮部黄白色，木部淡黄色，有放射状纹理及裂隙，老根中心偶呈枯朽状，黑褐色或呈空洞。气微，味微甜，嚼之微有豆腥味。

白　术

【来　　源】本品为菊科植物白术 *Atractylodes macrocephala* Koidz.的干燥根茎。

【性味归经】苦、甘，温。归脾、胃经。

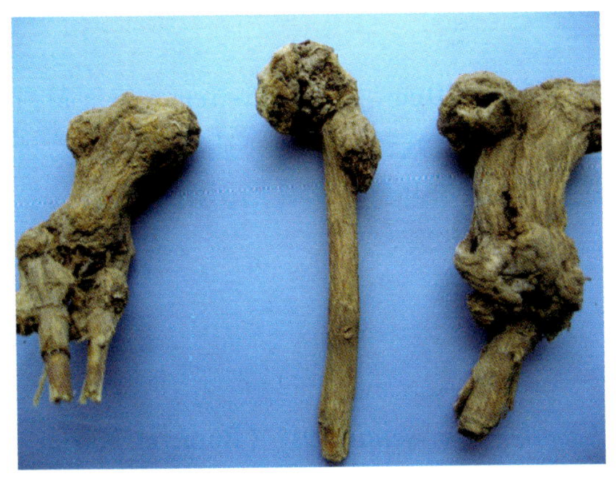

白术

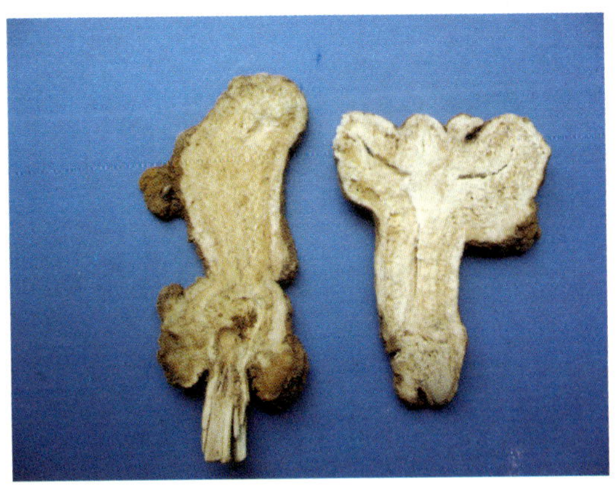

白术饮片

【功能主治】健脾益气，燥湿利水，止汗，安胎。用于脾虚食少，腹胀泄泻，痰饮眩悸，水肿，自汗，胎动不安。土白术健脾，和胃，安胎。用于脾虚食少，泄泻便溏，胎动不安。

【性状鉴别】本品为不规则的肥厚团块，长 3~13 cm，直径 1.5~7 cm。表面灰黄色或灰棕色，有瘤状突起及断续的纵皱和沟纹，并有须根痕，顶端有残留茎基和芽痕。质坚硬不易折断，断面不平坦，黄白色至淡棕色，有棕黄色的点状油室散在。烘干者断面角质样，色较深或有裂隙。气清香，味甘、微辛，嚼之略带黏性。

山　药

【来　　源】本品为薯蓣科植物薯蓣 *Dioscorea opposita* Thunb.的干燥根茎。

【性味归经】甘，平。归脾、肺、肾经。

【功能主治】补脾益胃，生津益肺，补肾涩精。用于脾虚食少，久泻不止，肺虚喘咳，

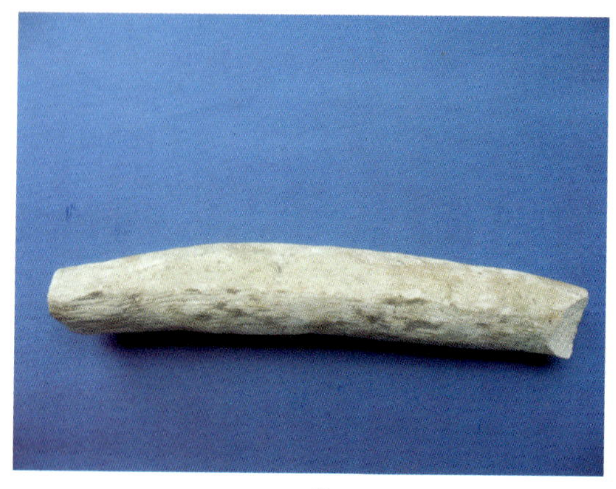
山药

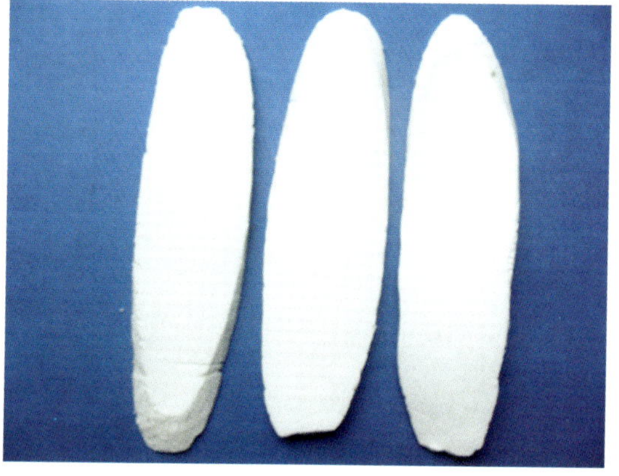
山药饮片

肾虚遗精，带下，尿频，虚热消渴。麸炒山药补脾健胃。用于脾虚食少，泄泻便溏，白带过多。

【性状鉴别】本品略呈圆柱形，弯曲而稍扁，长 15~30 cm，直径 1.5~6 cm。表面黄白色或淡黄色，有纵沟、纵皱纹及须根痕，偶有浅棕色外皮残留。体重，质坚实，不易折断，断面白色，粉性。气微，味淡、微酸，嚼之发黏。光山药呈圆柱形，两端平齐，长 9~18 cm，直径 1.5~3 cm。表面光滑，白色或黄白色。

刺 五 加

【来　　源】本品为五加科植物刺五加 *Acanthopanax senticosus* (Rupr. et Maxim.) Harms 的干燥根或茎。

【性味归经】辛、微苦，温。归脾、肾、心经。

【功能主治】益气健脾，补肾安神。用于脾肾阳虚，体虚乏力，食欲不振，腰膝酸痛，失眠多梦。

【性状鉴别】本品根茎呈结节状不规则圆柱形，直径 1.4~4.2 cm。根呈圆柱形，多扭曲，长 3.5~12 cm，直径 0.3~1.5 cm。表面灰褐色或黑褐色，粗糙，有细纵沟及皱纹，皮较薄，有的剥落，剥落处呈灰黄色。质硬，断面黄白色，纤维性。有特异香气，味微辛，稍苦、涩。

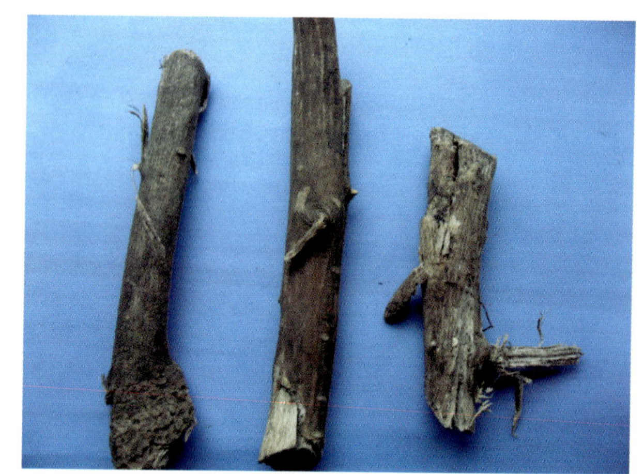
刺五加

本品茎呈长圆柱形，多分枝，长短不一，直径 0.5~2 cm。表面浅灰色，老枝灰褐色，具纵裂沟，无刺；幼枝黄褐色，密生细刺。质坚硬，不易折断，断面皮部薄，黄白色，木部宽广，淡黄色，中心有髓。气微，味微辛。

绞　股　蓝

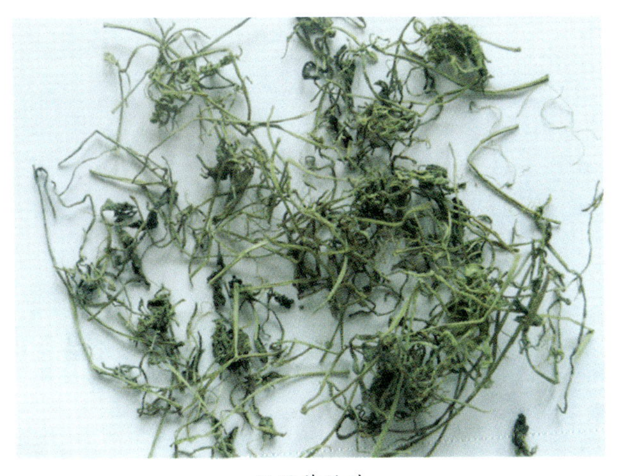
绞股蓝饮片

【来　　源】本品为葫芦科植物绞股蓝 *Gynostemma pentaphylla* (Thunb.) Makino 的全草。

【性味归经】苦，寒。

【功能主治】消炎解毒，补脾益气。用于慢性气管炎，病毒性肝炎，胃肠炎，病后体弱，倦怠乏力。

【性状鉴别】全草多皱缩。茎纤细，具纵棱，灰棕色或暗棕色，被疏毛，卷须 2 歧，生于叶腋。叶展平后呈鸟足状，具 5~7 小叶，小叶片卵状长圆形或长椭圆状披针形，中央 1 片较大，长 3~12 cm，宽 1~3.5 cm，先端渐尖，基部楔形，两面被疏毛，边缘有锯齿，叶柄长 1~7 cm。花雌雄异株，花冠淡绿色。浆果球形，熟时黑色。气微，味微甜。

红　景　天

【来　　源】本品为景天科植物大花红景天 *Rhodiola crenulata* (Hook. f. et Thoms.) H. Ohba 的干燥根及根茎。

【性味归经】甘、苦，平，归肺、心经。

【功能主治】益气活血，通脉平喘。用于气虚血瘀，胸痹心痛，中风偏瘫，倦怠气喘。

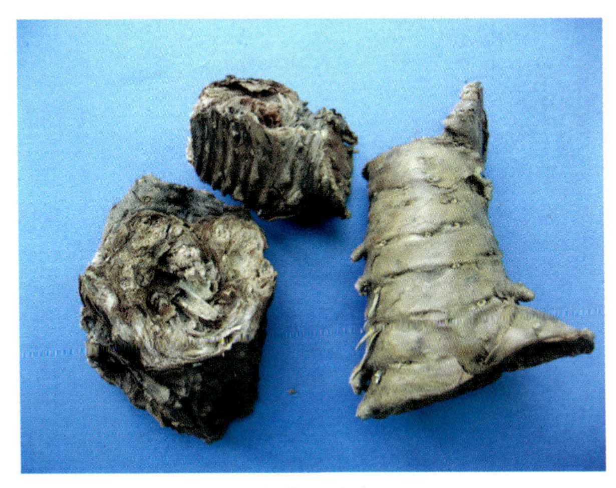
红景天饮片

【性状鉴别】本品根茎呈圆柱形，粗短，略弯曲，少数有分枝，长 5~20 cm，直径 2.9~4.5 cm。表面棕色或褐色，粗糙有褶皱，剥开外表皮有一层膜质黄色表皮且具粉红色花纹，宿存部分老花茎，花茎基部被三角形或卵形膜质鳞片，节间

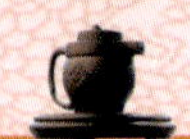

不规则，断面粉红色至紫红色，有一环纹，质轻，疏松。主根呈圆柱形，粗短，长约20 cm，上部直径约1.5 cm，侧根长10~30 cm。断面橙红色或紫红色，有时具裂隙。气芳香，味微苦涩，后甜。

白 扁 豆

【来　　源】本品为豆科植物扁豆 *Dolichos lablab* L.的干燥成熟种子。

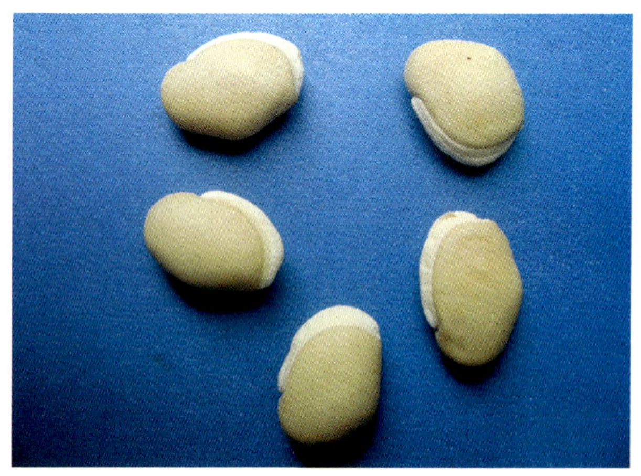

白扁豆饮片

【性味归经】甘，微温。归脾、胃经。

【功能主治】健脾化湿，和中消暑。用于脾胃虚弱，食欲不振，大便溏泻，白带过多，暑湿吐泻，胸闷腹胀。炒白扁豆健脾化湿。用于脾虚泄泻，白带过多。

【性状鉴别】本品呈扁椭圆形或扁卵圆形，长8~13 mm，宽6~9 mm，厚约7 mm。表面淡黄白色或淡黄色，平滑，略有光泽，一侧边缘有隆起的白色眉状种阜。质坚硬。种皮薄而脆，子叶2，肥厚，黄白色。质坚硬。气微，味淡，嚼之有豆腥气。

甘　　草

【来　　源】本品为豆科植物甘草 *Glycyrrhiza uralensis* Fisch.、胀果甘草 *Glycyrrhiza inflata* Bat.或光果甘草 *Glycyrrhiza glabra* L.的干燥根及根茎。

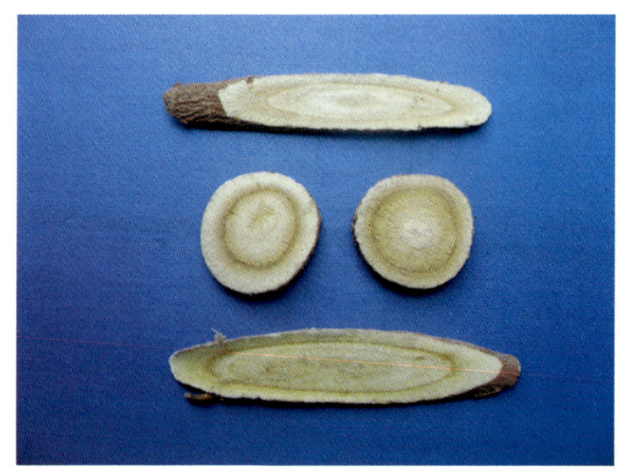

甘草饮片

【性味归经】甘，平。归心、肺、脾、胃经 。

【功能主治】补脾益气，清热解毒，祛痰止咳，缓急止痛，调和诸药。用于脾胃虚弱，倦怠乏力，心悸气短，咳嗽痰多，脘腹、四肢挛急疼痛，痈肿疮毒，缓解药物毒性、烈性。

【性状鉴别】

1. 甘草　根呈圆柱形，长25~

100 cm，直径 0.6~3.5 cm。外皮松紧不一。表面红棕色或灰棕色，具显著的纵皱纹、沟纹、皮孔及稀疏的细根痕。质坚实，断面略显纤维性，黄白色，粉性，形成层环明显，射线放射状，有的有裂隙。根茎呈圆柱形，表面有芽痕，断面中部有髓。气微，味甜而特殊。

2. 胀果甘草　根及根茎木质粗壮，有的分枝，外皮粗糙，多灰棕色或灰褐色。质坚硬，木质纤维多，粉性小。根茎不定芽多而粗大。

3. 光果甘草　根及根茎质地较坚实，有的分枝，外皮不粗糙，多灰棕色，皮孔细而不明显。

大　枣

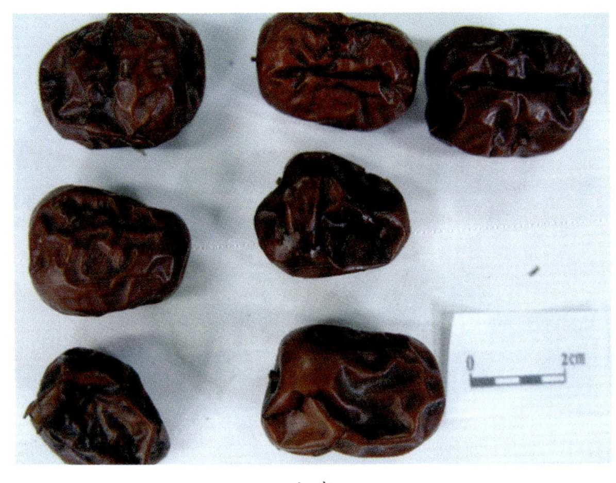

大枣

【来　　源】本品为鼠李科植物枣 *Ziziphus jujuba* Mill.的干燥成熟果实。

【性味归经】甘，温。归脾、胃经。

【功能主治】补中益气，养血安神。用于脾虚食少，乏力便溏，妇人脏躁。

【性状鉴别】本品呈椭圆形或球形，长 2~3.5 cm，直径 1.5~2.5 cm。表面暗红色，略带光泽，有不规则皱纹。基部凹陷，有短果梗。外果皮薄，中果皮棕黄色或淡褐色，肉质，柔软，富糖性而油润。果核纺锤形，两端锐尖，质坚硬。气微香，味甜。

第二节　补　阳　药

鹿　茸

【来　　源】本品为鹿科动物梅花鹿 *Cervus nippon* Temminck 或马鹿 *Cervus elaphus* Linnaeus 的雄鹿未骨化密生茸毛的幼角，前者习称“花鹿茸”，后者习称“马鹿茸”。

【性味归经】甘、咸，温。归肾、肝经。

【功能主治】壮肾阳，益精血，强筋骨，调冲任，托疮毒。用于阳痿滑精，宫冷不孕，羸瘦，神疲，畏寒，眩晕耳鸣耳聋，腰脊冷痛，筋骨痿软，崩漏带下，阴疽不敛。

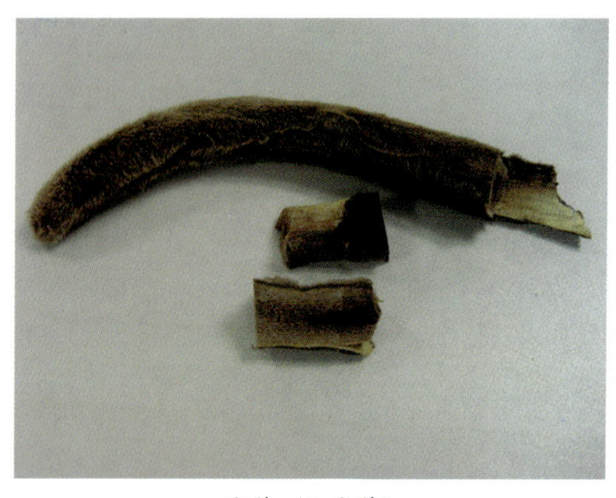

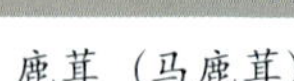

鹿茸（马鹿茸）

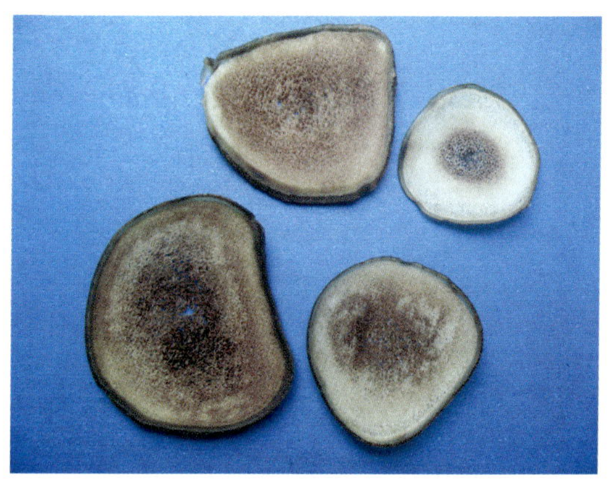

鹿茸饮片

【性状鉴别】

1. 花鹿茸　呈圆柱状分枝，具一个分枝者习称“二杠”，主枝习称“大挺”，长17~20cm，锯口直径4~5cm，离锯口约1cm处分出侧枝，习称“门庄”，长9~15cm，直径较大挺略细。外皮红棕色或棕色，多光润，表面密生红黄色或棕黄色细茸毛，上端较密，下端较疏。分岔间具1条灰黑色筋脉，皮茸紧贴。锯口黄白色，外围无骨质，中部密布细孔。体轻。气微腥，味微咸。具二个分枝者，习称“三岔”，大挺长23~33cm，直径较二杠细，略呈弓形，微扁，枝端略尖，下部多有纵棱筋及突起疙瘩，皮红黄色，茸毛较稀而粗。

二茬茸与头茬茸相似，但挺长而不圆或下粗上细，下部有纵棱筋。皮灰黄色，茸毛较粗糙，锯口外围多已骨化。体较重。无腥气。

2. 马鹿茸　较花鹿茸粗大，分枝较多，侧枝一个者习称“单门”，二个者习称“莲花”，三个者习称“三岔”，四个或以上者习称“四岔”或更多。按产地分为“东马鹿茸”和“西马鹿茸”。

东马鹿茸：“单门”大挺长25~27cm，直径约3cm。外皮灰黑色，茸毛灰褐色或灰黄色，锯口面外皮较厚，灰黑色，中部密布细孔，质嫩；“莲花”大挺长可达33cm，下部有棱筋，锯口面蜂窝状小孔稍大；“三岔”皮色深，质较老；“四岔”茸毛粗而稀，大挺下部具棱筋及疙瘩，分枝顶端多无毛，习称“捻头”。

西马鹿茸：大挺多不圆，顶端圆扁不一，长30~100cm。表面有棱，多抽缩干瘪，分枝较长且弯曲，茸毛粗长，灰色或黑灰色。锯口色较深，常见骨质。气腥臭，味咸。

巴　戟　天

【来　　源】本品为茜草科植物巴戟天 *Morinda officinalis* How 的干燥根。

【性味归经】甘、辛，微温。归肾、肝经。

【功能主治】补肾阳，强筋骨，祛风湿。用于阳痿遗精，宫冷不孕，月经不调，少腹

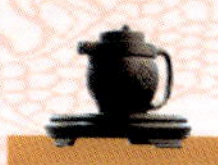

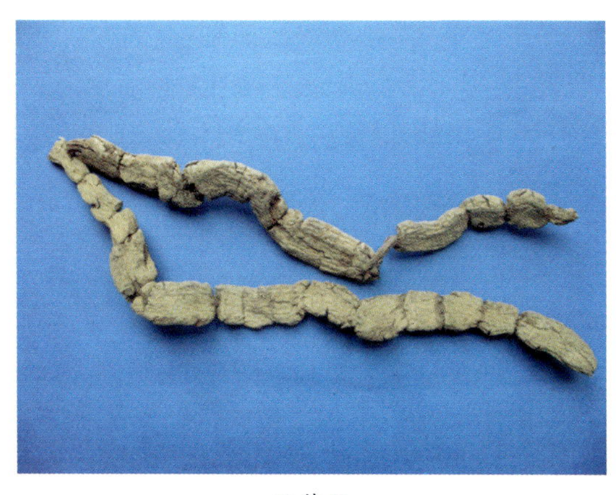

巴戟天

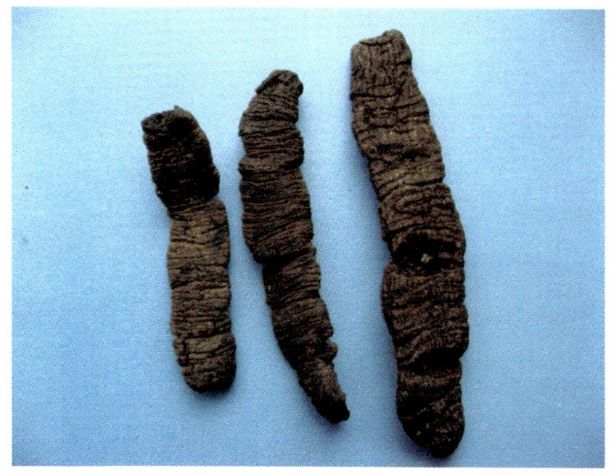

巴戟天饮片

冷痛，风湿痹痛，筋骨痿软。

【性状鉴别】本品为扁圆柱形，略弯曲，长短不等，直径0.5~2 cm。表面灰黄色或暗灰色，具纵纹及横裂纹，有的皮部横向断离露出木部，质韧，断面皮部厚，紫色或淡紫色，易与木部剥离。木部坚硬，黄棕色或黄白色，直径1~5 mm。无臭，味甘而微涩。

淫 羊 藿

【来　　源】本品为小檗科植物淫羊藿 *Epimedium brevicornum* Maxim.、箭叶淫羊藿 *Epimedium sagittatum* (Sieb.et Zucc.) Maxim.、柔毛淫羊藿 *Epimedium pubescens* Maxim.、巫山淫羊藿 *Epimedium wushanense* T.S.Ying、或朝鲜淫羊藿 *Epimedium koreanum* Nakai 的干燥地上部分。

【性味归经】辛、甘，温。归肝、肾经。

【功能主治】补肾阳，强筋骨，祛风湿。用于阳痿遗精，筋骨痿软，风湿痹痛，麻木拘挛；更年期高血压。

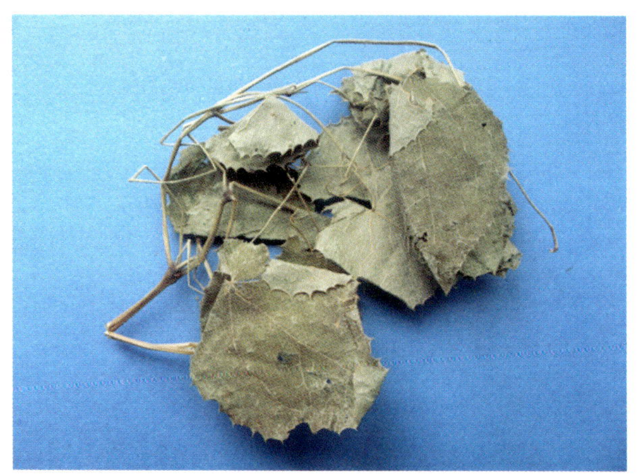

淫羊藿（朝鲜淫羊藿）

【性状鉴别】

1. 淫羊藿　茎细圆柱形，长约20 cm，表面黄绿色或淡黄色，具光泽。茎生叶对生，二回三出复叶。小叶片卵圆形，长3~8 cm，宽2~6 cm，先端微尖，顶生小叶基部心形，两侧小叶较小，偏心形，外侧较大，呈耳状，边缘具黄色刺毛状细锯齿，上表面黄绿色，下表面灰绿色，主脉7~9条，基部有稀疏细长毛，细脉两面突起，网脉明显，

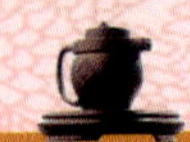

小叶柄长 1~5 cm。叶片近革质。气微，味微苦。

2. 箭叶淫羊藿　一回三出复叶，小叶片长卵形至卵状披针形，长 4~12 cm，宽 2.5~5 cm；先端渐尖，两侧小叶基部明显偏斜，外侧呈箭形。下表面疏被粗短伏毛或近无毛。叶片革质。

3. 柔毛淫羊藿　叶下表面及叶柄密被绒毛状柔毛。

4. 巫山淫羊藿　小叶片披针形至狭披针形，长 9~23 cm，宽 1.8~4.5 cm，先端渐尖或长渐尖，边缘具刺齿，侧生小叶基部的裂片偏斜，内边裂片小，圆形，外边裂片大，三角形，渐尖。下表面被绵毛或秃净。

5. 朝鲜淫羊藿　小叶较大，长 4~10 cm，宽 3.5~7 cm，先端长尖，叶片较薄。

仙　茅

【来　　源】本品为石蒜科植物仙茅 *Curculigo orchioides* Gaertn.的干燥根茎。

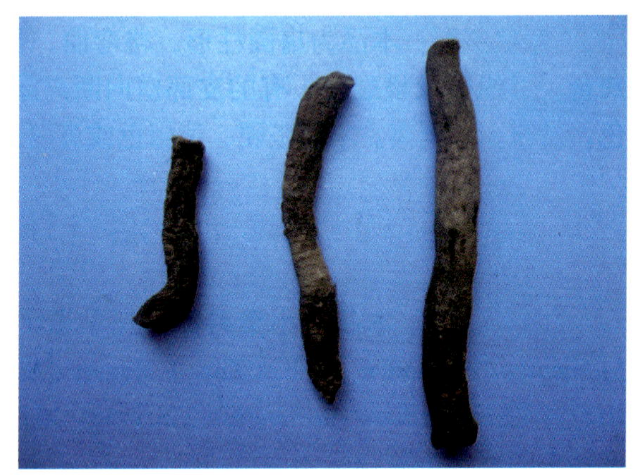

仙茅饮片

【性味归经】辛，热；有毒。归肾、肝、脾经。

【功能主治】补肾阳，强筋骨，祛寒湿。用于阳痿精冷，筋骨痿软，腰膝冷痹，阳虚冷泻。

【性状鉴别】本品呈圆柱形，略弯曲，长 3~10 cm，直径 0.4~1.2 cm。表面棕色至褐色，粗糙，有细孔状的须根痕及横皱纹。质硬而脆，易折断，断面不平坦，灰白色至棕褐色，近中心处色较深。气微香，味微苦、辛。

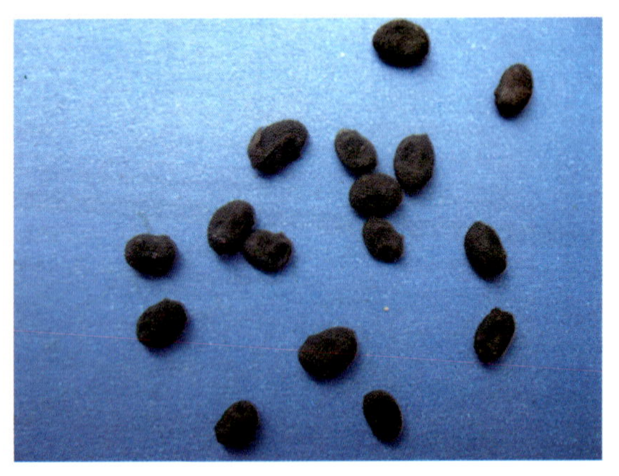

补骨脂饮片

补　骨　脂

【来　　源】本品为豆科植物补骨脂 *Psoralea corylifolia* L.的干燥成熟果实。

【性味归经】辛、苦，温。归肾、脾经。

【功能主治】温肾助阳，纳气，止泻。用于阳痿遗精，遗尿尿频，腰膝冷痛，肾虚作喘，五更泄泻；外用治白癜风，斑秃。

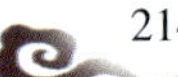

【性状鉴别】本品呈肾形，略扁，长 3~5 mm，宽 2~4 mm，厚约 1.5 mm。表面黑色、黑褐色或灰褐色，具细微网状皱纹。顶端圆钝，有一小突起，凹侧有果梗痕。质硬。果皮薄，与种子不易分离。种子 1 枚，子叶 2，黄白色，有油性。气香，味辛、微苦。

益　　智

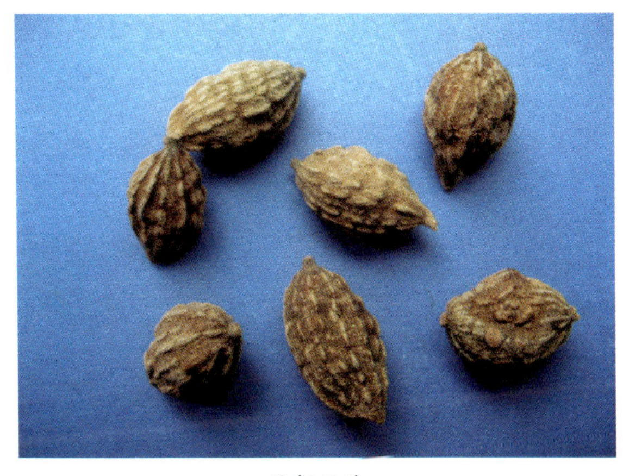
益智饮片

【来　　源】本品为姜科植物益智 *Alpinia oxyphylla* Miq.的干燥成熟果实。

【性味归经】辛，温。归脾、肾经。

【功能主治】温脾止泻，摄唾涎，暖肾，固精缩尿。用于脾寒泄泻，腹中冷痛，口多唾涎，肾虚遗尿，小便频数，遗精白浊。

【性状鉴别】本品呈椭圆形，两端略尖，长 1.2~2 cm，直径 1~1.3 cm。表面棕色或灰棕色，有纵向凹凸不平的突起棱线 13~20 条，顶端有花被残基，基部常残存果梗。果皮薄而稍韧，与种子紧贴，种子集结成团，中有隔膜将种子团分为 3 瓣，每瓣有种子 6~11 粒。种子呈不规则的扁圆形，略有钝棱，直径约 3 mm，表面灰褐色或灰黄色，外被淡棕色膜质的假种皮；质硬，胚乳白色。有特异香气，味辛、微苦。

海　　马

【来　　源】本品为海龙科动物线纹海马 *Hippocampus kelloggi* Jordan et Snyder、刺海马 *Hippocampus histrix* Kaup、大海马 *Hippocampus kuda* Bleeker、三斑海马 *Hippocampus trimaculatus* Leach 或小海马（海蛆）*Hippocampus japonicus* Kaup 的干燥体。

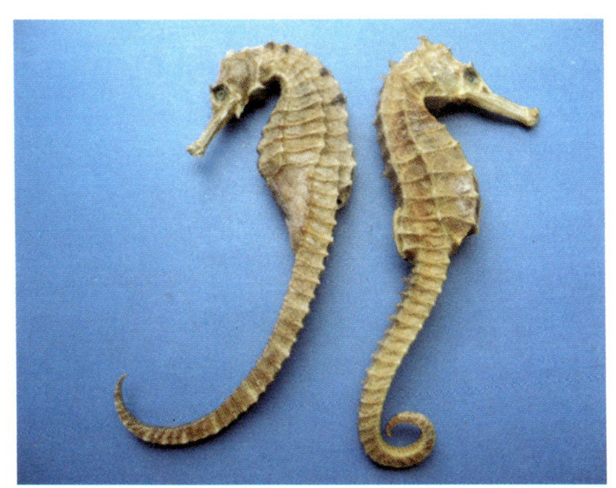
海马（三斑海马）

【性味归经】甘、温。归肝、肾经。

【功能主治】温肾壮阳，散结消肿。用于阳痿，遗尿，肾虚作喘，癥瘕积聚，跌仆损伤；外治痈肿疔疮。

【性状鉴别】

1. 线纹海马　呈扁长形而弯曲，体长约 30 cm。表面黄白色。头略似马头，有冠状突起，具管状长吻，口小，无牙，两眼深陷。躯干部七棱形，尾部四棱形，渐细卷曲，体上有瓦楞形的节纹并具短棘。体轻，骨质，坚硬。气微腥，味微咸。

2. 刺海马　体长 15~20 cm。头部及体上环节间的棘细而尖。

3. 大海马　体长 20~30 cm。黑褐色。

4. 三斑海马　体侧背部第 1、4、7 节的短棘基部各有 1 黑斑。

5. 小海马（海蛆）　体形小，长 7~10 cm。黑褐色。节纹及短棘均较细小。

肉　苁　蓉

【来　　源】本品为列当科植物肉苁蓉 *Cistanche deserticola* Y. C. Ma 或管花肉苁蓉 *Cistanche tubulosa* (Schrenk) Wight 的干燥带鳞叶的肉质茎。

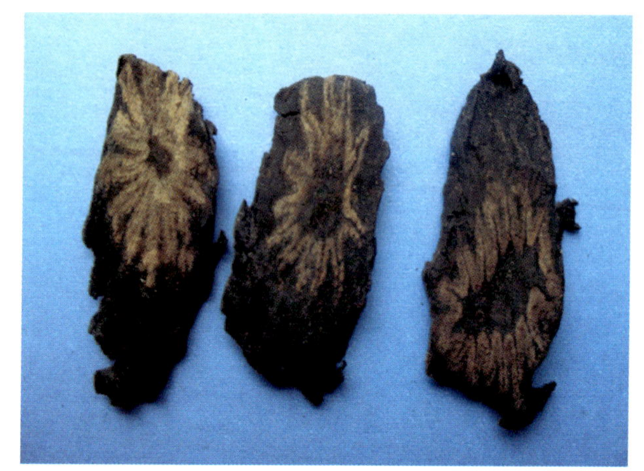

肉苁蓉饮片

【性味归经】甘、咸，温。归肾、大肠经。

【功能主治】补肾阳，益精血，润肠通便。用于阳痿，不孕，腰膝酸软，筋骨无力，肠燥便秘。

【性状鉴别】

1. 肉苁蓉　呈扁圆柱形，稍弯曲，长 3~15 cm，直径 2~8 cm。表面棕褐色或灰棕色，密被覆瓦状排列的肉质鳞叶，通常鳞叶先端已断，体重，质硬，微有柔性，不易折断，断面棕褐色，有淡棕色点状维管束，排列成波状环纹。气微，味甜、微苦。

2. 管花肉苁蓉　呈类纺锤形、扁纺锤形或扁柱形，稍弯曲，长 5~25 cm，直径 2.5~9 cm。表面棕褐色至黑褐色。断面颗粒状，灰棕色至灰褐色，散生点状维管束。

锁　　阳

【来　　源】本品为锁阳科植物锁阳 *Cynomorium songaricum* Rupr.的干燥肉质茎。

【性味归经】甘，温。归脾、肾、大肠经。

【功能主治】补肾阳，益精血，润肠通便。用于腰膝痿软，阳痿滑精，肠燥便秘。

【性状鉴别】本品呈扁圆柱形，微弯曲，长 5~15 cm，直径 1.5~5 cm。表面棕色或棕褐色，粗糙，具明显纵沟及不规则凹陷，有的残存三角形的黑棕色鳞片。体重，质硬，难折断，断面浅棕色或棕褐色，有黄色三角状维管束。气微，味甘而涩。

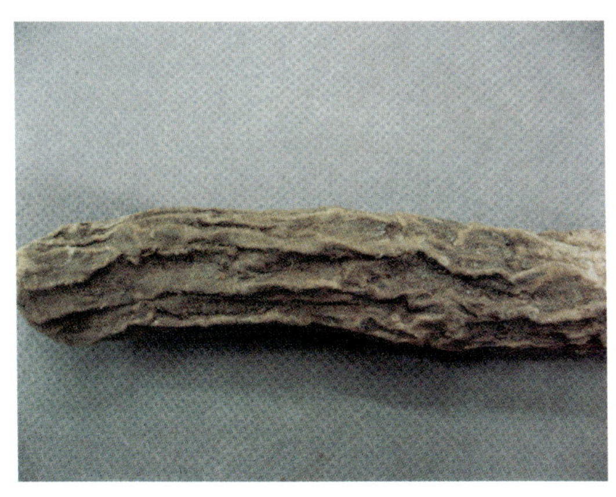

锁阳

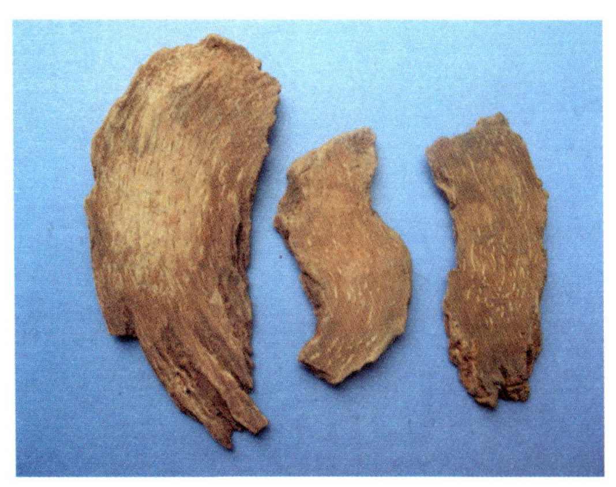

锁阳饮片

冬虫夏草

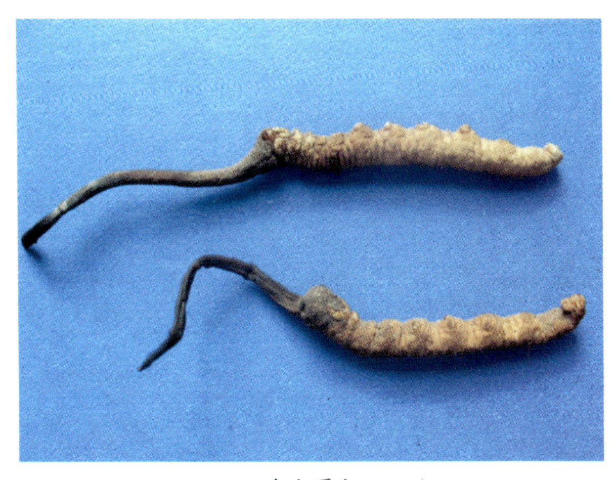

冬虫夏虫

【来　　源】本品为麦角菌科真菌冬虫夏草菌 *Cordyceps sinensis* (Berk.) Sacc.寄生在蝙蝠娥科昆虫幼虫上的子座及幼虫尸体的复合体。

【性味归经】甘，平。归肺、肾经。

【功能主治】补肺益肾，止血，化痰。用于久咳虚喘，劳嗽咯血，阳痿遗精，腰膝酸痛。

【性状鉴别】本品由虫体与从虫头部长出的真菌子座相连而成。虫体似蚕，长 3~5 cm，直径 0.3~0.8 cm；表面深黄色至黄棕色，有环纹 20~30 个，近头部的环纹较细。头部红棕色，足 8 对，中部 4 对较明显，质脆，易折断，断面略平坦，淡黄白色。子座细长圆柱形，长 4~7 cm，直径约 0.3 cm，表面深棕色至棕褐色，有细纵皱纹，上部稍膨大，质柔韧，断面类白色。气微腥，味微苦。

紫河车

【来　　源】本品为健康人的干燥胎盘。

【性味归经】甘、咸，温。归心、肺、肾经。

【功能主治】温肾补精，益气养血。用于虚劳羸瘦，骨蒸盗汗，咳嗽气喘，食少气短，

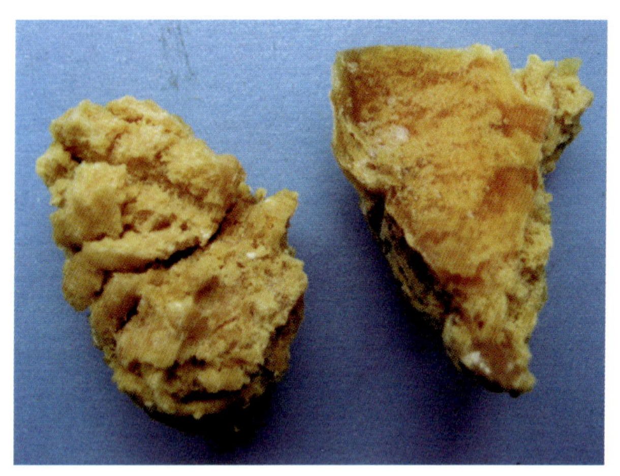
紫河车饮片

阳痿遗精，不孕少乳。

【性状鉴别】本品呈圆形或碟状椭圆形，直径 9~15 cm，厚薄不一。黄色或黄棕色，一面凹凸不平，有不规则沟纹，另一面较平滑，常附有残余的脐带，四周有细血管。质硬脆，有腥气。

蛤　蚧

【来　　源】本品为壁虎科动物蛤蚧 *Gekko gecko* Linnaeus 的干燥体。

【性味归经】咸，平。归肺、肾经。

【功能主治】补肺益肾，纳气定喘，助阳益精。用于虚喘气促，劳嗽咳血，阳痿遗精。

【性状鉴别】本品呈扁片状，头颈部及躯干部长 9~18 cm，头颈部约占 1/3，腹背部宽 6~11 cm，尾长 6~12 cm。头略呈扁三角状，两眼多凹陷成窟窿，口内有细齿，生于颚的边缘，无异型大齿。吻部半圆形，吻鳞不切鼻孔，与鼻鳞相连，上鼻鳞左右各 1 片，上唇鳞 12~14 对，下唇鳞（包括颏鳞）21 片。腹背部呈椭圆形，腹薄。背部呈灰黑色或银灰色，有黄白色或灰绿色斑点散在或密集成不显著的斑纹，脊椎骨及两侧肋骨突起。四足均具 5 趾，趾间仅具蹼迹，足趾底有吸盘。尾细而坚实，微现骨节，与背部颜色相同，有 6~7 个明显的银灰色环带。全身密被圆形或多角形微有光泽的细鳞，气腥，味微咸。

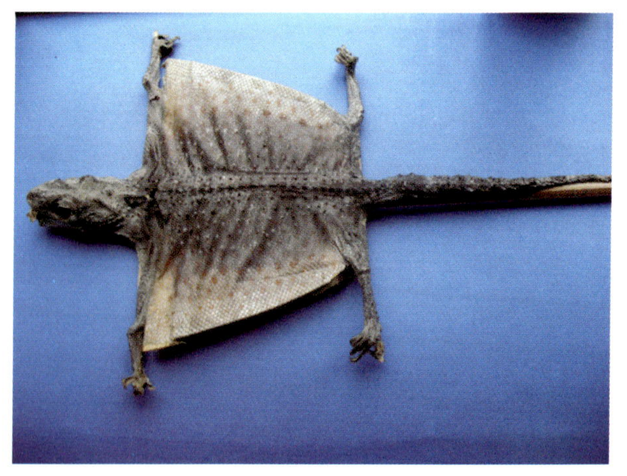
蛤蚧

菟　丝　子

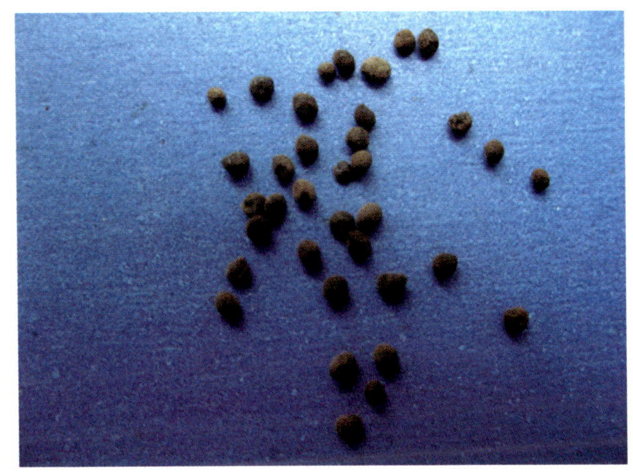
菟丝子饮片

【来　　源】本品为旋花科植物菟丝子 *Cuscuta chinensis* Lam.的干燥成熟种子。

【性味归经】甘，温。归肝、肾、脾经。

【功能主治】滋补肝肾，固精缩尿，安胎，明目，止泻。用于阳痿遗精，尿有余沥，遗尿尿频，腰膝酸软，目昏耳鸣，肾虚胎漏，胎动不安，脾肾虚泻；外治白癜风。

【性状鉴别】本品呈类球形，直径 1~1.5 mm。表面灰棕色或黄棕色，具细密突起的小点，一端有微凹的线形种脐。质坚实，不易以指甲压碎。气微，味淡。

沙　苑　子

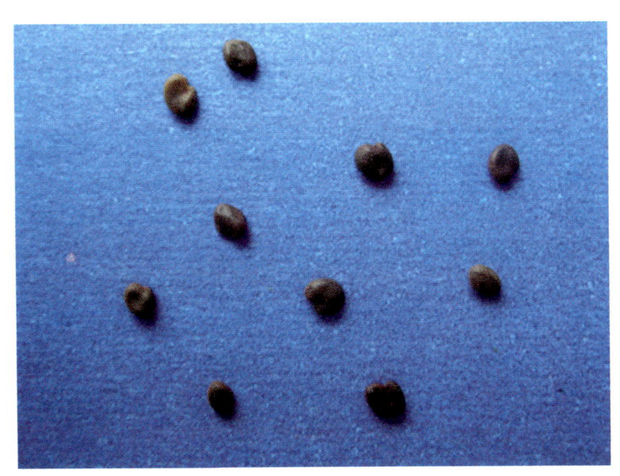
沙苑子饮片

【来　　源】本品为豆科植物扁茎黄芪 *Astragalus complanatus* R.Br.的干燥成熟种子。

【性味归经】甘，温。归肝、肾经。

【功能主治】温补肝肾，固精，缩尿，明目。用于肾虚腰痛，遗精早泄，白浊带下，小便余沥，眩晕目昏。

【性状鉴别】本品略呈肾形而稍扁，长 2~2.5 mm，宽 1.5~2 mm，厚约 1 mm。表面光滑，褐绿色或灰褐色，边缘一侧微凹处具圆形种脐。质坚硬，不易破碎。子叶 2，淡黄色，胚根弯曲，长约 1 mm。无臭，味淡，嚼之有豆腥味。

杜　仲

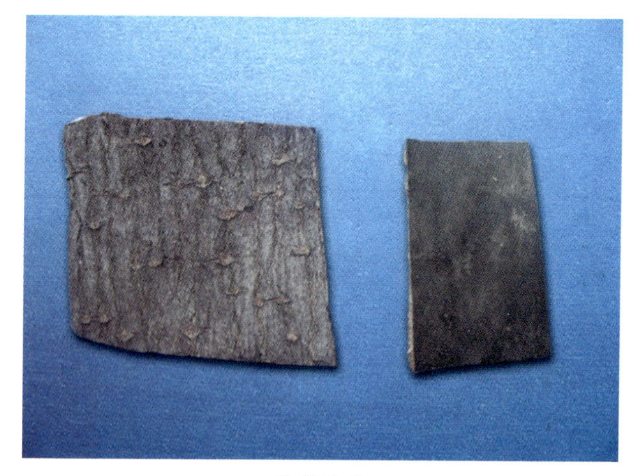
杜仲饮片

【来　　源】本品为杜仲科植物杜仲 *Eucommia ulmoides* Oliv.的干燥树皮。

【性味归经】甘，温。归肝、肾经。

【功能主治】补肝肾，强筋骨，安胎。用于肾虚腰痛，筋骨无力，妊娠漏血，胎动不安；高血压。

【性状鉴别】本品呈板片状或两边稍向内卷，大小不一，厚3~7mm。外表面淡棕色或灰褐色，有明显的皱纹或纵裂槽纹，有的树皮较薄，未去粗皮，可见明显的皮孔。内表面暗紫色，光滑。质脆，易折断，断面有细密、银白色、富弹性的橡胶丝相连。气微，味稍苦。

续　断

【来　　源】本品为川续断科植物川续断 *Dipsacus asperoides* C.Y.Cheng et T.M.Ai 的干燥根。

【性味归经】苦、辛，微温。归肝、肾经。

【功能主治】补肝肾，强筋骨，续折伤，止崩漏。用于腰膝酸软，风湿痹痛，崩漏，胎漏，跌仆损伤。酒续断多用于风湿痹痛，跌仆损伤。盐续断多用于腰膝酸软。

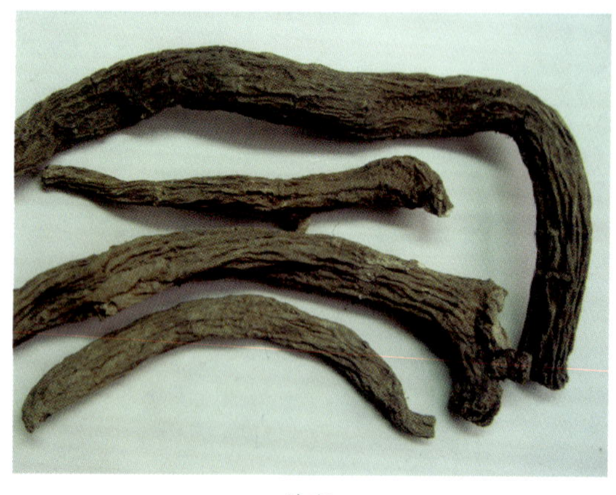
续断

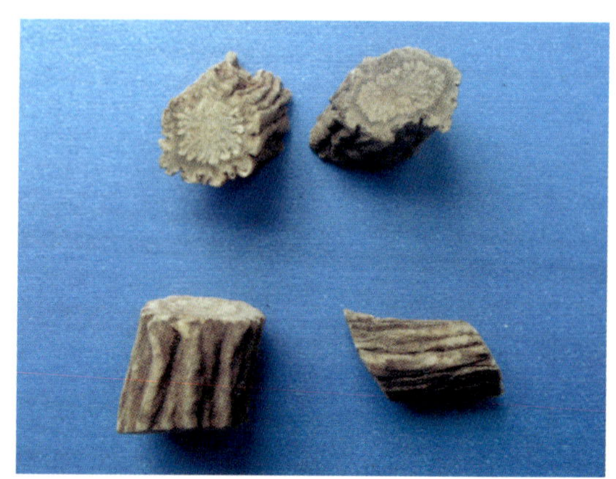
续断饮片

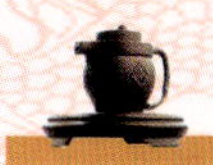

【性状鉴别】本品呈圆柱形，略扁，有的微弯曲，长5~15cm，直径0.5~2cm。表面灰褐色或黄褐色，有稍扭曲或明显扭曲的纵皱及沟纹，可见横裂的皮孔样斑痕及少数须根痕。质软，久置后变硬，易折断，断面不平坦，皮部墨绿色或棕色，外缘褐色或淡褐色，木部黄褐色，导管束呈放射状排列。气微香，味苦、微甜而后涩。

韭菜子

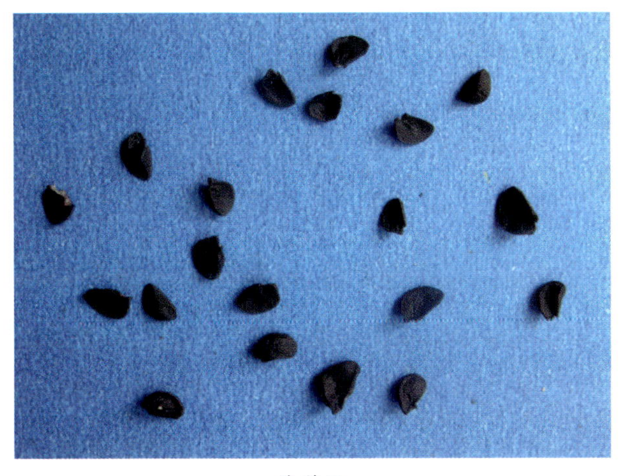

韭菜子

【来　　源】本品为百合科植物韭菜 *Allium tuberosum* Rottl. ex Epreng 的干燥成熟种子。

【性味归经】辛、甘，温。归肝、肾经。

【功能主治】温补肝肾，壮阳固精。用于阳痿遗精，腰膝酸痛，遗尿尿频，白浊带下。

【性状鉴别】本品呈半圆形或半卵圆形，略扁，长2~4mm，宽1.5~3mm。表面黑色，一面突起，粗糙，有细密的网状皱纹，另一面微凹，皱纹不甚明显。顶端钝，基部稍尖，有点状突起的种脐。质硬。气特异，味微辛。

阳起石

【来　　源】本品为硅酸盐类矿物透闪石或透闪石石棉的矿石。

【性味归经】咸，微温。归肾经。

【功能主治】温肾兴阳，强壮腰膝。用于肾虚阳痿，子宫寒冷，腰膝酸软、冷痹，崩漏。

【性状鉴别】本品呈不规则块状或条形，青灰色、类白色或青白色，常见青色、灰色、白色或与浅黄色夹杂成纵向相同的纹理。体重，质稍松软，易剥离。断面不整齐。手捻之可碎断，纵裂成针束状纤维样，微具丝样光泽，类似石棉。碎末黏着皮肤则发痒，且不易除去。气无，味淡。

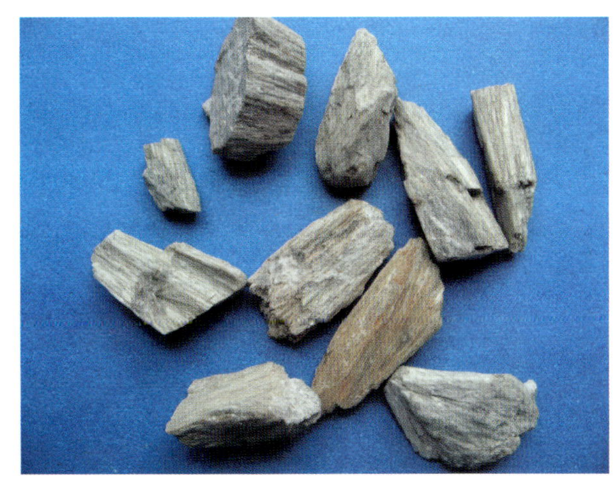

阳起石

核　桃　仁

【来　　源】本品为胡桃科植物胡桃 *Juglans regia* L.的干燥成熟种子。

【性味归经】甘，温。归肾、肺、大肠经。

【功能主治】补肾，温肺，润肠。用于腰膝酸软，阳痿遗精，虚寒喘咳，大便秘结。

【性状鉴别】本品多破碎，为不规则的块状，有皱曲的沟槽，大小不一，完整者类球形，直径2~3cm。种皮淡黄色或黄褐色，膜状，维管束脉纹深棕色。子叶类白色。质脆，富油性。气微，味甘，种皮味涩、微苦。

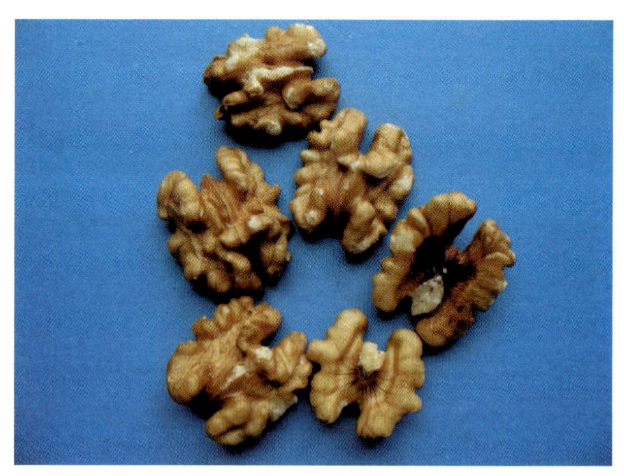

核桃仁

胡　芦　巴

【来　　源】本品为豆科植物胡芦巴 *Trigonella foenum-graecum* L.的干燥成熟种子。

【性味归经】苦，温。归肾经。

【功能主治】温肾，祛寒，止痛。用于肾脏虚冷，小腹冷痛，小肠疝气，寒湿脚气。

【性状鉴别】本品略呈斜方形或矩形，长3~4mm，宽2~3mm，厚约2mm。表面黄绿色或黄棕色，平滑，两侧各具一深斜沟，相交处有点状种脐。质坚硬，不易破碎。种皮薄，胚乳呈半透明状，具黏性。子叶2，淡黄色，胚根弯曲，肥大而长。气香，味微苦。

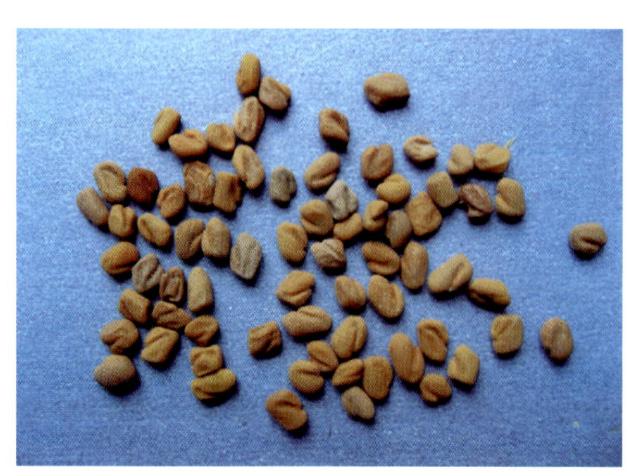

葫芦巴饮片

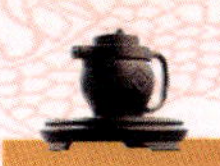

第三节 补 血 药

当 归

【来 源】本品为伞形科植物当归 *Angelica sinensis* (Oliv.) Diels 的干燥根。

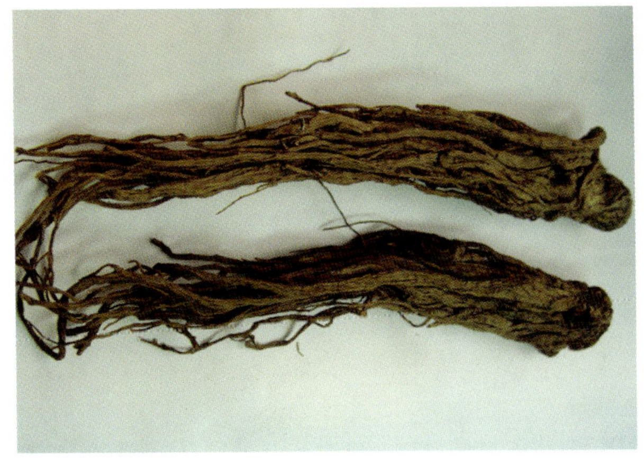

当归

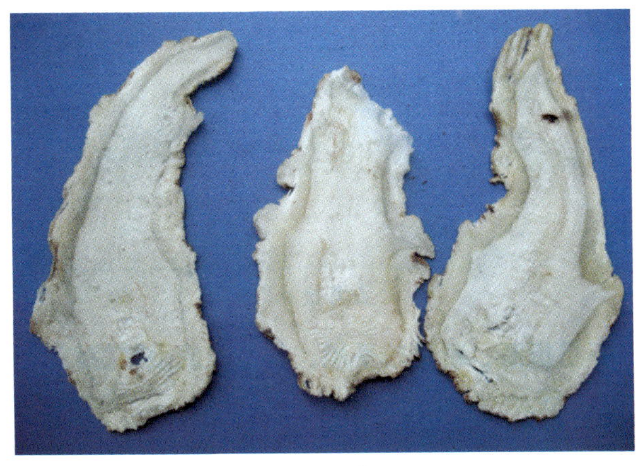

当归饮片

【性味归经】甘、辛，温。归肝、心、脾经。

【功能主治】补血活血，调经止痛，润肠通便。用于血虚萎黄，眩晕心悸，月经不调，经闭痛经，虚寒腹痛，肠燥便秘，风湿痹痛，跌仆损伤，痈疽疮疡。酒当归活血通经。用于经闭痛经，风湿痹痛，跌仆损伤。

【性状鉴别】本品略呈圆柱形，下部有支根 3~5 条或更多，长 15~25 cm。表面黄棕色至棕褐色，具纵皱纹及横长皮孔样突起。根头（归头）直径 1.5~4 cm，具环纹，上端圆钝，有紫色或黄绿色的茎及叶鞘的残基；主根（归身）表面凹凸不平；支根（归尾）直径 0.3~1 cm，上粗下细，多扭曲，有少数须根痕。质柔韧，断面黄白色或淡黄棕色，皮部厚，有裂隙及多数棕色点状分泌腔，木部色较淡，形成层环黄棕色。有浓郁的香气，味甘、辛，微苦。

熟 地 黄

【来 源】本品为生地黄的炮制加工品。

【性味归经】甘，微温。归肝、肾经。

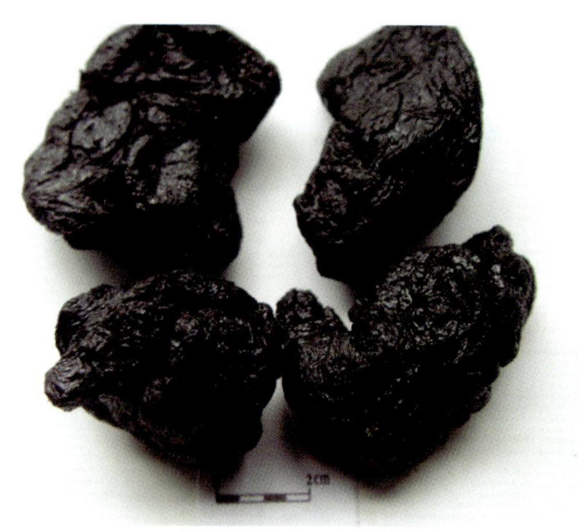

熟地黄

【功能主治】滋阴补血，益精填髓。用于肝肾阴虚，腰膝酸软，骨蒸潮热，盗汗遗精，内热消渴，血虚萎黄，心悸怔忡，月经不调，崩漏下血，眩晕，耳鸣，须发早白。

【性状鉴别】本品为不规则的块片、碎块，大小、厚薄不一。表面乌黑色，有光泽，黏性大。质柔软而带韧性，不易折断，断面乌黑色，有光泽。气微，味甜。

白　芍

【来　　源】本品为毛茛科植物芍药 *Paeonie lactiflora* Pall.的干燥根。

【性味归经】苦、酸，微寒。归肝、脾经。

【功能主治】平肝止痛，养血调经，敛阴止汗。用于头痛眩晕，胁痛，腹痛，四肢挛痛，血虚萎黄，月经不调，自汗，盗汗。

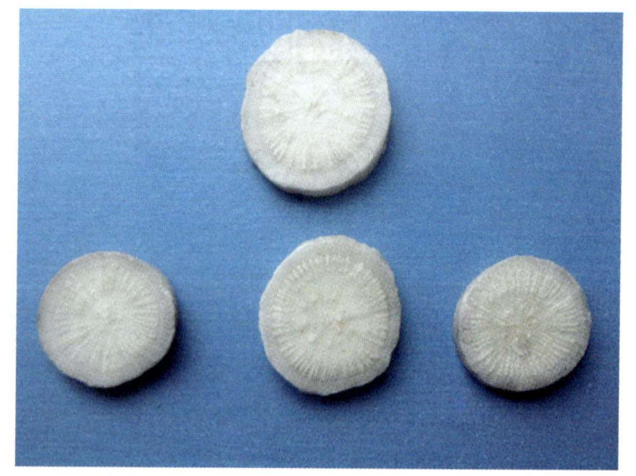
白芍饮片

【性状鉴别】本品呈圆柱形，平直或稍弯曲，两端平截，长 5~18 cm，直径 1~2.5 cm。表面类白色或淡红棕色，光洁或有纵皱纹及细根痕，偶有残存的棕褐色外皮。质坚实，不易折断，断面较平坦，类白色或微带棕红色，形成层环明显，射线放射状。气微，味微苦、酸。

何 首 乌

【来　　源】本品为蓼科植物何首乌 *Polygonum multiflorum* Thunb.的干燥块根。

【性味归经】苦、甘、涩，温。归肝、心、肾经。

【功能主治】解毒，消痈，润肠通便。用于瘰疬疮痈，风疹瘙痒，肠燥便秘；高血脂。

【性状鉴别】本品呈团块状或不规则纺锤形，长 6~15 cm，直径 4~12 cm。表面红棕色

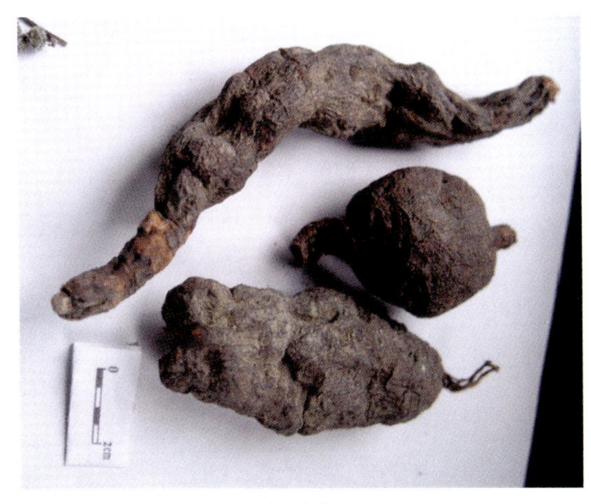

何首乌

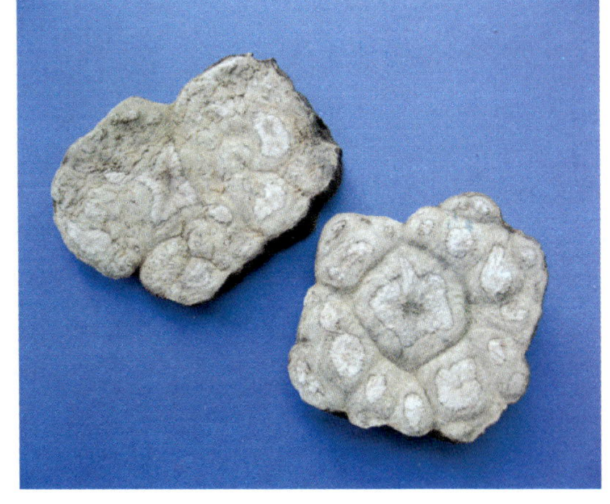

何首乌饮片

或红褐色，皱缩不平，有浅沟，并有横长皮孔样突起及细根痕。体重，质坚实，不易折断，断面浅黄棕色或浅红棕色，显粉性，皮部有4~11个类圆形异型维管束环列，形成云锦状花纹，中央木部较大，有的呈木心。气微，味微苦而甘涩。

阿　胶

【来　　源】本品为马科动物驴 *Equus asinus* L.的干燥皮或鲜皮经煎煮、浓缩制成的固体胶。

【性味归经】甘，平。归肺、肝、肾经。

【功能主治】补血滋阴，润燥，止血。用于血虚萎黄，眩晕心悸，肌痿无力，心烦不眠，虚风内动，肺燥咳嗽，劳嗽咯血，吐血尿血，便血崩漏、妊娠胎漏。

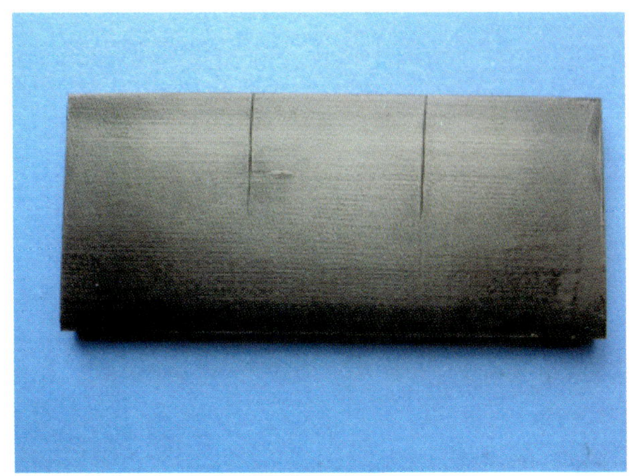

阿胶

【性状鉴别】本品呈长方形块、方形块或丁状。黑褐色，有光泽。质硬而脆，断面光亮，碎片对光照视呈棕色半透明状。气微，味微甘。

龙　眼　肉

【来　　源】本品为无患子科植物龙眼 *Dimocarpus longan* Lour.的假种皮。

【性味归经】甘，温。归心、脾经。

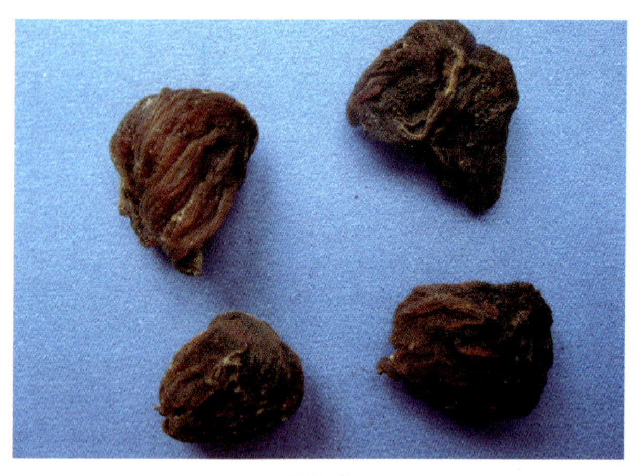
龙眼肉

【功能主治】补益心脾，养血安神。用于气血不足，心悸怔忡，健忘失眠，血虚萎黄。

【性状鉴别】本品为纵向破裂的不规则薄片，常数片黏结。长约1.5 cm，宽2~4 cm，厚约0.1 cm。棕褐色，半透明。一面皱缩不平，一面光亮而有细纵皱纹。质柔润。气微香，味甜。

第四节　补　阴　药

北　沙　参

【来　　源】本品为伞形科植物珊瑚菜 *Glehnia littoralis* Fr.Schmidt ex Miq.的干燥根。

【性味归经】甘、微苦，微寒。归肺、胃经。

【功能主治】养阴清肺，益胃生津。用于肺热燥咳，劳嗽痰血，热病津伤口渴。

【性状鉴别】本品呈细长圆柱形，偶有分枝，长15~45 cm，直径0.4~1.2 cm。表面淡黄白色，略粗糙，偶有残存外皮，不去外皮的表面黄棕色。全体有细纵皱纹及纵沟，并有棕黄色点状细根痕；顶端常留有黄棕色根茎残基；上端稍细，中部略粗，下部渐细。质脆，易折断，断面皮部浅黄白色，木部黄色。气特异，味微甘。

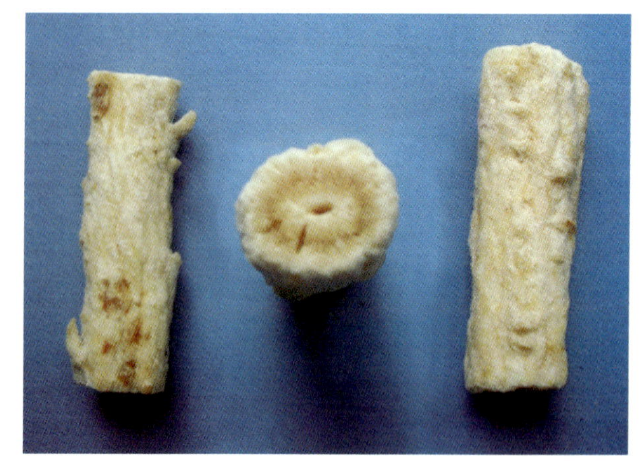
北沙参饮片

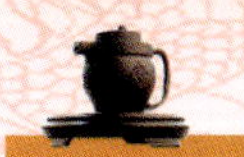

南 沙 参

【来　　源】本品为桔梗科植物轮叶沙参 *Adenophora tetraphylla* (Thunb.) Fisch.或沙参 *Adenophora stricta* Miq.的干燥根。

【性味归经】甘，微寒。归肺、胃经。

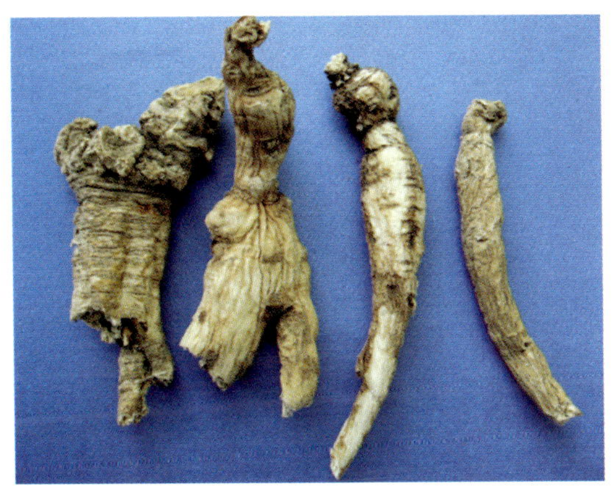

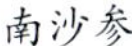

南沙参

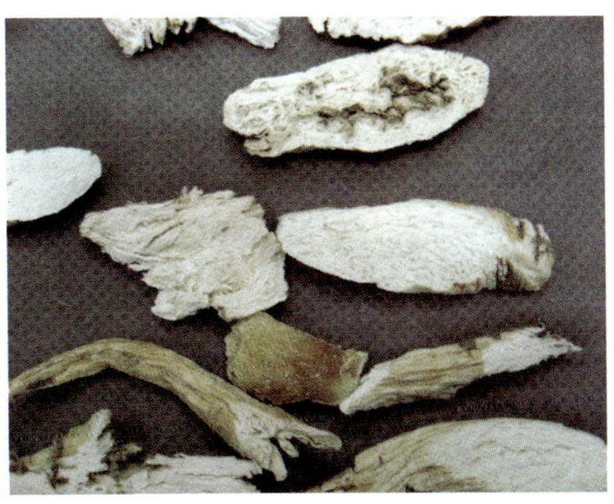

南沙参饮片

【功能主治】养阴清肺，化痰，益气。用于肺热燥咳，阴虚劳嗽，干咳痰黏，气阴不足，烦热口干。

【性状鉴别】本品呈圆锥形或圆柱形，略弯曲，长7~27 cm，直径0.8~3 cm。表面黄白色或淡棕黄色，凹陷处常有残留粗皮，上部多有深陷横纹，呈断续的环状，下部有纵纹及纵沟。顶端具1或2个根茎。体轻，质松泡，易折断，断面不平坦，黄白色，多裂隙。气微，味微甘。

麦　冬

【来　　源】本品为百合科植物麦冬 *Ophiopogon japonicus* (Thunb.) Ker-Gawl.的干燥块根。

【性味归经】甘，微苦，微寒。归心、肺、胃经。

【功能主治】养阴生津，润肺清心。用于肺燥干咳，虚痨咳嗽，津伤口渴，心烦失眠，内热消渴，肠燥便秘；咽白喉。

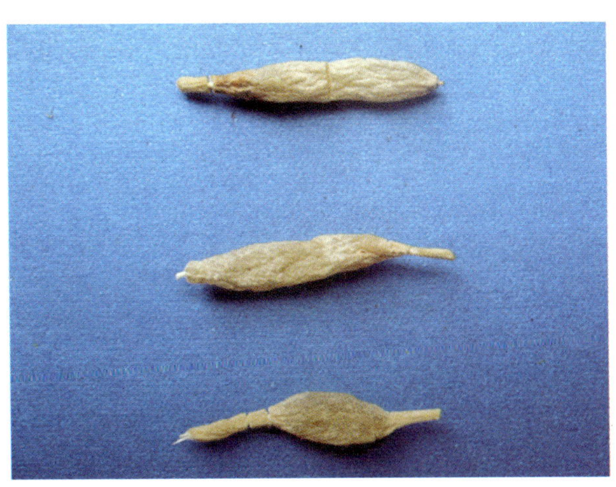

麦冬饮片

【性状鉴别】本品呈纺锤形，两端略尖，长1.5~3cm，直径0.3~0.6cm。表面黄白色或淡黄色，有细纵纹。质柔韧，断面黄白色，半透明，中柱细小。气微香，味甘、微苦。

天　　冬

【来　　源】本品为百合科植物天冬 *Asparagus cochinchinensis* (Lour.) Merr.的干燥块根。

【性味归经】甘、苦，寒。归肺、肾经。

【功能主治】养阴润燥，清肺生津。用于肺燥干咳，顿咳痰黏，咽干口渴，肠燥便秘。

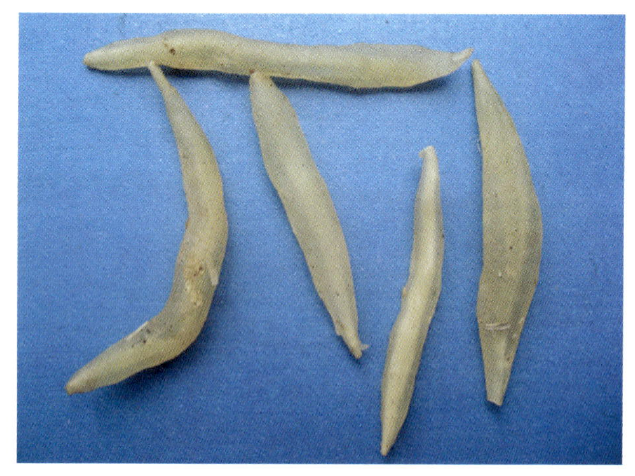
天冬饮片

【性状鉴别】本品呈长纺锤形，略弯曲，长5~18cm，直径0.5~2cm。表面黄白色至淡黄棕色，半透明，光滑或具深浅不等的纵皱纹，偶有残存的灰棕色外皮。质硬或柔润，有黏性，断面角质样，中柱黄白色。气微，味甜、微苦。

百　　合

【来　　源】本品为百合科植物卷丹 *Lilium lancifolium* Thunb.、百合 *Lilium brownii* F. E. Brown var. *viridulum* Baker 或细叶百合 *Lilium pumilum* DC.的干燥肉质鳞叶。

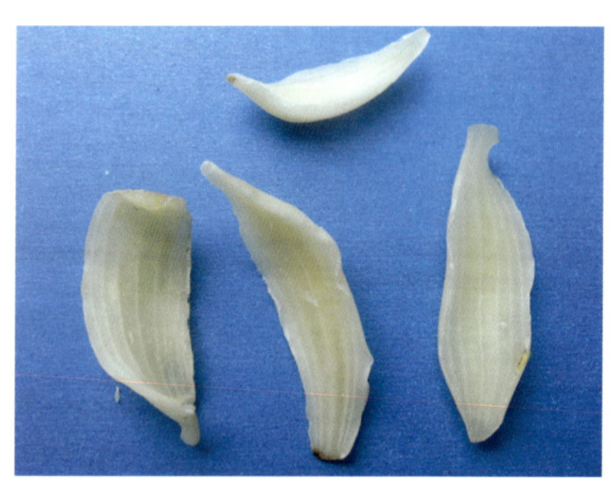
百合饮片

【性味归经】甘，寒。归心、肺经。

【功能主治】养阴润肺，清心安神。用于阴虚久咳，痰中带血，虚烦惊悸，失眠多梦，精神恍惚。

【性状鉴别】本品呈长椭圆形，长2~5cm，宽1~2cm，中部厚1.3~4mm。表面类白色、淡棕黄色或微带紫色，有数条纵直平行的白色维管束。顶端稍尖，基部较宽，边缘薄，微波状，略向内弯曲。质硬而脆，断面较平坦，角质样。气微，味微苦。

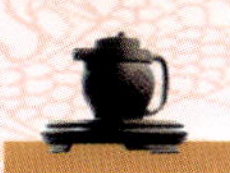

石　斛

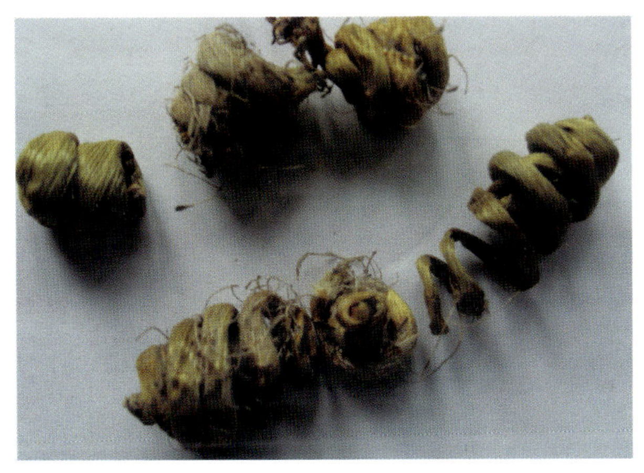

石斛（铁皮枫斗）

【来　　源】本品为兰科植物金钗石斛 *Dendrobium nobile* Lindl.、铁皮石斛 *Dendrobium officinale* kimura et Migo 或马鞭石斛 *Dendrobium fimbriatum* Hook. var. *oculatum* Hook. 及其近似种的新鲜或干燥茎。铁皮石斛剪去部分须根后，边炒边扭成螺旋形或弹簧状，烘干，习称“铁皮枫斗（耳环石斛）”。

【性味归经】甘，微寒。归胃、肾经。

【功能主治】益胃生津，滋阴清热。用于阴伤津亏，口干烦渴，食少干呕，病后虚热，目暗不明。

【性状鉴别】

1. 鲜石斛　呈圆柱形或扁圆柱形，长约 30 cm，直径 0.4~1.2 cm。表面黄绿色，光滑或有纵纹，节明显，色较深，节上有膜质叶鞘。肉质，多汁，易折断。气微，味微苦而回甜，嚼之有黏性。

2. 金钗石斛　呈扁圆柱形，长 20~40 cm，直径 0.4~0.6 cm，节间长 2.5~3 cm。表面金黄色或黄中带绿色，有深纵沟。质硬而脆，断面较平坦。味苦。

3. 铁皮枫斗　呈螺旋形或弹簧状，一般为 2~4 个旋纹，茎拉直后长 3.5~8 cm，直径 0.2~0.3 cm。表面黄绿色，有细纵皱纹，一端可见茎基部留下的短须根。质坚实，易折断，断面平坦。嚼之有黏性。

4. 马鞭石斛　呈长圆柱形，长 40~120 cm，直径 0.5~0.8 cm，节间长 3~4.5 cm。表面黄色至暗黄色，有深纵槽。质疏松，断面呈纤维性。味微苦。

玉　竹

【来　　源】本品为百合科植物玉竹 *Polygonatum odoratum*（Mill.）Druce 的干燥根茎。

【性味归经】甘，微寒。归肺、胃经。

【功能主治】养阴润燥，生津止渴。用于肺胃阴伤，燥热咳嗽，咽干口渴，内热消渴。

【性状鉴别】本品呈长圆柱形，略扁，少有分枝，长 4~18 cm，直径 0.3~1.6 cm。表面黄白色或淡黄棕色，半透明，具纵皱纹及微隆起的环节，有白色圆点状的须根痕和圆盘状

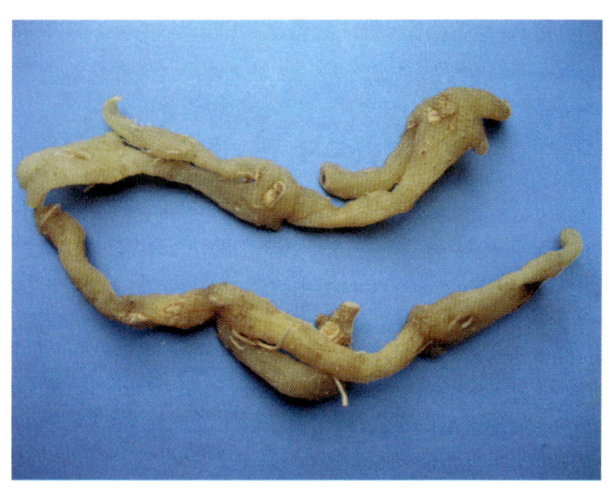
玉竹

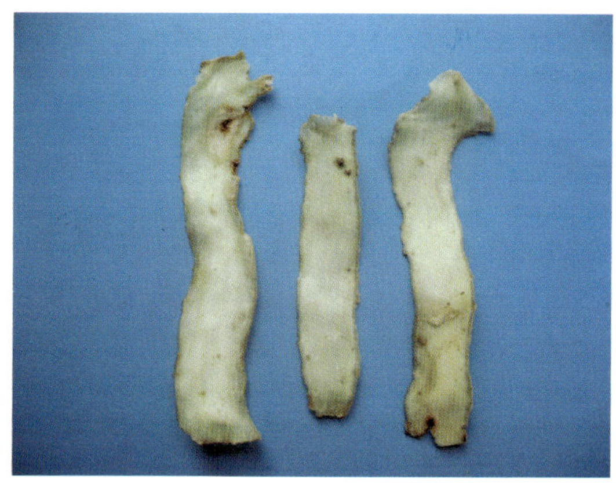
玉竹饮片

茎痕。质硬而脆或稍软，易折断，断面角质样或显颗粒性。气微，味甘，嚼之发黏。

黄　　精

【来　　源】本品为百合科植物滇黄精 *Polygonatum kingianum* Coll.et Hemsl.、黄精 *Polygonatum sibiricum* Red.或多花黄精 Polygonatum cyrtonema Hua 的干燥根茎。按形状不同，习称大黄精、鸡头黄精、姜形黄精。

【性味归经】甘，平。归脾、肺、肾经。

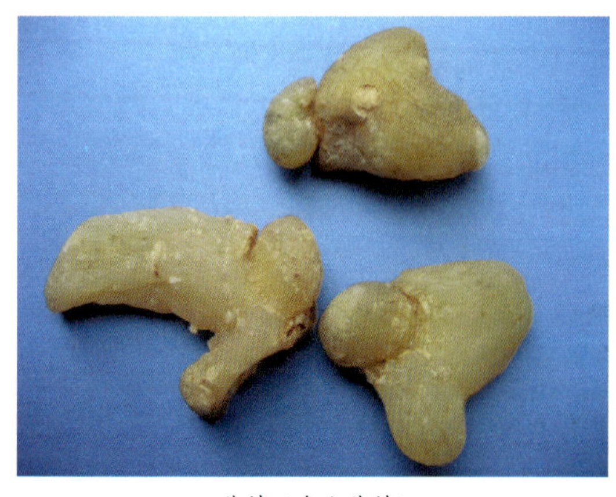
黄精（鸡头黄精）

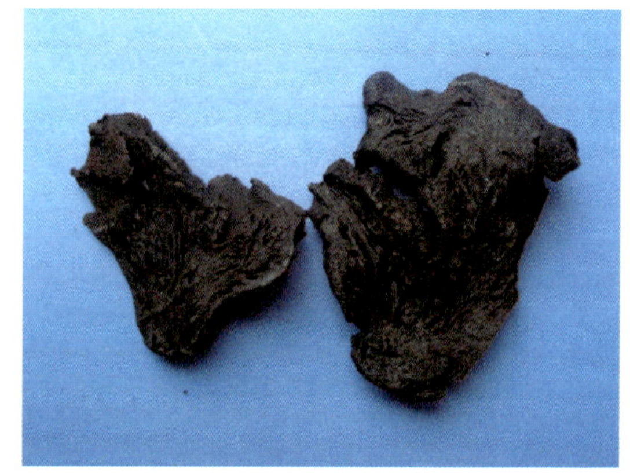
黄精饮片

【功能主治】补气养阴，健脾，润肺，益肾。用于脾胃虚弱，体倦乏力，口干食少，肺虚燥咳，精血不足，内热消渴。

【性状鉴别】

1. 大黄精　呈肥厚肉质的结节块状，结节长可达 10 cm 以上，宽 3~6 cm，厚 2~3 cm。表面淡黄色至黄棕色，具环节，有皱纹及须根痕，结节上侧茎痕呈圆盘状，圆周凹入，中

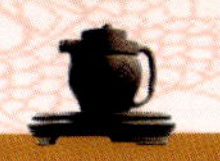

部突出。质硬而韧，不易折断，断面角质，淡黄色至黄棕色。气微，味甜，嚼之有黏性。

2. 鸡头黄精　呈结节状弯柱形，长 3~10 cm，直径 0.5~1.5 cm。结节长 2~4 cm，略呈圆锥形，常有分枝。表面黄白色或灰黄色，半透明，有纵皱纹，茎痕圆形，直径 5~8 mm。

3. 姜形黄精　呈长条结节块状，长短不等，常数个块状结节相连。表面灰黄色或黄褐色，粗糙，结节上侧有突出的圆盘状茎痕，直径 0.8~1.5 cm。

味苦者不可药用。

枸　杞　子

【来　　源】本品为茄科植物宁夏枸杞 *Lycium barbarum* L.的干燥成熟果实。

【性味归经】甘，平。归肝、肾经。

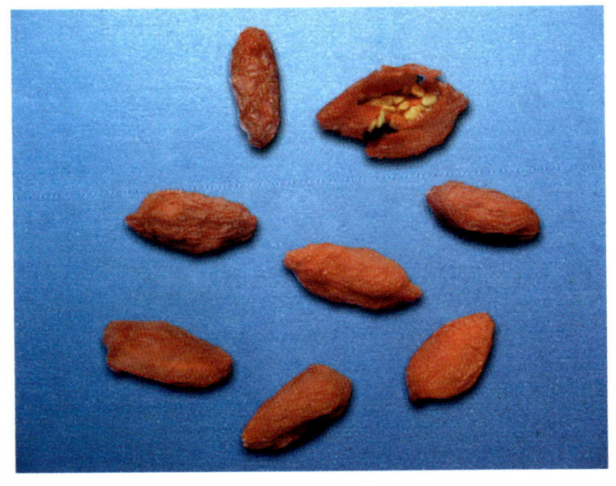

枸杞子饮片

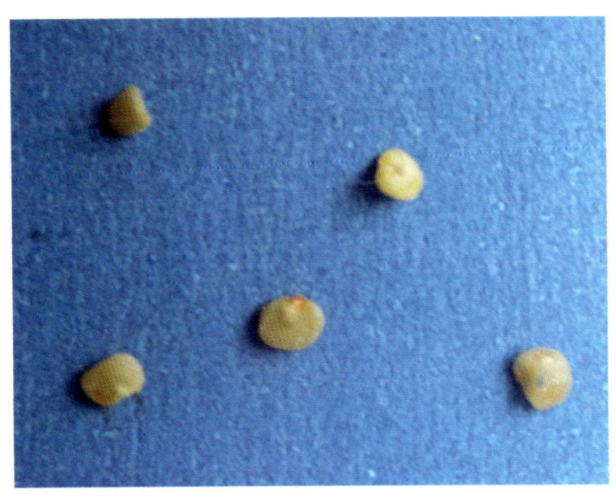

枸杞子（种子）

【功能主治】滋补肝肾，益精明目。用于虚劳精亏，腰膝酸痛，眩晕耳鸣，内热消渴，血虚萎黄，目昏不明。

【性状鉴别】本品呈类纺锤形或椭圆形，长 6~20 mm，直径 3~10 mm。表面红色或暗红色，顶端有小突起状的花柱痕，基部有白色的果梗痕。果皮柔韧，皱缩；果肉肉质，柔润。种子 20~50 粒，类肾形，扁而翘，长 1.5~1.9 mm，宽 1~1.7 mm，表面浅黄色或棕黄色。气微，味甜。

桑　　椹

【来　　源】本品为桑科植物桑 *Morus alba* L.的干燥果穗。

【性味归经】甘、酸，寒。归心、肝、肾经。

【功能主治】补血滋阴，生津润燥。用于眩晕耳鸣，心悸失眠，须发早白，津伤口渴，内热消渴，血虚便秘。

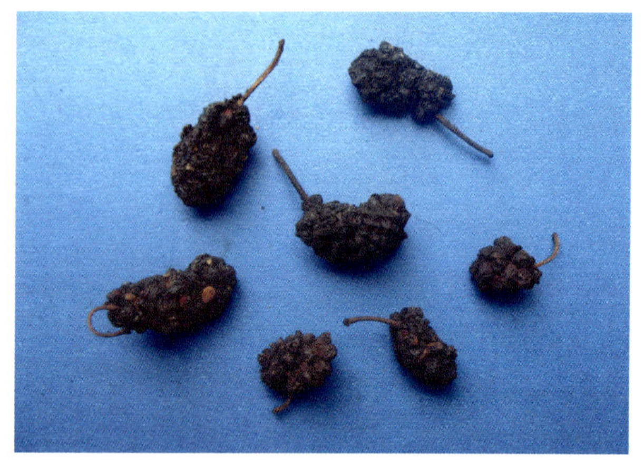
桑椹饮片

【性状鉴别】本品为聚花果，由多数小瘦果集合而成，呈长圆形，长 1~2 cm，直径 0.5~0.8 cm。黄棕色、棕红色至暗紫色，有短果序梗。小瘦果卵圆形，稍扁，长约 2 mm，宽约 1 mm，外具肉质花被片 4 枚。气微，味微酸而甜。

墨　旱　莲

【来　　源】本品为菊科植物鳢肠 *Eclipta prostrata* L.的干燥地上部分。

【性味归经】甘、酸，寒。归肾、肝经。

【功能主治】滋补肝肾，凉血止血。用于牙齿松动，须发早白，眩晕耳鸣，腰膝酸软，阴虚血热，吐血，衄血，尿血，血痢，崩漏下血，外伤出血。

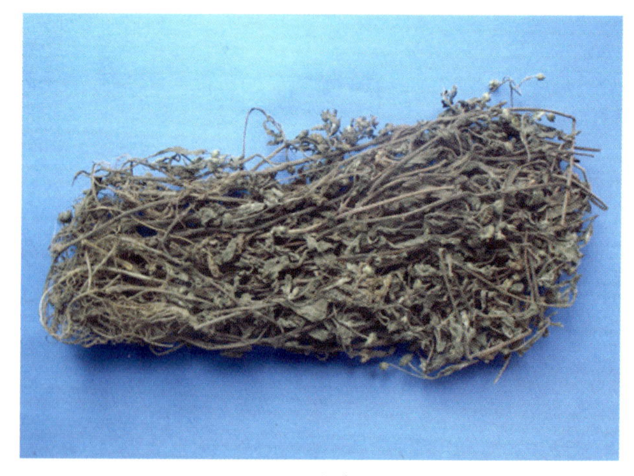
墨旱莲

【性状鉴别】本品全体被白色茸毛。茎呈圆柱形，有纵棱，直径 2~5 mm，表面绿褐色或墨绿色。叶对生，近无柄，叶片皱缩卷曲或破碎，完整者展平后呈长披针形，全缘或具浅齿，墨绿色。头状花序直径 2~6 mm。瘦果椭圆形而扁，长 2~3 mm，棕色或浅褐色。气微，味微咸。

女　贞　子

【来　　源】本品为木樨科植物女贞 *Ligustrum lucidum* Ait.的干燥成熟果实。

【性味归经】甘、苦，凉。归肝、肾经。

【功能主治】滋补肝肾，明目乌发。用于眩晕耳鸣，腰膝酸软，须发早白，目暗不明。

【性状鉴别】本品呈卵形、椭圆形或肾形，长6~8.5 mm，直径3.5~5.5 mm。表面黑紫色或灰黑色，皱缩不平，基部有果梗痕或具宿萼及短梗。体轻。外果皮薄，中果皮较松软，易剥离，内果皮木质，黄棕色，具纵棱，破开后种子通常为1粒，肾形，紫黑色，油性。气微，味甘、微苦涩。

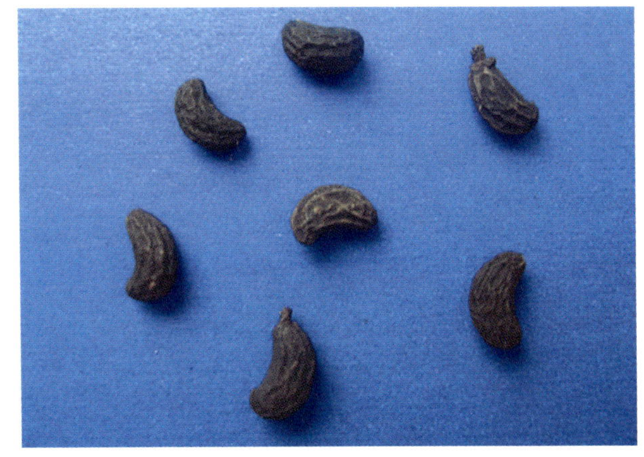
女贞子饮片

黑　芝　麻

【来　　源】本品为脂麻科植物脂麻 *Sesamum indicum* L.的干燥成熟种子。

【性味归经】甘，平。归肝、肾、大肠经。

【功能主治】补肝肾，益精血，润肠燥。用于头晕眼花，耳鸣耳聋，须发早白，病后脱发，肠燥便秘。

【性状鉴别】本品呈扁卵圆形，长约3 mm，宽约2 mm。表面黑色，平滑或有网状皱纹。尖端有棕色点状种脐。种皮薄，子叶2，白色，富油性。气微，味甘，有油香气。

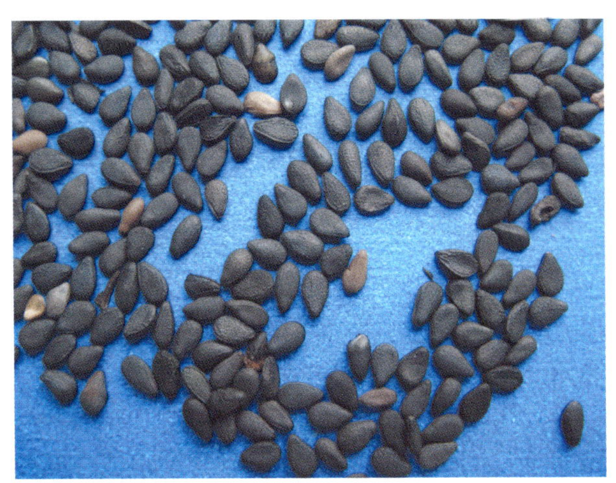
黑芝麻

龟　　甲

【来　　源】本品为龟科动物乌龟 *Chinemys reevesii* (Gray) 的背甲及腹甲。

【性味归经】咸、甘，微寒。归肝、肾、心经。

【功能主治】滋阴潜阳，益肾强骨，养血补心。用于阴虚潮热，骨蒸盗汗，头晕目眩，虚风内动，筋骨痿软，心虚健忘。

【性状鉴别】本品背甲及腹甲由甲桥相连，背甲稍长于腹甲，与腹甲常分离。背甲呈长椭圆形拱状，长7.5~22 cm，宽6~18 cm；外表面棕褐色或黑褐色，脊棱3条；颈盾1

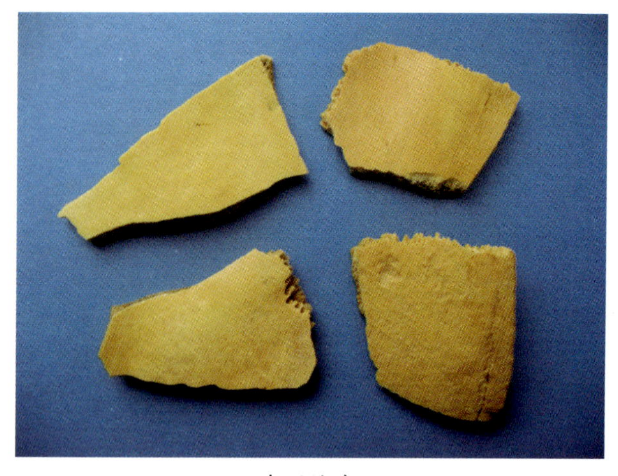
龟甲饮片

块，前窄后宽；椎盾5块，第1椎盾长大于宽或近相等，第2~4椎盾宽大于长；肋盾两侧对称，各4块；缘盾每侧11块；臀盾2块。腹甲呈板片状，近长方椭圆形，长6.4~21cm，宽5.5~17cm；外表面淡黄棕色至棕黑色，盾片12块，每块常具紫褐色放射状纹理，腹盾、胸盾和股盾中缝均长，喉盾、肛盾次之，肱盾中缝最短；内表面黄白色至灰白色，有的略带血迹或残肉，除净后可见骨板9块，呈锯齿状嵌接；前端钝圆或平截，后端具三角形缺刻，两侧残存呈翼状向斜上方弯曲的甲桥。质坚硬。气微腥，味微咸。

鳖　　甲

【来　　源】本品为鳖科动物鳖 *Trionyx sinensis* Wiegmann 的背甲。

【性味归经】咸，微寒。归肝、肾经。

【功能主治】滋阴潜阳，软坚散结，退热除蒸。用于阴虚发热，劳热骨蒸，虚风内动，经闭，癥瘕，久疟疟母。

【性状鉴别】本品呈椭圆形或卵圆形，背面隆起，长10~15cm，宽9~14cm。外表面黑褐色或墨绿色，略有光泽，具细网状皱纹及灰黄色或灰白色斑点，中间有1条纵棱，两侧各有左右对称的横凹纹8条，外皮脱落后，可见锯齿状嵌接缝。内表面类白色，中部有突起的脊椎骨，颈骨向内卷曲，两侧各有肋骨8条，伸出边缘。质坚硬。气微腥，味淡。

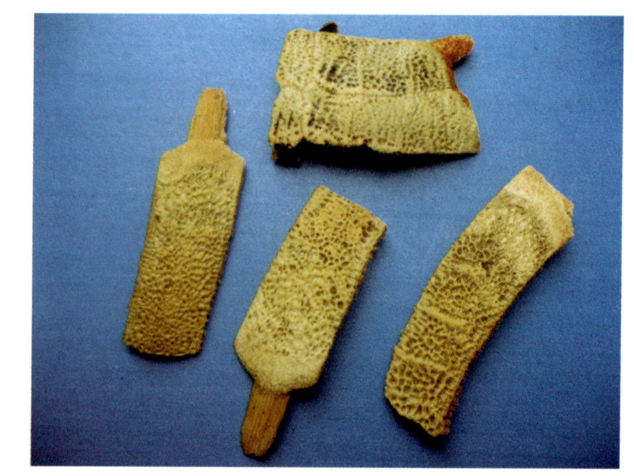
鳖甲饮片

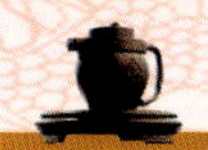

第十八章 收 涩 药

第一节 止 汗 药

麻 黄 根

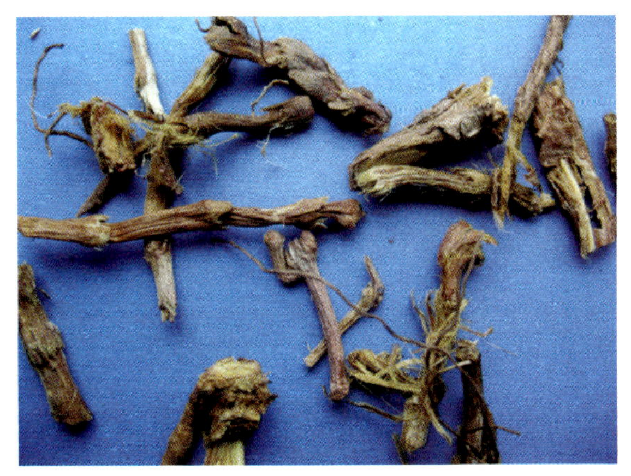
麻黄根饮片

【来　　源】本品为麻黄科植物草麻黄 *Ephedra sinica* Stapf 或中麻黄 *Ephedra intermedia* Schrenk et C.A.Mey. 的干燥根及根茎。

【性味归经】甘，平。归心、肺经。

【功能主治】止汗。用于自汗，盗汗。

【性状鉴别】本品呈圆柱形，略弯曲，长 8~25 cm，直径 0.5~1.5 cm。表面红棕色或灰棕色，有纵皱纹及支根痕。外皮粗糙，易成片状剥落。根茎具节，节间长 0.7~2 cm，表面有横长突起的皮孔。体轻，质硬而脆，断面皮部黄白色，木部淡黄色或黄色，射线放射状，中心有髓。气微，味微苦。

浮 小 麦

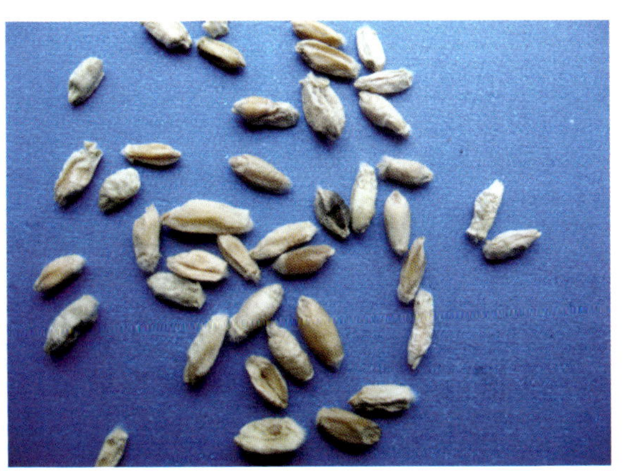
浮小麦饮片

【来　　源】本品为禾本科植物小麦 *Triticum aestivum* L.的干瘪轻浮的果实。

【性味归经】甘，凉。归心经。

【功能主治】益气止汗，养心安神，退虚热。用于自汗，盗汗，心气虚之心神不安，脏躁病，骨蒸潮热。

【性状鉴别】本品呈长圆形，两端稍尖，长4~7mm，直径约1.5~2.5mm。表面淡黄色至黄棕色，略皱缩，腹面有一条较深的纵沟，基部斜尖形，先端有黄色柔毛。质硬脆、体轻，断面白色或淡黄色，粉性。气无，味淡。

糯稻根须

【来　　源】本品为禾本科植物糯稻 *Oryza sativa* L.的带短残茎的干燥根。

【性味归经】甘、平。归脾、胃、肺、肾经。

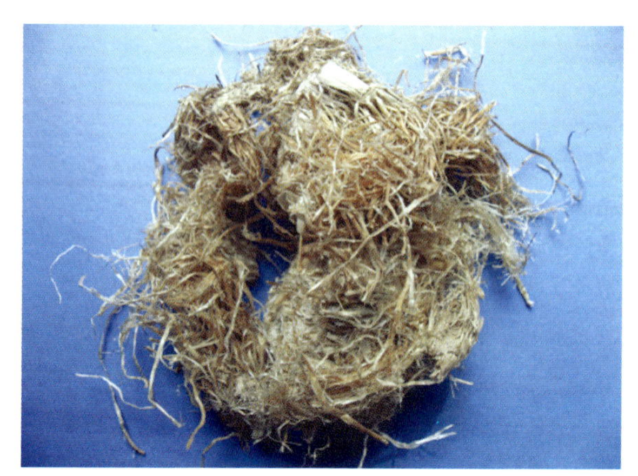
糯稻根须饮片

【功能主治】益胃养阴，止汗，退虚热，杀虫。用于气弱阴虚的自汗盗汗，虚热不退。

【性状鉴别】根茎常数个至10余个成束状，茎杆类圆柱形，中空，长4~6cm，外有数层黄白色叶鞘包裹，下端簇生多数细长弯曲的须根，长短不一，直径约1cm，相互缠绕，不易分开。表面棕黄色或淡黄色，有稀疏的纵皱纹。质轻柔韧。气微，味淡。

第二节　敛肺涩肠药

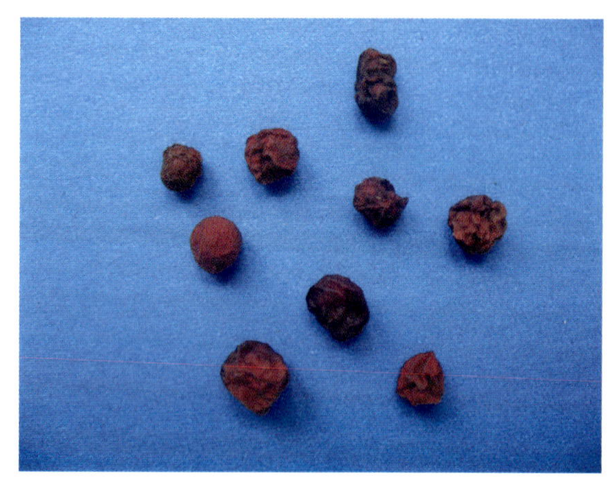
五味子饮片

五味子

【来　　源】本品为木兰科植物五味子 *Schisandra chinensis* (Turcz.) Baill.的干燥成熟果实。习称“北五味子”。

【性味归经】酸、甘，温。归肺、心、肾经。

【功能主治】收敛固涩，益气生津，补肾宁心。用于久嗽虚喘，梦遗滑精，遗尿尿频，久泻不止，自汗，盗汗，津伤口渴，短气脉虚，内热消渴，心悸失眠。

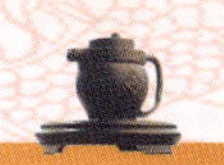

【性状鉴别】本品呈不规则的球形或扁球形，直径5~8 mm。表面红色、紫红色或暗红色，皱缩，显油润；有的表面呈黑红色或出现“白霜”。果肉柔软，种子1~2，肾形，表面棕黄色，有光泽，种皮薄而脆。果肉气微，味酸；种子破碎后，有香气，味辛、微苦。

乌　梅

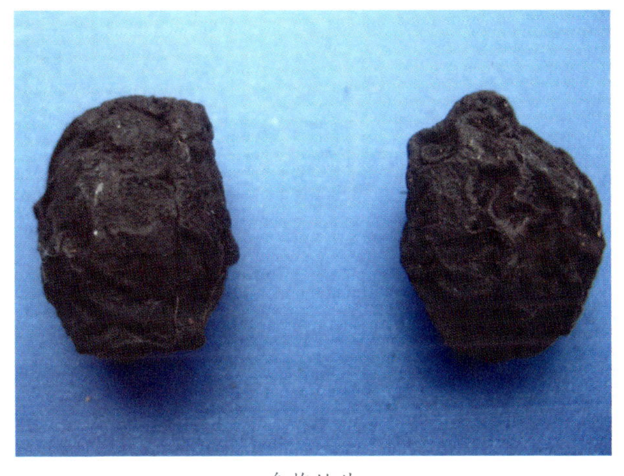
乌梅饮片

【来　　源】本品为蔷薇科植物梅 *Prunus mume* (Sieh.) Sieb.et Zucc.的干燥近成熟果实。

【性味归经】酸、涩，平。归肝、脾、肺、大肠经。

【功能主治】敛肺，涩肠，生津，安蛔。用于肺虚久咳，久痢滑肠，虚热消渴，蛔厥呕吐腹痛；胆管蛔虫症。

【性状鉴别】本品呈类球形或扁球形，直径1.5~3 cm。表面乌黑色或棕黑色，皱缩不平，基部有圆形果梗痕。果核坚硬，椭圆形，棕黄色，表面有凹点；种子扁卵形，淡黄色。气微，味极酸。

五　倍　子

【来　　源】本品为漆树科植物盐肤木 *Rhus chinensis* Mill.、青麸杨 *Rhus potaninii* Maxim.或红麸杨 *Rhus punjabensis* Stew. var. *sinica* (Diels) Rehd. et Wils.叶上的虫瘿，主要由五倍子蚜 *Melaphis chinensis* (Bell) Baker 寄生而形成。

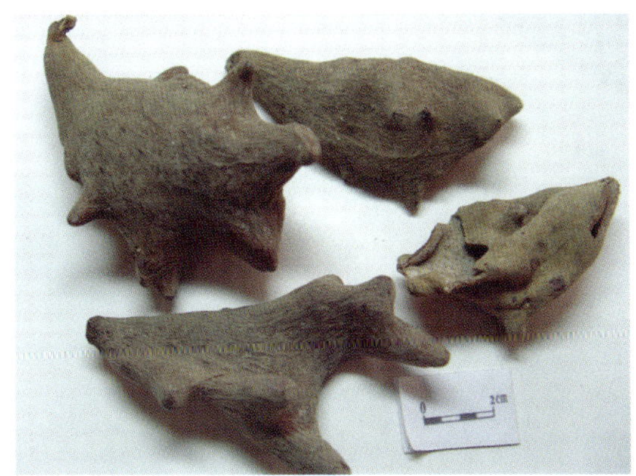
五倍子（角倍）

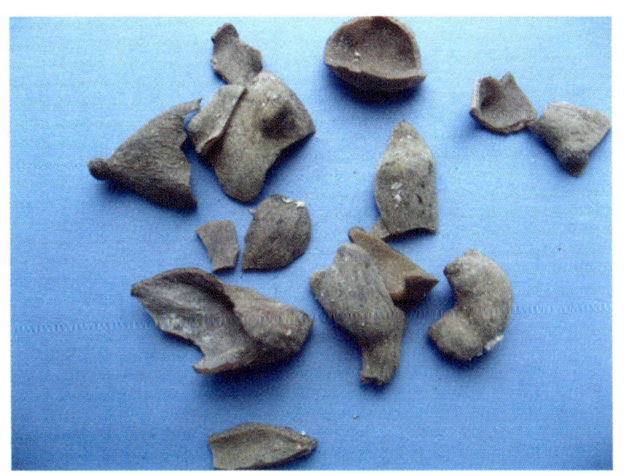
五倍子饮片

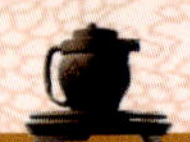

【性味归经】酸、涩，寒。归肺、大肠、肾经。

【功能主治】敛肺降火，涩肠止泻，敛汗止血，收湿敛疮。用于肺虚久咳，肺热痰嗽，久泻久痢，盗汗，消渴，便血痔血，外伤出血，痈肿疮毒，皮肤湿烂。

【性状鉴别】

1. 肚倍　呈长圆形或纺锤形囊状，长 2.5~9 cm，直径 1.5~4 cm。表面灰褐色或灰棕色，微有柔毛。质硬而脆，易破碎，断面角质样，有光泽，壁厚 0.2~0.3 cm，内壁平滑，有黑褐色死蚜虫及灰色粉状排泄物。气特异，味涩。

2. 角倍　呈菱形，具不规则的钝角状分枝，柔毛较明显，壁较薄。

罂　粟　壳

【来　　源】本品为罂粟科植物罂粟 *Papaver somniferum* L.的干燥成熟果壳。

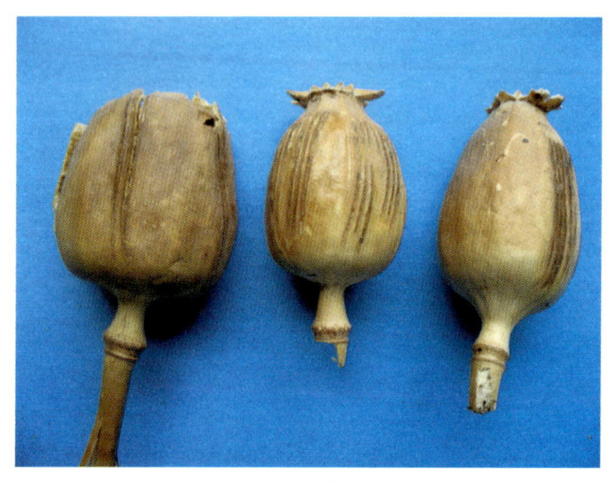
罂粟壳

【性味归经】酸、涩，平；有毒。归肺、大肠、肾经。

【功能主治】敛肺，涩肠，止痛。用于久咳，久泻，脱肛，脘腹疼痛。

【性状鉴别】本品呈椭圆形或瓶状卵形，多已破碎成片状，直径 1.5~5 cm，长 3~7 cm。外表面黄白色、浅棕色至淡紫色，平滑，略有光泽，有纵向或横向的割痕；顶端有 6~14 条放射状排列呈圆盘状的残留柱头；基部有短柄。内表面淡黄色，微有光泽。有纵向排列的假隔膜，棕黄色，上面密布略突起的棕褐色小点。体轻，质脆。气微清香，味微苦。

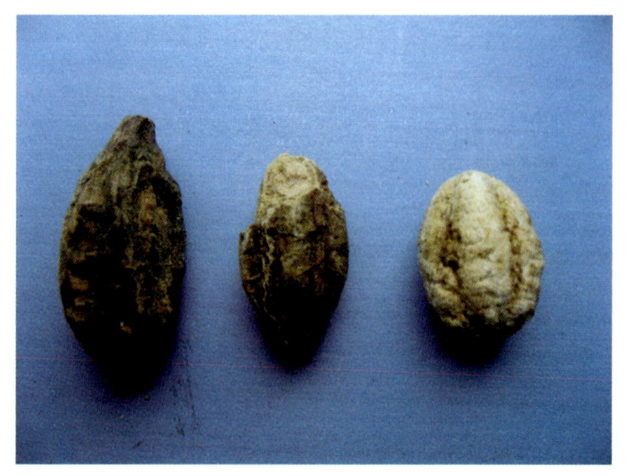
诃子饮片

诃　　子

【来　　源】本品为使君子科植物诃子 *Terminalia chebula* Retz.或绒毛诃子 *Terminalia chebula* Retz. var. *tomentella* Kurt.的干燥成熟果实。

【性味归经】苦、酸、涩，平。归肺、大肠经。

【功能主治】涩肠敛肺，降火利咽。用于久泻久痢，便血脱肛，肺

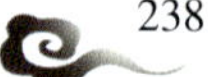

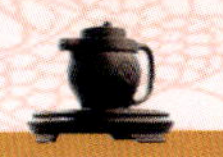

虚喘咳，久嗽不止，咽痛音哑。

【性状鉴别】本品为长圆形或卵圆形，长 2~4 cm，直径 2~2.5 cm。表面黄棕色或暗棕色，略具光泽，有 5~6 条纵棱线及不规则的皱纹，基部有圆形果梗痕。质坚实。果肉厚 0.2~0.4 cm，黄棕色或黄褐色。果核长 1.5~2.5 cm，直径 1~1.5 cm，浅黄色，粗糙，坚硬。种子狭长纺锤形，长约 1 cm，直径 0.2~0.4 cm；种皮黄棕色，子叶 2，白色，相互重叠卷旋。气微，味酸涩后甜。

石　榴　皮

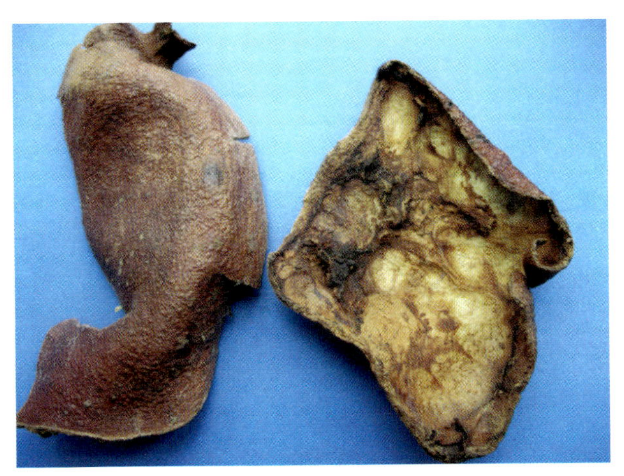

石榴皮饮片

【来　　源】本品为石榴科植物石榴 *Punica granatum* L.的干燥果皮。

【性味归经】酸、涩，温。归大肠经。

【功能主治】涩肠止泻，止血，驱虫。用于久泻，久痢，便血，脱肛，崩漏，白带，虫积腹痛。

【性状鉴别】本品呈不规则的片状或瓢状，大小不一，厚 1.5~3 mm。外表面红棕色、棕黄色或暗棕色，略有光泽，粗糙，有多数疣状突起。有的有突起的筒状宿萼及粗短果梗或果梗痕。内表面黄色或红棕色，有隆起呈网状的果蒂残痕。质硬而脆，断面黄色，略显颗粒状。气微，味苦涩。

肉　豆　蔻

【来　　源】本品为肉豆蔻科植物肉豆蔻 *Myristica fragrans* Houtt.的干燥种仁。

【性味归经】辛，温。归脾、胃、大肠经。

【功能主治】温中行气，涩肠止泻。用于脾胃虚寒，久泻不止，脘腹胀痛，食少呕吐。

【性状鉴别】本品呈卵圆形或椭圆形，长 2~3 cm，直径 1.5~2.5 cm。

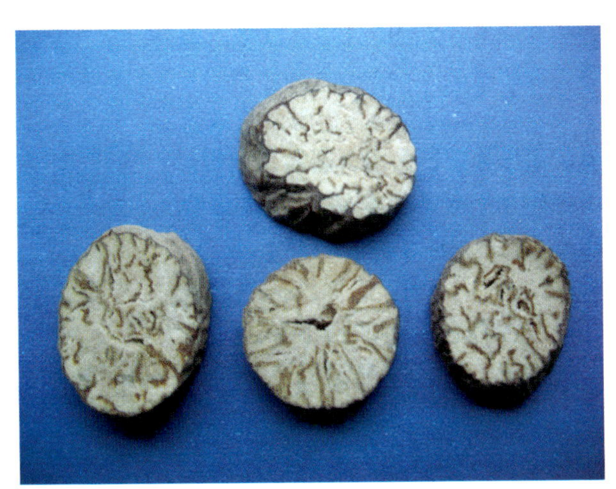

肉豆蔻饮片

表面灰棕色或灰黄色，有时外被白粉（石灰粉末）。全体有浅色纵行沟纹及不规则网状沟纹。种脐位于宽端，呈浅色圆形突起，合点呈暗凹陷。种脊呈纵沟状，连接两端。质坚，断面显棕黄色相杂的大理石花纹，宽端可见干燥皱缩的胚，富油性。气香浓烈，味辛。

赤石脂

【来　　源】本品为硅酸盐类矿物多水高岭石族多水高岭石，主要含四水硅酸铝。

【性味归经】甘、酸、涩，温。归胃、大肠经。

【功能主治】涩肠，止血，生肌敛疮。用于久泻久痢，大便出血，崩漏带下；外治疮疡不敛，湿疹脓水浸淫。

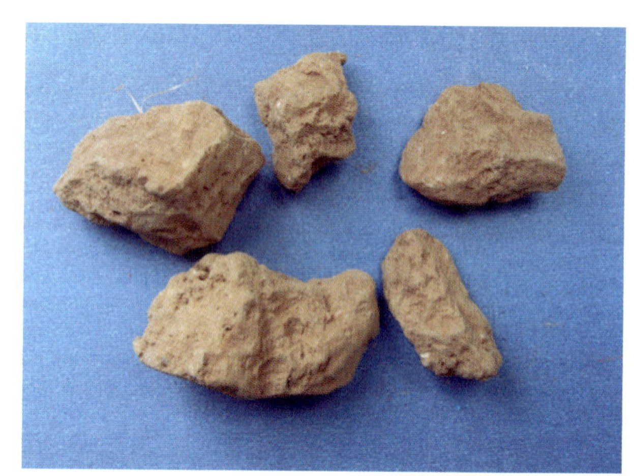
赤石脂饮片

【性状鉴别】本品为块状集合体，呈不规则的块状。粉红色、红色至紫红色，或有红白相间的花纹。质软，易碎，断面有的具蜡样光泽。吸水性强。具黏土气，味淡，嚼之无砂粒感。

禹余粮

【来　　源】本品为氢氧化物类矿物褐铁矿，主要含碱式氧化铁。

【性味归经】甘、涩，微寒。归胃、大肠经。

【功能主治】涩肠止泻，收敛止血。用于久泻，久痢，崩漏，白带。

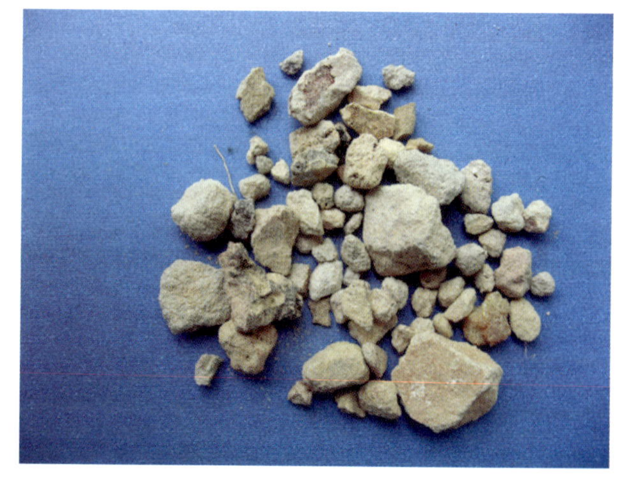
禹余粮

【性状鉴别】本品为块状集合体，呈不规则的斜方块状，长 5~10 cm，厚 1~3 cm。表面红棕色、灰棕色或浅棕色，多凹凸不平或附有黄色粉末。断面多显深棕色与淡棕色或浅黄色相间的层纹，各层硬度不同，质松部分指甲可划动。体重，质硬。气微，无味，嚼之无砂粒感。

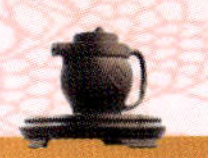

第三节 固精缩尿止带药

山 茱 萸

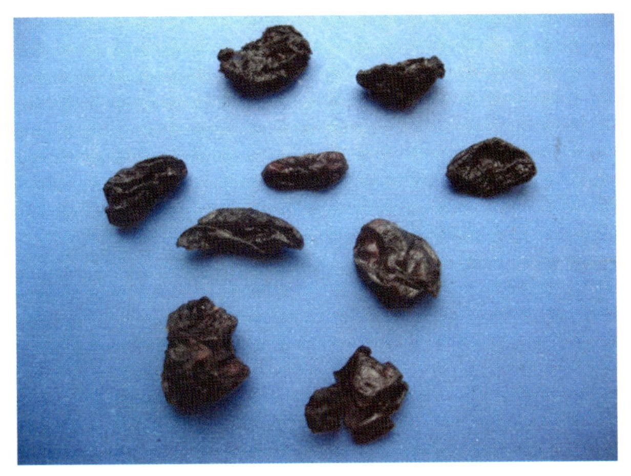

山茱萸饮片

【来 源】本品为山茱萸科植物山茱萸 *Cornus officinalis* Sieb.et Zucc.的干燥成熟果肉。

【性味归经】酸、涩，微温。归肝、肾经。

【功能主治】补益肝肾，涩精固脱。用于眩晕耳鸣，腰膝酸痛，阳痿遗精，遗尿尿频，崩漏带下，大汗虚脱，内热消渴。

【性状鉴别】本品呈不规则的片状或囊状，长 1~1.5 cm，宽 0.5~1 cm。表面紫红色至紫黑色，皱缩，有光泽。顶端有的有圆形宿萼痕，基部有果梗痕。质柔软。气微，味酸、涩、微苦。

覆 盆 子

【来 源】本品为蔷薇科植物华东覆盆子 *Rubus chingii* Hu 的干燥果实。

【性味归经】甘、酸，温。归肾、膀胱经。

【功能主治】益肾，固精，缩尿。用于肾虚遗尿，小便频数，阳痿早泄，遗精滑精。

【性状鉴别】本品为聚合果，由多数小核果聚合而成，呈圆锥形或扁圆锥形，高 0.6~1.3 cm，直径 0.5~1.2 cm。表面黄绿色或淡棕色，顶端

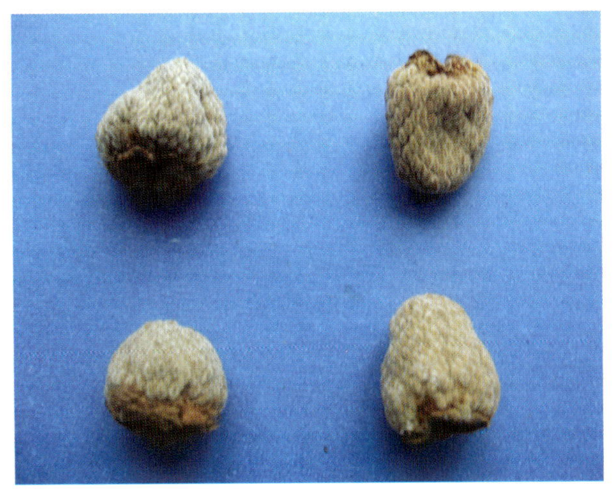

覆盆子饮片

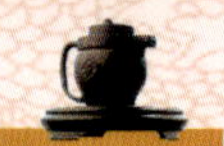

钝圆，基部中心凹入。宿萼棕褐色，下有果梗痕。小果易剥落，每个小果呈半月形，背面密被灰白色茸毛，两侧有明显的网纹，腹部有突起的棱线。体轻，质硬。气微，味微酸涩。

桑 螵 蛸

【来　　源】本品为螳螂科昆虫大刀螂 *Tenodera sinensis* Saussure、小刀螂 *Statilia maculata* (Thunberg) 或巨斧螳螂 *Hierodula patellifera* (Serville) 的干燥卵鞘。以上三种分别习称“团螵蛸”、“长螵蛸”及“黑螵蛸”。

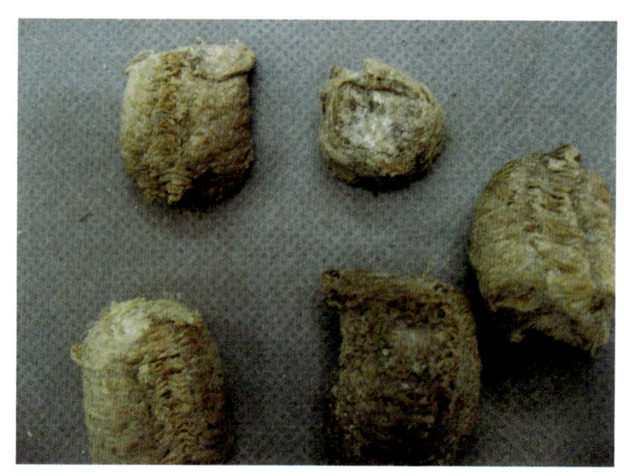
桑螵蛸（团螵蛸）

【性味归经】甘、咸，平。归肝、肾经。

【功能主治】益肾固精，缩尿，止浊。用于遗精滑精，遗尿尿频，小便白浊。

【性状鉴别】

1. 团螵蛸　略呈圆柱形或半圆形，由多层膜状薄片叠成，长 2.5~4 cm，宽 2~3 cm。表面浅黄褐色，上面带状隆起不明显，底面平坦或有凹沟。体轻，质松而韧，横断面可见外层为海绵状，内层为许多放射状排列的小室，室内各有一细小椭圆形卵，深棕色，有光泽。气微腥，味淡或微咸。

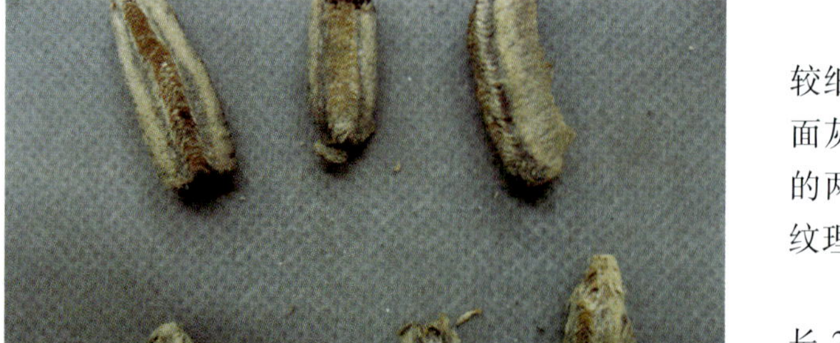
桑螵蛸（长螵蛸）

2. 长螵蛸　略呈长条形，一端较细，长 2.5~5 cm，宽 1~1.5 cm。表面灰黄色，上面带状隆起明显，带的两侧各有一条暗棕色浅沟及斜向纹理。质硬而脆。

3. 黑螵蛸　略呈平行四边形，长 2~4 cm，宽 1.5~2 cm。表面灰褐色，上面带状隆起明显，两侧有斜向纹理，近尾端微向上翘。质硬而韧。

金　樱　子

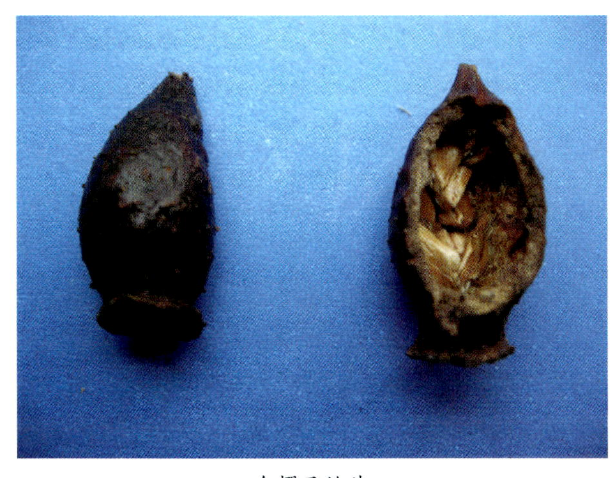
金樱子饮片

【来　　源】本品为蔷薇科植物金樱子 *Rosa laevigata* Michx.的干燥成熟果实。

【性味归经】酸、甘、涩，平。归肾、膀胱、大肠经。

【功能主治】固精缩尿，涩肠止泻。用于遗精滑精，遗尿尿频，崩漏带下，久泻久痢。

【性状鉴别】本品为花托发育而成的假果，呈倒卵形，长 2~3.5 cm，直径 1~2 cm。表面红黄色或红棕色，有突起的棕色小点，是毛刺脱落后的残基。顶端有盘状花萼残基，中央有黄色柱基，下部渐尖。质硬。切开后，花托壁厚 1~2 mm，内有多数坚硬的小瘦果，内壁及瘦果均有淡黄色茸毛。气微，味甘、微涩。

莲　　子

【来　　源】本品为睡莲科植物莲 *Nelumbo nucifera* Gaertn.的干燥成熟种子。

【性味归经】甘、涩，平。归脾、肾、心经。

【功能主治】补脾止泻，益肾涩精，养心安神。用于脾虚久泻，遗精带下，心悸失眠。

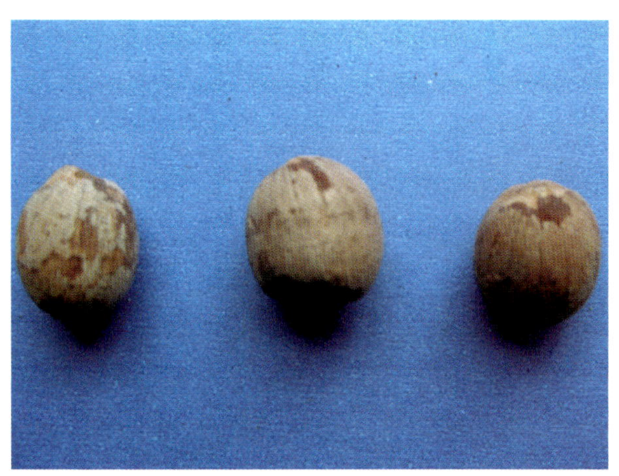
莲子

【性状鉴别】本品略呈椭圆形或类球形，长 1.2~1.8 cm，直径 0.8~1.4 cm。表面浅黄棕色至红棕色，有细纵纹和较宽的脉纹。一端中心呈乳头状突起，深棕色，多有裂口，其周边略下陷。质硬，种皮薄，不易剥离。子叶 2，黄白色，肥厚，中有空隙，具绿色莲子心。气微，味甘、微涩；莲子心味苦。

芡　实

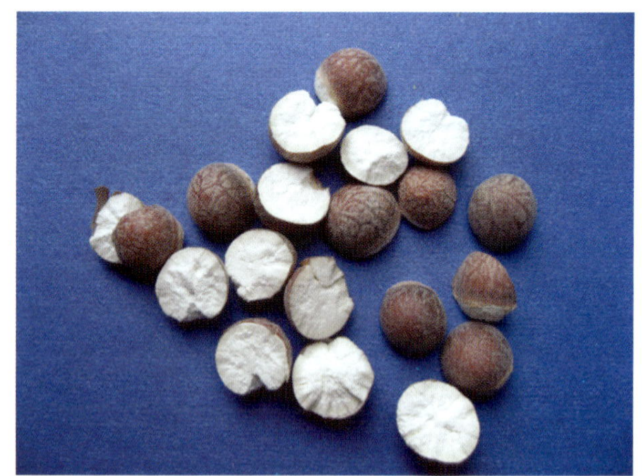
芡实饮片

【来　　源】本品为睡莲科植物芡 *Euryale ferox* Salisb.的干燥成熟种仁。

【性味归经】甘、涩，平。归脾、肾经。

【功能主治】益肾固精，补脾止泻，祛湿止带。用于梦遗滑精，遗尿尿频，脾虚久泻，白浊，带下。

【性状鉴别】本品呈类球形，多为破粒，完整者直径 5~8 mm。表面有棕红色内种皮，一端黄白色，约占全体 1/3，有凹点状的种脐痕，除去内种皮显白色。质较硬，断面白色，粉性。气微，味淡。

海　螵　蛸

【来　　源】本品为乌贼科动物无针乌贼 *Sepiella maindroni* de Rochebrune 或金乌贼 *Sepiaesculenta* Hoyle 的干燥内壳。

【性味归经】咸、涩，温。归脾、肾经。

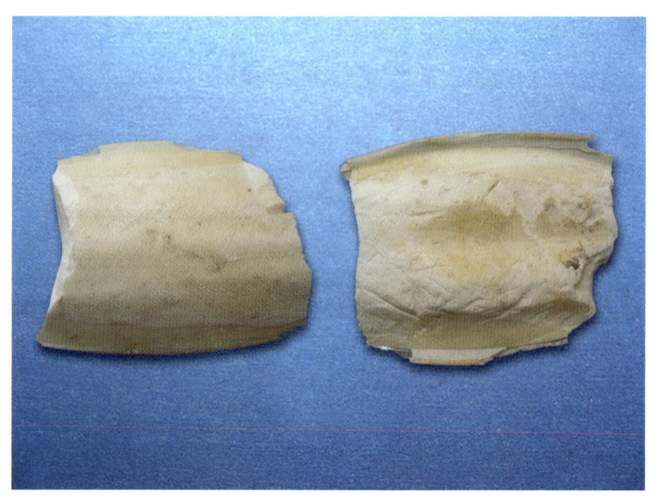
海螵蛸饮片

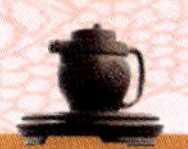

【功能主治】收敛止血，涩精止带，制酸，敛疮。用于胃痛吞酸，吐血衄血，崩漏便血，遗精滑精，赤白带下；溃疡病。外治损伤出血，疮多脓汁。

【性状鉴别】

1. 无针乌贼　呈扁长椭圆形，中间厚，边缘薄，长 9~14 cm，宽 2.5~3.5 cm，厚约 1.3 cm。背面有磁白色脊状隆起，两侧略显微红色，有不甚明显的细小疣点；腹面白色，自尾端到中部有细密波状横层纹；角质缘半透明，尾部较宽平，无骨针。体轻，质松，易折断，断面粉质，显疏松层纹。气微腥，味微咸。

2. 金乌贼　长 13~23 cm，宽约 6.5 cm。背面疣点明显，略呈层状排列；腹面的细密波状横层纹占全体大部分，中间有纵向浅槽；尾部角质缘渐宽，向腹面翘起，末端有 1 骨针，多已断落。

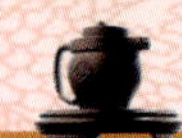

第十九章　涌　吐　药

常　山

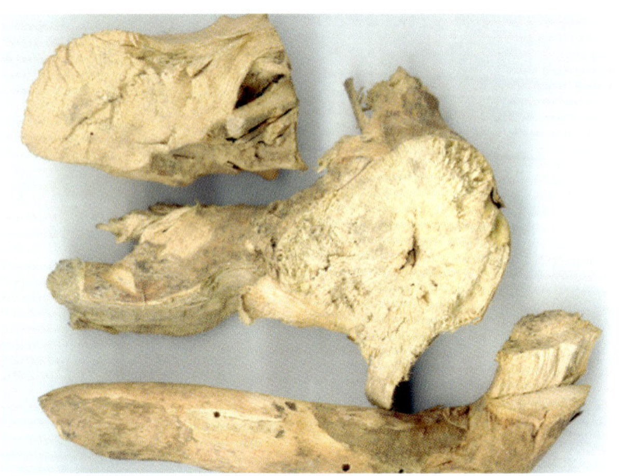

常山饮片

【来　　源】本品为虎耳草科植物常山 *Dichroa febrifuga* Lour.的干燥根。

【性味归经】苦、辛，寒；有毒。归肺、肝、心经。

【功能主治】截疟，劫痰。用于疟疾。

【性状鉴别】本品呈圆柱形，常弯曲扭转，或有分枝，长 9~15 cm，直径 0.5~2 cm。表面棕黄色，具细纵纹，外皮易剥落，剥落处露出淡黄色木部。质坚硬，不易折断，折断时有粉尘飞扬；横切面黄白色，射线类白色，呈放射状。气微，味苦。

胆　矾

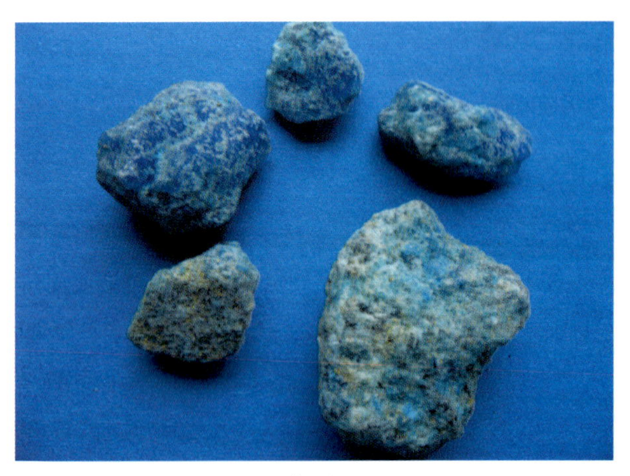

胆矾

【来　　源】天然品是硫酸盐类矿物硫酸铜的矿石，是由含铜的硫化物氧化分解而成。人工制造者是一种含水硫酸铜结晶物。

【性味归经】酸、辛、涩，寒；有小毒。归肝、胆经。

【功能主治】涌吐风痰，解毒收湿，蚀疮去腐。用于风痰壅塞，癫痫。外用治风眼赤烂，牙疳，口疮，喉痹，痔疮，湿疹，疥癣，肿毒不破，胬肉疼痛。

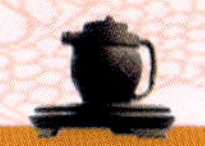

【性状鉴别】本品呈不规则的片块状结晶体，大小不一。全体深蓝色或蓝绿色，半透明。露置日久，受空气的影响，逐渐风化，表面开始渐变为黄绿色，加热后失去结晶水则变为白色，遇水后又恢复为蓝色。质硬而脆，易砸碎。碎断面色与表面相同，呈玻璃状光泽，碎块呈棱状。气无，味涩。

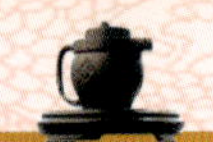

第二十章　杀虫止痒药

雄　　黄

【来　　源】本品为硫化物类矿物雄黄族雄黄，主要含二硫化二砷。

【性味归经】辛，温；有毒。归肝、大肠经。

【功能主治】解毒杀虫，燥湿祛痰，截疟。用于痈肿疔疮，蛇虫咬伤，虫积腹痛，惊痫，疟疾。

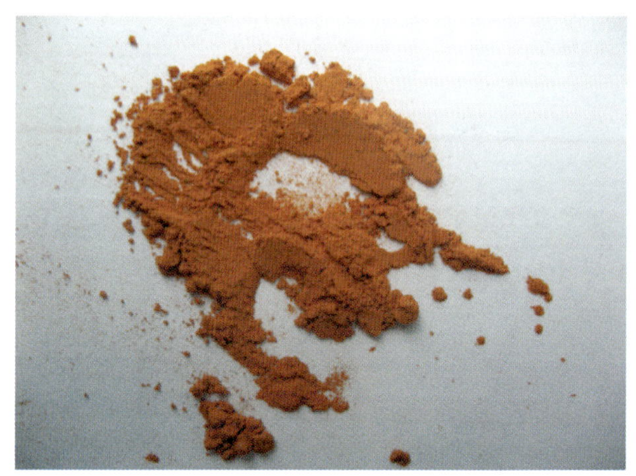

雄黄

【性状鉴别】本品为块状或粒状集合体，呈不规则块状。深红色或橙红色，条痕淡橘红色，晶面有金刚石样光泽。质脆，易碎，断面具树脂样光泽。微有特异的臭气，味淡。精矿粉为粉末状或粉末集合体，质松脆，手捏即成粉，橙黄色，无光泽。

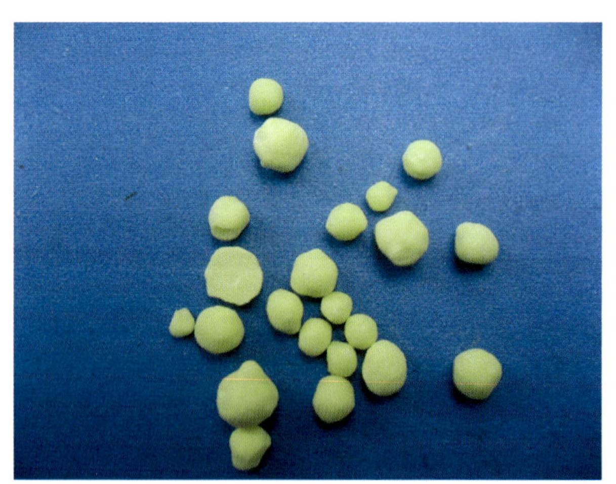

硫黄（升华品）

硫　　黄

【来　　源】本品为自然元素类矿物硫族自然硫，采挖后，加热熔化，除去杂质，或用含硫矿物经加工制得。

【性味归经】酸，温；有毒。归肾、大肠经。

【功能主治】外用解毒杀虫疗疮，内服补火助阳通便。外治用于疥癣，秃疮，阴疽恶疮；内服用于阳痿足冷，虚喘冷哮，虚寒便秘。

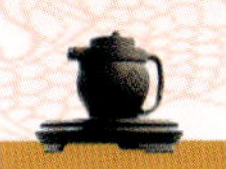

【性状鉴别】本品呈不规则块状，黄色或略呈绿黄色。表面不平坦，呈脂肪光泽，常有多数小孔。用手握紧置于耳旁，可闻轻微的爆裂声。体轻，质松，易碎，断面常呈针状结晶形。有特异的臭气，味淡。

白　矾

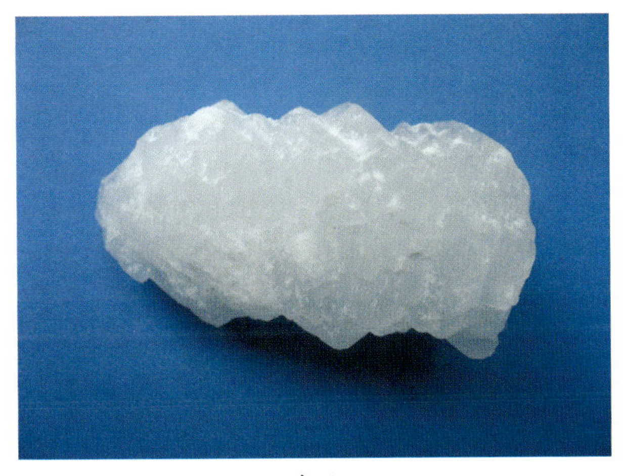

白矾

【来　　源】本品为硫酸盐类矿物明矾石经加工提炼制成。主要含含水硫酸铝钾。

【性味归经】酸、涩，寒。归肺、脾、肝、大肠经。

【功能主治】外用解毒杀虫，燥湿止痒；内服止血止泻，祛除风痰。外治用于湿疹，疥癣，聤耳流脓；内服用于久泻不止，便血，崩漏，癫痫发狂。枯矾收湿敛疮，止血化腐。用于湿疹湿疮，聤耳流脓，阴痒带下，鼻衄齿衄，鼻息肉。

【性状鉴别】本品呈不规则的块状或粒状。无色或淡黄白色，透明或半透明。表面略平滑或凹凸不平，具细密纵棱，有玻璃样光泽。质硬而脆。气微，味酸、微甘而极涩。

蛇　床　子

【来　　源】本品为伞形科植物蛇床 *Cnidium monnieri* (L.) Cuss.的干燥成熟果实。

【性味归经】辛、苦，温；有小毒。归肾经。

【功能主治】温肾壮阳，燥湿，祛风，杀虫。用于阳痿，宫冷，寒湿带下，湿痹腰痛；外治外阴湿疹，妇人阴痒，滴虫性阴道炎。

【性状鉴别】本品为双悬果，呈椭圆形，长 2~4 mm，直径约 2 mm。表面灰黄色或灰褐色，顶端有 2 枚向外弯曲的柱基，基部偶有细梗。分果的背面有薄而突起的纵棱 5 条，接合面平坦，有 2 条棕色略突起的

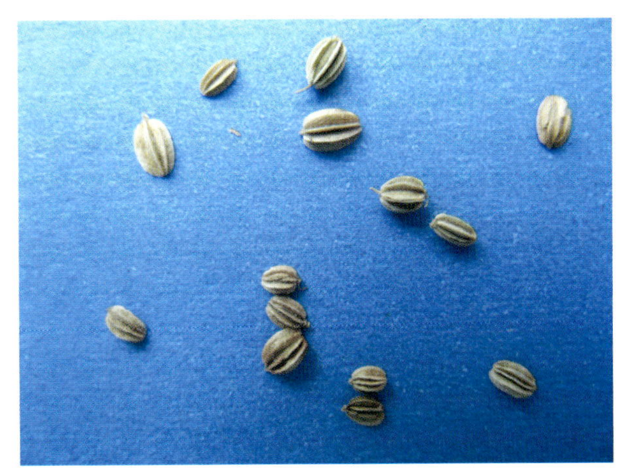

蛇床子饮片

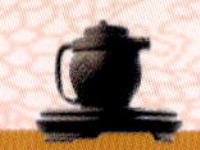

纵棱线。果皮松脆，揉搓易脱落，种子细小，灰棕色，显油性。气香，味辛凉，有麻舌感。

蜂　　房

【来　　源】本品为胡蜂科昆虫果马蜂 *Polistes olivaceous* (DeGeer)、日本长脚胡蜂 *Polistes japonicus* Saussure 或异腹胡蜂 *Parapolybia varia* Fabricius 的巢。

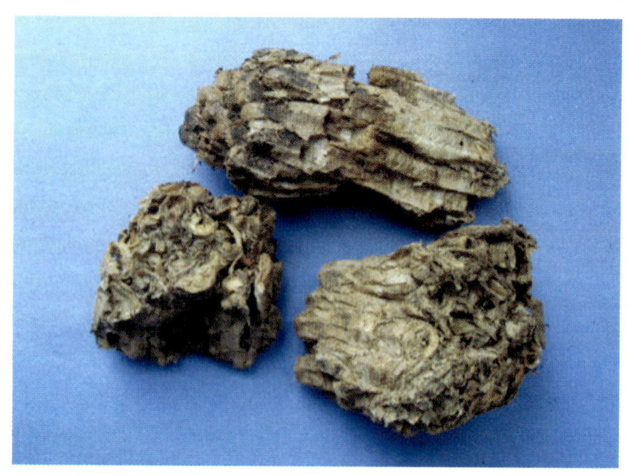

蜂房饮片

【性味归经】甘，平。归胃经。

【功能主治】祛风，攻毒，杀虫，止痛。用于龋齿牙痛，疮疡肿毒，乳痈，瘰疬，皮肤顽癣，鹅掌风。

【性状鉴别】本品呈圆盘状或不规则的扁块状，有的似莲房状，大小不一。表面灰白色或灰褐色。腹面有多数整齐的六角形房孔，孔径 3~4 mm 或 6~8 mm；背面有 1 个或数个黑色短柄。体轻，质韧，略有弹性。气微，味辛淡。

质酥脆或坚硬者不可供药用。

大　　蒜

【来　　源】本品为百合科植物大蒜 *Allium sativum* L.的鳞茎。

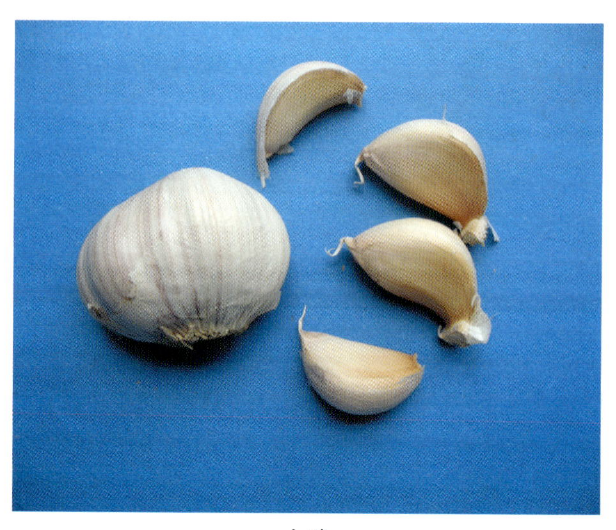

大蒜

【性味归经】辛，温。入脾、胃、肺经。

【功能主治】行滞气，暖脾胃，消癥积，解毒，杀虫。用于饮食积滞，脘腹冷痛，水肿胀满，泄泻，痢疾，疟疾，百日咳，痈疽肿毒，白秃癣疮，蛇虫咬伤。

【性状鉴别】本品呈扁球形或短圆锥形，外有灰白色或淡棕色膜质鳞被；剥去鳞叶，内有 6~10 个蒜瓣，轮生于花茎的周围；茎基部盘

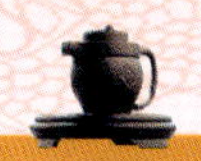

状，生有多数须根。每一蒜瓣外包薄膜，剥去薄膜，即见白色、肥厚多汁的鳞片。有浓烈的蒜臭，味辛辣。

樟　　脑

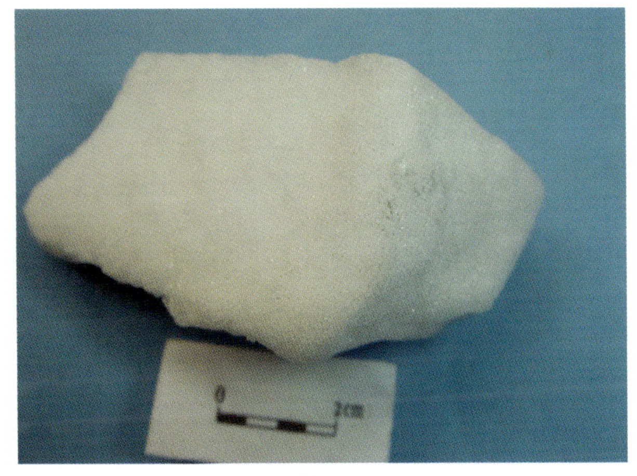

樟脑

【来　　源】本品为樟科植物樟 *Cinnamomun camphora* (L.) Presl 的木材、根及枝叶经蒸馏精制而得的结晶。

【性味归经】辛，热。归心、脾经。

【功能主治】开窍，止痛，杀虫。用于心腹胀痛，牙痛，疥癣，跌打损伤。

【性状鉴别】本品为无色透明的结晶性颗粒或白色半透明的结晶性粉末，商品常压成无色透明的硬块。常温下易挥发，点燃能产生多烟、有光的火焰。气芳香浓烈刺鼻，味稍苦、清凉，有辛辣感。

炉　甘　石

【来　　源】本品为碳酸盐类矿物方解石族菱锌矿，主要含碳酸锌。

【性味归经】甘，平。归胃经。

【功能主治】解毒明目退翳，收湿止痒敛疮。用于目赤肿痛，眼缘赤烂，翳膜胬肉，溃疡不敛，脓水淋漓，湿疮，皮肤瘙痒。

【性状鉴别】本品为块状集合体，呈不规则的块状。灰白色或淡红色，表面粉性，无光泽，凹凸不平，多孔，似蜂窝状。体轻，易碎。气微，味微涩。

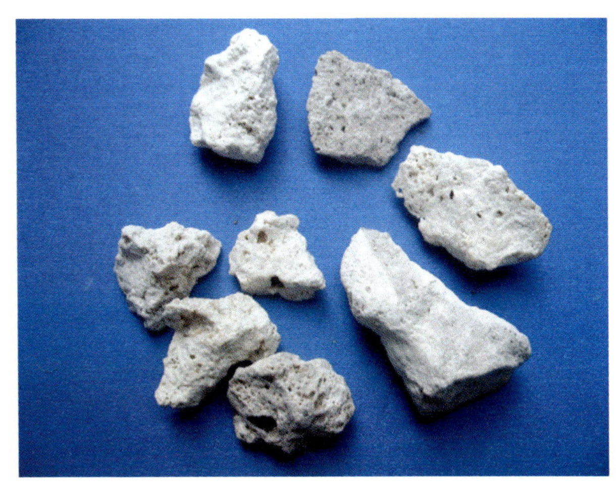

炉甘石饮片

硼　　砂

【来　　源】本品为硼酸盐类矿物硼砂族硼砂经加工精制而成的结晶体。

【性味归经】甘、咸，凉。归肺、胃经。

【功能主治】外用清热解毒，内服清肺化痰。用于口舌生疮、咽喉肿痛，目赤肿痛，热痰咳嗽，痰黄黏稠，咳吐不利。

【性状鉴别】本品外形由于加工方法不同而不同，有坠状、盆状，通常多为菱形、柱形或粒状结晶组成的近圆锥形或不规则块状，大小不一。无色透明或白色半透明，盆状晶体多带淡黄色，具玻璃样光泽。置空气中易风化成白色粉末，不透明。体轻，质脆，易碎。气无，味略咸后微带甜，并稍有凉感。

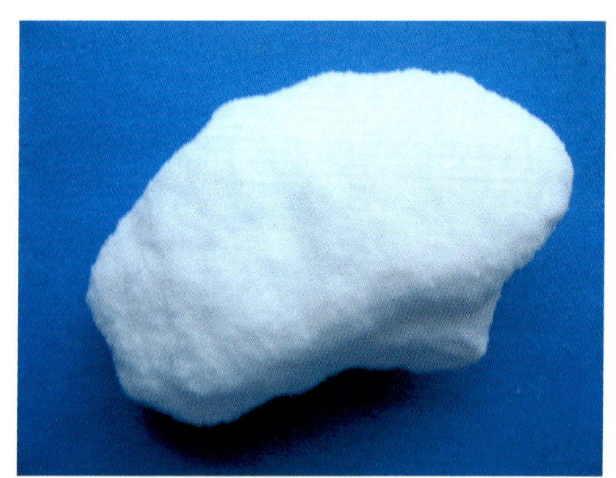

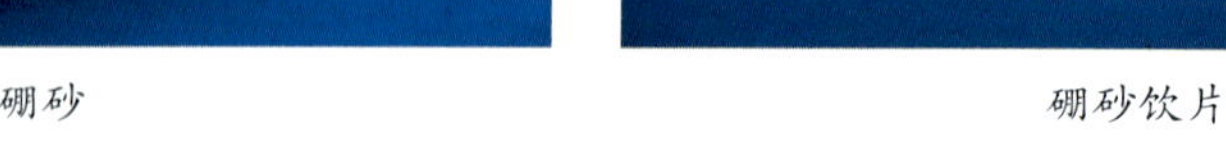

硼砂　　　　硼砂饮片

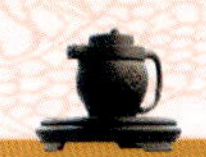

第二十一章　拔毒生肌药

轻　　粉

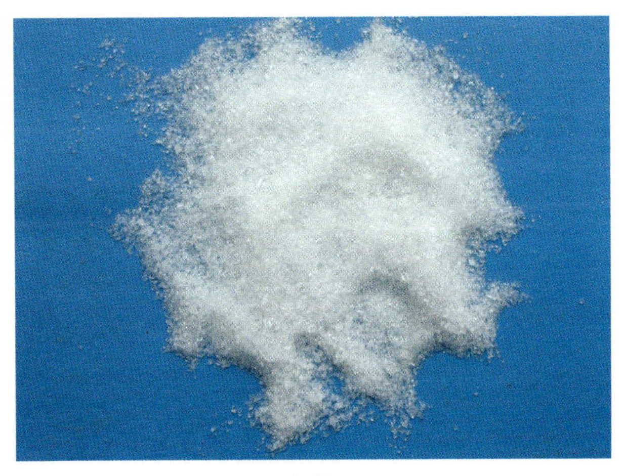
轻粉

【来　　源】本品是以水银（汞）、胆矾（硫酸铜）、食盐（氯化钠）为原料经烧炼升华制成的汞化合物。

【性味归经】辛，寒；有毒。归大肠经。

【功能主治】攻毒杀虫，利水通便。外用治梅毒，恶疮，顽癣，下疳，皮肤溃疡；内用治水肿臌胀，二便不利。

【性状鉴别】本品为白色小鳞片状或雪花状结晶，有些则已粉碎成细末状，微具光泽。与日光接触稍多，则变为灰黄色而暗。质稍轻。无气，无味。毒性剧烈，切勿口尝。

砒　　石

【来　　源】本品为氧化物类矿物砷华（Arsenolium）或由硫化物类矿物毒砂（Arsenopyritum）雄黄、雌黄加工升华制成。

【性味归经】辛，大热；有大毒。归肺、肝经。

【功能主治】外用蚀疮去腐，内服祛痰平喘。外用于溃疡腐肉不脱，癣疮，瘰疬，牙疳，痔疮；内服用于寒痰哮喘，疟疾。

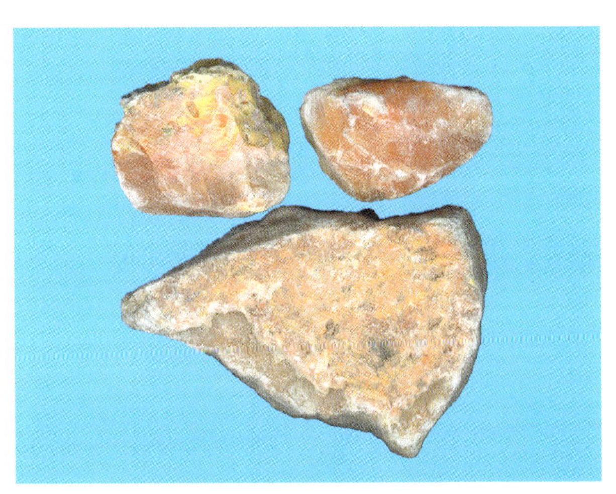
砒石（红砒石）

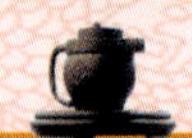

【性状鉴别】砒石有红砒石和白砒石之分，药用以红砒石为主。

1. 红砒石　呈不规则块状。淡黄色、淡红色或红黄相间，略透明或不透明，具玻璃样或绢丝样光泽或无光泽。质脆，易砸碎，断面凹凸不平或呈层状。气无，稍加热，有蒜臭气和硫黄臭气。本品剧毒，不宜口尝。

2. 白砒石　无色或白色，有的透明。质较纯，毒性比红砒石剧。

密　陀　僧

【来　　源】本品为纯铅或方铅矿炼制而成的氧化铅。

【性味归经】咸、辛，平，有毒。归脾、肝经。

【功能主治】杀虫，敛疮，燥湿。用于痰积惊痫。外用治湿疹，口疮，疮溃后不收口，刀伤，狐臭。

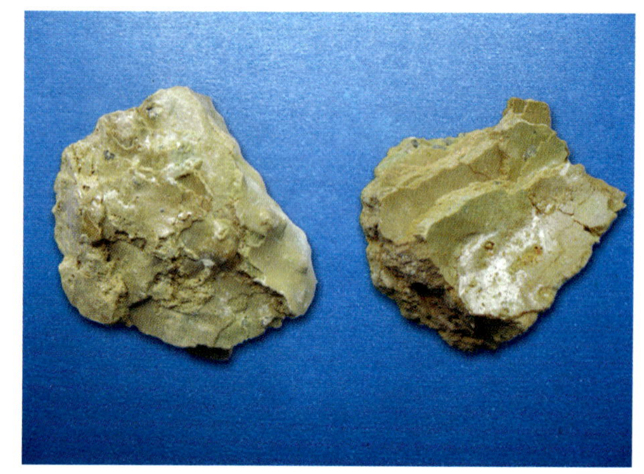
密陀僧

【性状鉴别】本品呈不规则的块状、扁块状、屑块状，大小不一。表面常一面平滑而有光泽；另一面稍粗糙，黄色或黄褐色，有的呈紫红色。质坚硬，体重。砸碎后，断面粗糙，颗粒状，灰青色至灰绿色，具星闪样银色金属闪光，研为粉末则呈黄色带微红色。气无，味淡。

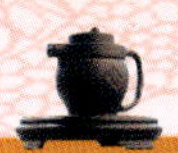

中文笔画索引

二画

三画

四画

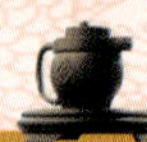

五画

六画

七画

八画

九画

十画

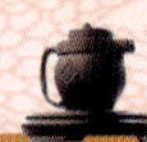

十一画

十二画

十三画

十四画

十五画

十六画

十七画

十八画及以上